マリアンヌ先生の
ダウン症のある子どもたちの手の器用さを育てるガイド

日常生活で楽しく取り入れる活動BOOK 原著第3版

【監訳】真野英寿

【訳】太田麻衣 / 東恩納拓也

Topics in Down Syndrome

Fine Motor Skills for Children with Down Syndrome

A Guide for Parents and Professionals / Third Edition

Maryanne Bruni, BScOT (Reg)

Fine Motor Skills for Children with Down Syndrome : A Guide for Parents and Professionals
— Third Edition.
ISBN 978-1-60613-259-3（pbk.）

copyright© 2006, 2016 by Maryanne Bruni.
Japanese translation rights arranged with Maryanne Bruni
through Japan UNI Agency,Inc., Tokyo

Japanese edition is published by Miwa-Shoten Ltd.

監訳 真野英寿（昭和大学江東豊洲病院リハビリテーション科診療部長，准教授）
訳 太田麻衣（株式会社リニエR子ども未来事業本部部長，作業療法士）
 東恩納拓也（東京家政大学健康科学部リハビリテーション学科助教，作業療法士）

※訳者注：原著が刊行された 2016 年当時の情報に基づいて書かれていますので，日本語版の発刊時と情報が
　異なることがあります．

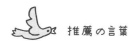 推薦の言葉

療育先進国のトップ作業療法士がママパパに教える
0歳から育む「スキルの土台」がより豊かな人生を支える

米国で経験した専門的で先進的な療育

　ダウン症のある我が子ニコが生まれた米国には、スペシャルニーズのある子どもへの支援に関する法律（IDEA）があり、どこに住んでいても質の高い療育が受けられます。生後すぐからPT・OT・ST・摂食指導などの様々な早期療育を毎週受けることで、どのようにニコに関わればいいのかを知ることができ、自信を持って子育てができました。

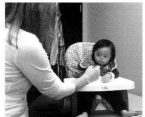 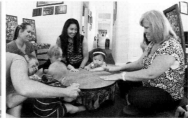 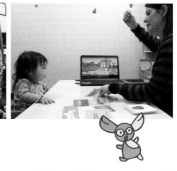

スキルを0歳から"家を建てる"ように育てる

　そんな先進的な米国で出会った作業療法士のマリアンヌ先生の本書は、0歳から高校生までの発達とその支援方法について詳しく解説されていて、ご自身もダウン症のあるサラさんを育てているからこそ、家庭内でのサポート方法が丁寧で分かりやすく、保護者の視線に寄り添っています。印象的なのはスキルを育てる過程を「家を建てること」に例えている点です。基盤を整備して柱を建てなければ家は建たないように、スキルはその前の身体づくりが重要だというのです。この本を読むと、数年先を見通しながらじっくりと発達に向き合っていくことの重要さがわかりました。まだ首も座らないニコを横向きに寝かせて両手を身体の前に持ってきてあげることが、のちに両手を使った作業をしていくための準備になっているなんて、この本を読んでなかったら知ることがなかったと思います。紹介されている全てのステップが、自宅で簡単に実践できるもので、おもちゃ選びやお部屋づくりのヒントにもなりました。

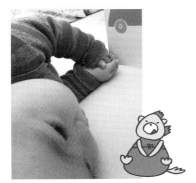 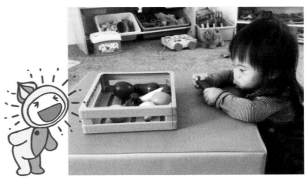

楽しいことがいっぱいの現在のニコ

さて、現在、ニコは11歳です。好きなことがたくさんあり、それらを思いっきり楽しみながら成長しています。マリアンヌ先生が教えてくれた「スキルの土台」を育ててきたことで、様々な可能性が広がっているのを実感しています。着替え・トイレ・歯磨きや身だしなみを整える等の日常生活スキルだけではなく、粘土・ハサミなど様々な道具を使ったアート活動、包丁や菜箸を使ったお料理、タブレットの検索機能を使って調べ学習をしたり、流行りの音楽に合わせたダンスも楽しんでいます。

本書を使って小さい頃からスモールステップで「できた」という成功体験を重ねてきたことから、挑戦することを楽しみ、諦めずに続ける心も育っているようです。驚いたのは1年以上自主練を続け、逆上がりが出来るようになったことです。成功した時の嬉しそうな表情は、忘れられません。プールにも通い続けて、泳げるようになり、今では海でサーフィンや素潜りをするようになりました。

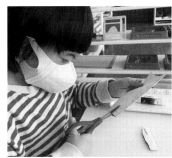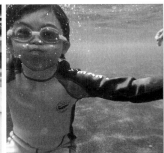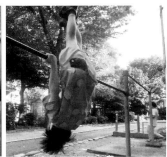

ニコは「身体を使うこと」が好きで、いろんなことに意欲的です。そんな姿を見るにつけ、目を細め、感慨深くなります。一見、他愛もないことのように見えますが、ダウン症があるニコにとっては、0歳から積み重ねてきた療育やサポートのうえにある姿だからです。

療育は人生を支えていく力を作る

ダウン症のある子にとっての療育は、より豊かな遊び・学び・育ちを長い人生に渡って支えていく基盤を作ってあげることなのだと、今は確信をしています。マリアンヌ先生の著書に出会えたことは、私たち親子にとって本当に幸運でした。

真野英寿先生や三輪書店の皆様のご尽力で、翻訳版が出版されることに感激しています。ダウン症があるキャラクターの「ニポとなかまたち」の素敵なイラストも添えられ、明るい気持ちになる一冊になりました。ダウン症のあるお子さんがいる家族や、療育関係者に広く読んでいただけるよう、心から祈っています。

ダウン症児の母親・東京都議会議員
龍円愛梨

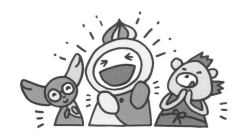

監訳者の言葉

　2020 年 3 月 に，Winders 氏 に よ る『Gross Motor Skills for Children with Down Syndrome』を翻訳・編集して『ウィンダーズ先生のダウン症のある子どものための身体づくりガイド おうちでできる練習 BOOK 原著第 2 版』として上梓し，アメリカにおけるダウン症のある子どもの理学療法を紹介しました．本書によって，ダウン症児の身体の特徴である「低緊張」は，「7 歳になる頃には他のこどもと変わらなくなること」を明確にして，ダウン症児に対する誤解を解こうと考えました．そして，ダウン症児における理学療法の目標は「一生涯歩くことができる身体を作ること」であると確信し，臨床での実践を続けています．「低緊張が回復する」という言葉に勇気づけられた親御さんから，感謝の言葉をいただいています．

　第 2 弾となる本書では，作業療法を紹介します．目標は「**一生涯使える手の機能を育てる**」ことです．

　本書には，そのために乳幼児の時から，親や療育者ができることが具体的に書かれています．まずは，本書を最後まで読まれた後，子どもの手を見てみましょう．どのように使っているのか見直してみましょう．正しい手の使い方をきちんと教えて，日常で繰り返して使うことで，生活動作，家事動作を教え，社会に出ていくための可能性を広げていくことができます．

　気がつきにくいことかもしれませんが，手は移動のために使います．例えば，「四つ這い」は英語でクロール(crawl) です．水泳のクロールと同じです．これは腕で引き込んで早く移動する動作です．手のバランスの練習をすると転倒しにくくなります．これは高齢者でも同じです．ヒトはもともと樹上生活であったことがわかっています．(『直立 2 足歩行の人類史』，ジェレミー・デシルヴァ・著，2022 年)．手を移動のために使っていたのです．例を挙げれば，上肢は肩甲骨から繋がっています．肩腱板は番(ヒンジ)の役割をしています．ヒンジを外すには肩を外旋させます．肩を外旋して手のひらを上にすると，肩の可動域が広くなり転びにくくなります．本書の終章である「第 12 章　hands up！(両手を上げよう！)」には，大人に補助されて，肩を外旋しながら手を上げる練習をしている，まだお座りも自立していない，ダウン症のあるお子さんの写真が掲載されています．身体の土台を作ってから，細かい動作(Fine Motor Skills)を行うことの大切さを示している 1 枚です．

　翻訳で苦労した用語は「transition」です．ダウン症児における transition の困難さは，ダウン症のある子どもに接している多くの人が感じていることでしょう．ちょうどよい日本語がみつからず，「気持ちの切り変え」としました．ダウン症のあるお子さんが気持ちの切り変えができるようになるためには，どのように対処すればよいでしょうか？　そのヒントが本書に散りばめられています．

v

本書を翻訳して驚いたことは，「書く」ことを「自助スキル」の項目に分類していることです．「書く準備」と「書く」ことと「文字を書く」ことを，時間をかけて体系的に教えています．「書く」ことが社会参加につながるスキルである．これは私たちが気づかなかった点かもしれません．

　2024年2月国立精神・神経医療研究センターと東北大学のグループが，ダウン症関連遺伝子DSCAMの機能を解明しました．ダウン症関連遺伝子は私たちが持っているものです．ダウン症関連遺伝子は，脳内の過剰なグルタミン酸を除去し，健全なシナプス機能と神経発達，小脳運動学習に関わることを発見しました．ダウン症児に特有と思われていた身体のバランス，パタパタ歩き，くるくる動く（獲物を狙うような）目の動きといった特徴は，小脳の機能に関連していると考えられます．今後新しい治療法が開発される日が来るかもしれません．この知見は生活指導やリハビリに取り入れていこうと思っています．

　アルツハイマー病の遺伝子は第21染色体上にあることがわかっています．ダウン症とアルツハイマー病との関連が指摘されています．また，大人になったダウン症の特徴として，癌にならない，精神疾患（うつ病，統合失調）が少ない，動脈硬化が少ない，死因は心疾患が多い，などがわかっており，成人期ダウン症の研究が進んでいます．ダウン症のある子どもの治療とリハビリテーションは，これからの高齢化社会に向けても必要になるかもしれません．ダウン症児から学ぶことがたくさんあるのです．

　そして，なによりも，ダウン症児は社会に必要です．彼らに関わる多くの人が，彼らのことを気にかけているからです．
　本書が読者のみなさんのお役に立てることを望んでいます．

監訳者：真野英寿

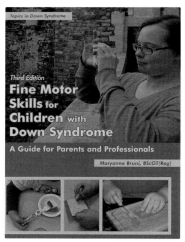

原著表紙

「私の両親，アンドリューとメアリー・バーガートに，
そして義理の両親，パスクアーレとジーナ・ブルーニに」

目次

■ 推薦の言葉 ……………………………………………………………… iii
■ 監訳者の言葉 …………………………………………………………… v
■ 謝辞 ……………………………………………………………………… xii
■ はじめに―保護者の立場から ………………………………………… xiii

第1章　手指スキルの発達モデル　　1

■ 微細運動スキルの「家」モデル ………………… 2
■ 微細運動スキルの3つの土台 …………………… 3
　● 安定性とは ………………………………………… 3
　● 両手の協調性とは ………………………………… 3
　● 感覚とは …………………………………………… 4
　● 感覚処理とは ……………………………………… 4
■ 手指スキルの家の第2階層：手指の器用さ …… 5
　● 手指の器用さとは ………………………………… 5
■ 手指スキルの家の第3階層：日常生活スキル … 6
　● 日常生活スキルとは ……………………………… 6
■ 自立生活スキルとは …………………………… 7
■ 最後の仕上げをする …………………………… 7

第2章　今のレベルから積み上げていく：段階的に学習する　　9

■ スキル習得のステップ ………………………… 11
　● 矛盾を受け止める ……………………………… 15
■ モチベーション（動機づけ） ………………… 16
■ 環境調整 ………………………………………… 18
■ 作業療法士に相談してみましょう …………… 20
　● 作業療法士とは ………………………………… 20
　● 作業療法士のかかわる支援とは ……………… 20
■ 子どものことは親が一番よく知っている …… 22

第3章　ダウン症児の微細運動の発達　　23

■ ダウン症が微細運動能力の発達に与える影響
………………………………………………… 23
　● 身体的特性 ……………………………………… 24
　　ヒポトニア（低緊張）24／靱帯・関節の緩み
　　24／環軸椎の不安定　25／短い腕と脚　25
　　／手の特徴　25／医学的問題　27／認知レベ
　　ル　27
■ 子どもの成長に合わせた微細運動スキル …… 28
　● 誕生から2歳まで ……………………………… 28
　● 未就学児：2歳～4歳 ………………………… 30
　● 5歳～8歳 ……………………………………… 31
　● 9歳～12歳 …………………………………… 32
　● 10代＆成人期：13歳から大人になるまで
………………………………………………… 34
■ 第3章のまとめ ………………………………… 35
　● 年齢・段階ごとの微細運動の発達のまとめ
………………………………………………… 35

第4章　ダウン症のある赤ちゃんの初期の動作　　39

■ 赤ちゃんの初期の腕の動きを発達させる …… 39
　● 仰向け寝・横向き寝と腕の動きの発達 …… 40
　● うつぶせ寝と腕の動きの発達 ………………… 43
　● 寝返りと腕の動きの発達 ……………………… 46
　● お座りと腕の動きの発達 ……………………… 46
　● 手で体を押し上げて四つ這いの姿勢をとる
………………………………………………… 50
　● 腕を使ったつかまり立ちと立位 …………… 52
　● 姿勢安定サポートの利用 ……………………… 53
■ 第4章のまとめ ………………………………… 55
　発達を促すおもちゃリスト …………………… 56

viii

目次

第5章　手のスキルの1つめの土台：安定性　　57

■ 子どもの安定性を高める …………………… 58
■ 1. 身体の安定性を高める練習 ……………… 59
　● 押す・引く練習 …………………………… 59
　● 掘る・すくう・掃く練習 ………………… 61
　● スカーフ，ストリーマー，バブルワンド
　　遊び ………………………………………… 61
　● 注ぐ練習 …………………………………… 62
　● ボールスキル ……………………………… 63

■ 2. 肩の安定性を高める練習 ………………… 65
　● 持ち上げて積み重ねる …………………… 65
　● ハンマーを使う・叩く …………………… 66
　● クライミング ……………………………… 67
　● 腕に荷重する練習 ………………………… 67
　● 運ぶ練習 …………………………………… 68
　発達を促すおもちゃリスト …………………… 69

第6章　手のスキルの2つめの土台：両手の協調性　　70

■ 子どもはどのようにして両手の協調性を身に
　つけるのでしょうか ………………………… 71
■ ダウン症のある子どもたちは，なぜ両手の協
　調性を身につけるのが難しいのでしょうか … 72
　● 体の安定性が低い ………………………… 72
　● 発達の未熟さ ……………………………… 72
　手の利き手の確立の遅れ　73
■ 両手の協調性を高めるためにはどうすればよ
　いでしょうか ………………………………… 74
　● 姿勢調整（ポジショニング）を行う ……… 74
　● 手を伸ばす・持ち替える・持つ練習 …… 74
　哺乳瓶・コップを持つ　74／安定性を養う活

動　75
　● くっつけたり離したりする遊び ………… 75
　手をたたくゲーム　75／おもちゃのぶつけ合
　い　75／くっつけたり離したりするおもちゃ
　75／スポーツ・レクリエーション活動　76／
　粘土遊び　76
■ 両手で異なる動作をする協調運動 ………… 76
　楽器演奏　76／本読み　76／可動部のあるお
　もちゃ　77／自助スキル　77／家事活動　77
　／ひも通し　78／運動とフィットネス練習
　78／紙と鉛筆を使った練習　78／サラダ用水
　切りかごを使ったアート　79
　発達を促すおもちゃリスト …………………… 80

第7章　手のスキルの3つ目の土台：感覚　　81

■ 感覚は微細運動スキルの発達にどう影響する
　のでしょうか ………………………………… 81
　● 感覚-運動フィードバックとフィードフォ
　　ワードのループ …………………………… 82
■ ダウン症のある子どもたちは，どのように感
　覚を養うのでしょうか ……………………… 83
　● 感覚遊びへの嫌悪感 ……………………… 84
■ 子どもの手の感覚認識と識別能力を高める … 85
　● 感覚認識と感覚識別の練習 ……………… 85

Mouthing　85／マッサージ　85／リズム・歌
85／フィーリングゲーム　85／感覚遊び
86／シール遊び　88／財布・リュックサック
を使った練習　88／スカーフを隠すゲーム
88／モーションセンター付きビデオゲーム
88／コンピュータマウスの使用　89
　● ヘビーワーク（固有感覚）の練習 ………… 89
　押す・引く練習　89／食料品の片づけ　90／
　屋外での遊び・ガーデニング　90
　発達を促すおもちゃリスト …………………… 91

第8章　手指の器用さ　　92

■ 手指の器用さとは …………………………… 93
■ 1. 握りとリリースの発達 …………………… 93
　● どのように握りとリリースは発達するので
　　しょうか …………………………………… 93
　握りの発達段階　93／リリース（手放し）の発
　達段階　94

　● ダウン症のある子どもの握りとリリースは
　　どのように発達するのでしょうか ……… 95
　握りの発達の特徴　95／リリース（手放し）の
　発達の特徴　97
　● 握りとリリースの発達を援助する ……… 98
　● 握りの練習 ………………………………… 98
　おもちゃを握る　98／力強い手掌握り（パ

ix

ワーグリップ) 98／持って叩く 99／容器
から物を取り出す 99／3 指握り(橈側手指握
り)を促すおもちゃ 100

- リリース(物を離す動作)の練習············· 101
落とす練習 101／"Give it to Mommy/
Daddy"("パパやママにちょうだい"をする)
101／物を下に置く練習 102／物を容器や
穴の中に入れる練習 103／物を積み重ねる
練習 104／パズルをする 105

■ 2.　つまみと親指のコントロール················ 106
- おすすめの練習····························· 106
手づかみ食べ 106／小さな物をつまむ
107／スタッキングカップ(積み重ねカップ)
107／スロットに挿入する 107／可動部の
あるおもちゃ 108／手の力をつける活動
108

■ 3.　指の協調を発達させる························ 109
- おすすめの練習····························· 110
指さしをする・指で突く 110／感覚活動を

行う 111／ボタンやスイッチを押す 111
／物まね歌と手遊び歌 111／本を持つ・指
さす・めくる 113／カードゲームをする
114／ゲームプレイ 114／家事に参加する
114／着せ替えゲーム 115／手の内の操
作 115

■ 4.　手首の動きの発達を促す····················· 116
- おすすめの練習····························· 117
遊ぶ・食べる 117／"Give Me Five" 117
／感覚遊び 117／粘土・plasticin 遊び
118／イーゼルでお絵かきをする 118／自
助スキルの練習 118／水筒を使う 118／
家事活動 119／おもちゃとゲーム 119／
楽器の演奏 119

■ 手指の器用さについてのまとめ················· 120
発達を促すおもちゃリスト ···················· 120
■ ハンディバスケット：用意しておきたい
おもちゃと活動································ 122

第9章　日常生活スキル：学校で行う課題　　　　126

[ハサミで切る]············· 127
■ ダウン症のある子どもたちのハサミで切るス
キルはどのように発達するのでしょうか···· 127
■ ハサミで切るスキルの発達を促す············· 128
- おすすめの練習····························· 129
パペット遊び 129／はさむ活動 129／引
き裂く活動 129
- ハサミと紙の選択························· 129
ハサミの選択 129／紙の選択 131
- ステップ・バイ・ステップで学ぼう········ 131
[書く準備に必要なスキル]···················· 133
■ 鉛筆を握る································· 133
■ 発達に合わせて鉛筆の握り方を教える········ 134
■ 書字を学ぶための準備をととのえる··········· 137
- 書くための準備を促すスキル················ 137
子どもが書く準備のための活動に取り組むタ
イミングを判断する 140／書くための概念
の発達を促す 141〔空間的注意と定位
141／上下の概念 142／落書き 142／縦の概念
143／頂点を教える 143／横の概念 144／同じ
か違うか 144／左から右へ 145／下・中間(真
ん中)145／円 145／開始・停止 146／線を組み
合わせる(例：十字)147〕
- 鉛筆で絵を描く・絵の具で絵を描く・色塗
りをする······························· 148
[文字を書く]···························· 149

- 書字を学ぶ準備ができているかを見極める
································· 149

自分の名前を書く 150
- 書字時のポジショニング····················· 151
- 書字の習得プロセス························ 153
模倣 153／トレース(なぞり書き)と模写
153／お手本なしの書字 154
- 線に沿って書く··························· 156
- 鉛筆の筆圧····························· 157
[筆記体を書く]························· 158
[書字に関する調整と修正]·················· 160
■ 筆記者への口述····························· 160
[コンピュータとテクノロジー]·············· 161
■ 教室のスマートテクノロジー··············· 162
■iPad とタブレット端末····················· 162
- タブレット端末を利用することによる微
細運動への利点························ 163
- タブレット端末を使用する際の微細運動
の課題······························· 164
- アクセシビリティ・オプション·········· 165
■ コンピュータへのアクセスと使用方法········ 165
- キーボードスキル························ 166
- ハードウェア・オプション················ 167
キーボード・オプション 168／マウスとそ
の代用品 168／トラックパッド 169／ト
ラックボールとジョイスティック 169／
タッチスクリーンプログラム 170

目次

- 内蔵されたアクセシビリティ・オプション
  ………………………………………… 170
- ソフトウェア・オプション …………… 171
■ テクノロジー・オプションのまとめ ……… 171

［微細運動の目標を子どもの教育プログラムに
　取り入れる］………………………………… 172
■ 教室における微細運動の目標設定例 ……… 173
発達を促すおもちゃリスト ………………… 178

第10章　日常生活スキルと自立生活スキル　　　179

［自助スキル］……………………………… 179
■ 服を着る ……………………………… 180
- ダウン症児によくある着替えの課題と解
  決法 …………………………………… 183
  ジャケットを着る　183／ボタンを留める
  184／ファスナーを上げる　184／靴ひもを
  結ぶ　185／左右の靴を正しく履く　187／
  服を脱ぐ　187／靴を履く　187／靴や靴下
  を脱いでしまう　188／服を前後逆に着てし
  まう　188

■ 食べる・飲む ………………………… 189
- 手づかみ食べ ………………………… 189
- スプーンとフォークを使う ………… 189
- コップで飲む ………………………… 190
  コップを噛んでしまう　191／舌を口から出
  してしまう　191

- 切ること・広げること ……………… 191
- 口腔運動コントロール ……………… 192
■ 身だしなみ …………………………… 193
- 歯磨き ………………………………… 193
- トイレトレーニング ………………… 194
- 入浴・シャワー ……………………… 195
- ヘアケア ……………………………… 196
- 10代の若者と成人のための身だしなみ … 196
［家事］……………………………………… 197
■ 子どもが参加できる家事 …………… 198
［余暇活動］………………………………… 200
■ 余暇活動で子どもの微細運動スキルを伸ばす
  ………………………………………… 200

［自立生活スキル］………………………… 204
発達を促すおもちゃリスト ………………… 205

第11章　感覚処理　　　206

■ 感覚処理とは ………………………… 207
■ ダウン症における神経発達 ………… 209
- 医学的考察 …………………………… 210
- 感覚障害 ……………………………… 211
- 発達の遅れ …………………………… 212
■ 感覚処理 ……………………………… 214
- ダウン症のある子どもの感覚処理 … 214
- 感覚調整 ……………………………… 216
  過剰な反応（過敏）　216／反応が鈍い（低反
  応）　217／感覚探求　（感覚刺激を求める）
  217／感覚処理障害の組み合わせ　218
■ 感覚処理の問題に対処するための方略 …… 218
- センソリーダイエット（感覚刺激を整理する）
  ………………………………………… 224

- 感覚戦略：環境調整 ………………… 225
- 気持ちの切り変え …………………… 226
  次の課題への移行（気持ちの切り変え）を少し
  でも楽に行うには　227
- 覚醒度と自己制御能力 ……………… 229
  ダウン症のある子どもが，注意力を保つため
  に準備する活動　230
- テクノロジー ………………………… 232
- スヌーズレン ………………………… 232
■ ダウン症と自閉スペクトラム症 …… 233
■ 行動学的アプローチ ………………… 234
■ 第11章のまとめ ……………………… 235
発達を促すおもちゃリスト ………………… 236

第12章　両手を上げよう！　　　237

■ 付録1：視覚運動ワークシート ……………………………………………………… 239
■ 付録2：捨てないでください！　日用品の活用例 …………………………………… 261
■ 用語集 ………………………………………………………………………………… 263
■ 参考文献一覧 ………………………………………………………………………… 266
■ 索引 …………………………………………………………………………………… 272

xi

謝辞

　本書の執筆にあたり，個人的にまた仕事上でお世話になったすべての方々に心から感謝いたします．ありがとうございました．

　長年にわたって関わらさせていただいたダウン症の方々にお礼を申し上げます．あなた方の多くが，立派な大人に成長されるのを見守らせていただくことができました．あなた方の爽やかな生き方は，私に大切なことに気づかせてくれました．

- 私が長年にわたって知り合うことができたダウン症のお子さんをもつご家族の皆さん．ダウン症のある息子さん，娘さん，兄弟，姉妹に対する皆さんの献身は，私に大きなインスピレーションを与えてくれます．本書でお子さんの写真を使用することに同意してくださったすべてのご家族に感謝いたします．
- 時間や専門知識を惜しみなく提供してくださり，一緒に仕事をし，相談にのってくれた専門職の仲間たち．
- シルバー・クリーク・プレスクールのディレクター，スーザン・スレザック・カワとそして長年にわたって一緒に働いてきた献身的なセラピストや先生方．トロントのシルバー・クリーク・プレスクールには多くのダウン症のある子どもたちが通い，彼らやそのご家族は，そこでサポートや専門知識を得ることができました．
- カナダ作業療法財団からは出版助成金を提供いただき，本書の初版を完成させるための資金的援助と専門的な支援を受けることができました．
- 感覚プロファイルと感覚質問票に記入してくださったカナダと米国のすべてのご家族，そして，私と共にダウン症のある子どもたちの感覚処理に関する研究に取り組んでくださったデブラ・モスニク・キャメロン PhD OT（Reg），シェリー・デュア MScOT，サラ・ノイ MScOT に感謝いたします．この研究は，感覚処理に関する章の執筆に大いに役立ちました．"
- Woodbine House の編集者スーザン・ストークス，そして Woodbine House のチームの皆様に感謝します．スーザン・ストークスは，これ以上ないほどすばらしい編集者であり，彼女のチームと共に仕事ができたことを心から感謝しています．
- スー・ユルケウィッチには，鉛筆操作のワークシートの挿絵に携わっていただきました．
- 私の娘たち，メーガン，アリソン，サラは，成長して成人となる過程で，発達の連続性に関する貴重な視点を私に与えてくれました．また，すべての人の尊厳に対する彼女たちの献身が，私たち全員に感動を与えてくれていることに感謝しています．
- 夫のロメオは，いつも愛と励ましをもってそばにいてくれ，すべての人に自宅で医療を提供するという献身的な姿勢を貫いています．

はじめに
保護者の立場から

　26 年前，私たち家族は新しい旅に出ました．それまでも親として旅路を歩んでおり，私たちには，すでに二人の娘がいましたが，サラがダウン症児として生まれたことで，私たち家族の生活に新たな局面が訪れました．ある意味では，地図のない旅に出るようなもので，途中で回り道をしたり，正しい方向に向かっているのかどうかわからないような感じでした．しかし，その一方で，思いがけない再発見もあり，家族一人ひとりの人生の方向性を明確にしてくれました．

　私は作業療法士として 36 年のキャリアを積んできました．サラの誕生以前から特別なニーズをもつ子どもたちと関わってきましたが，ダウン症の子どもたちとの関わりは限られていました．ダウン症のある子どもをもつ親として，他のすべての家族と同じように，育児においていくつもの感動的な経験を重ね，サラのための知識豊富な支援者になるために学ばなければなりませんでした．

　専門的なトレーニングと経験は，サラの発達段階を観察し理解するための枠組みを与えてくれました．サラの反応を通じて，彼女にやる気を起こさせる，現実的で実用的な学習や発達の機会を認識することができました．サラを育てる日々の中で，活動や課題に少しの変更を加えるだけで，成功と失敗，やる気と挫折に大きな違いが出ることをより強く認識するようになりました．そして，サラのスキルの成長と練習のために，家庭内のさまざまな活動を通じて，どのような機会を提供すればよいかを学びました．

　ダウン症のある子どもたちは，すべての子どもたちがそうであるように，それぞれのペースで発達・成長していきます．通常，ダウン症児の発達はゆっくりであり，子どもたちはその過程で助けを必要とする場合があります．私たちは，親として，専門家として，実用的で，実行しやすくのびのびと使え，子どもたちのやる気を引き出し，楽しませてくれるアイデアを必要としています．子どもの成長にはさまざまな側面があり，保護者の方にとっては負担になることもあるかもしれません．

　子どもはそれぞれ内なる強さとその限界とがあり，親としてどんなに熱心に取り組んでも，ある特定のスキルをその時点で習得できないことがあります．私は，そのような場合は，そのスキルにこだわるよりも，他のことに取り組むほうがよいと学び，実際そのようにすると，サラの準備が整った時に，課題としていたスキルが自ずと現れることがよくありました．私の個人的および職業的な経験では，多くの子どもたち（ダウン症のある子どもたちを含む）は，大人の根底にある意図やその場の感情の流れを察知することができます．

　人生の各段階には，新たな挑戦と成長のための機会があります．サラが成長し，そのニーズが変化するにつれて，彼女をサポートする私たちの関心も変化していきまし

xiii

た．年を追うごとに，サラの世界は広がり，それに伴い私たちのネットワークや支援の範囲も広がっていきました．子どもたちが大人になるにつれ，視点や期待も変化していきます．発達の専門家やセラピストからの助言は，月日が経てば過去のものとなっていきます．サラはもう26歳の大人であり，自分の生活の好みや優先順位も確立しています．彼女は，大人になっても，スキルや能力，興味を増やし続けています．私が望んでいたように，サラの微細運動スキルは，大人になってからの生活の多くの場面をマネジメントする能力に活用されています．私は，サラの小さな一歩，小さな成果，得てきた経験が，最終的にサラに自己価値感を与え，それが彼女の人生を導いていくのだと認識しています．

　すべての親は，子どもにとって最善のものを望んでいます．子どもの身体面，感情面，安全面でのニーズを満たすこと，安全で愛情のある家庭環境を提供することは，親としての責任です．私たちは，子どもたちの個人の尊厳を地域社会の中で積極的に認識し，認めることで，包容〔訳者注：包容(inclusion；インクルージョン)とは「排除しない」という意味があります．日本で始まったインクルーシブ教育とは障害のある子どもが通常学級で健康児と共に学ぶ教育をさします〕と可能性を育むことに貢献することができるのです．

■ 本書の使用方法について

　本書では，ダウン症のある子ども，学童，成人の感覚処理と微細運動スキルについて，家庭，学校，職場，地域での日々の活動を通して発達させるのに役立つ，私の経験や現在の最善の練習方法を紹介します．本書が保護者，教師，医療専門家の方々のお役に立てれば幸いです．

　私は，本書で手指の発達を家づくりに例えた視覚モデルを提示しています．第1章では，この「家モデル」について説明します．運動能力の発達が，鉛筆を持ったり使ったりする「微細運動スキル」をできるようにする準備となることを理解するのに役立つと思います．第2章では，そのスキルの習得過程に焦点を当て，どのように一歩ずつ進めていくかについて，また，子どものやる気を引き出すための考え方などを紹介しています．本書で紹介している活動のほとんどは，特別な道具を必要とせず，身近にある材料を使って，家庭や学校で行うことができるものです．第3章では，微細運動スキルの発達に影響を与えるダウン症の身体的・医学的特徴について解説しています．またそれぞれの年齢で出現するスキルの種類の概要を紹介しています．第4章では，乳幼児期の手指の発達について，粗大運動のマイルストーンと関連させながら説明し，赤ちゃんが微細運動スキルを発達させるための準備となる，ポジショニングや遊びのアイデアを紹介します．

　第5章，第6章，第7章では，微細運動能力(巧緻性)の基礎となるスキルについて説明します．安定性，両手の協調性，感覚とよばれるこれらの基礎は，子どもたちが，手の正確な動きを身につけるための土台のようなものです．この基礎能力は，幼

少期を通じて発達し，すべての年齢層に関係してきます．第8章では，手指の器用さ，つまり「微細運動スキル」についての概要とアイデアをお伝えします．この章では，子どもがどのようにして物を手に取ったり離したりすることを学習し，協調的な手の動きを身につけるかについて説明します．遊びの中でつかんだり離したりの一連の動きを身につける幼児や就学前の子どもにとって，特に重要な内容を扱った章となっています．

第9章では，書字やハサミ操作，コンピュータや機器の使用など，学校関連の課題に触れています．鉛筆の握り方の正常な発達について説明し，視覚運動スキルを促進するための活動を提案します．未就学児，学齢期の子どもたち，そして10代の子どもたちをもつ親御さんにも，この章が役立つと思います．本書の特徴として，第4章から第11章の終わりには，「発達を促すおもちゃリスト」というものを掲載しています．これは，子どもの発達の各領域で役立つ，おすすめのおもちゃや活動を紹介したリストです．お友達や親戚から，「誕生日や記念日にどのようなプレゼントを買えばいい？」と聞かれた時に，アイデアをお伝えするのに役立つかもしれません．

第10章では，自助スキル(着替え，飲食，身だしなみ)を取り上げています．この章では，着替えの問題に対して，実際にどのような工夫が必要で，どのような対処法があるのかを説明しています．家事や余暇活動も微細運動スキルの発達に関係するため，この章で簡単に説明しています．これらの活動は，ダウン症の子どもたちが思春期や成人期になるにつれて，ますます重要になります．自立生活スキルと仕事のスキルについても，簡単に説明しています．子どもの頃に自助スキルに必要な微細運動スキルを身につけ，実践してきたダウン症のある若者たちは，大人になってからも，自分の時間を管理し，日常生活スキルをできるだけ自立して管理する責任をもつことに注力することができます．

第11章では，感覚処理の概要について解説しています．感覚処理が行動，微細運動の発達，自助スキルの発達に影響を与える可能性について説明します．感覚処理の問題をもつ子どもを支援するために，親が活用できる戦略を紹介します．感覚処理は，運動発達だけでなく，子どもの感情や，集中力や注意力を維持する能力にも影響し，結果として新しいスキルを習得する能力にも影響するため，重要です．

本書では，日常生活や遊びの中に取り入れやすい活動を提案できるように心がけています．私自身も親として，子どもと一緒に座って「療育」や「教える」時間を確保することの難しさは経験しており，特に子どもがこれは療育だ，教育だと認識している場合はなおさら難しいことはよくわかります．構造化された教育や療育には，確実に必要性と意義があり，子どもたちはそれを受けることで得られる恩恵があります．しかし，私たちが構造化された形式でのみ子どもと接し，多くの時間を，教師や療法士の役割をすることに費やしてしまうと，私たちはイライラし，子どもは反抗的になるかもしれません．

この本を読んでいただくと，お子さんが興味をもちそうな活動とそうでない活動が見えてくると思います．その中から，興味をもちそうなもの，無理なくできそうなものをいくつか選んでみてください．そして，その活動を一緒に行うために特別な時間

を確保するのではなく，日常生活の中にそれらを取り入れる方法を考えてみてください．

　本書では，発達の段階についてではなく，微細運動を発達させる構成要素について説明しています．なぜなら，どの発達段階においても，微細運動スキルの複数の要素（運動の種類とコントロール）が同時に発達しているからです．各スキルの発達の連続性を感じてもらうために，それぞれのスキルを個別に紹介しています．

　本書全体を通して，特に第3章では，すべての個別スキルがどのように互いに組み合わされているのかについて言及しています．どの年齢の子どもでも，微細運動スキルのさまざまな要素を同時に発達させていきます．ですから，保護者の方は，本書で推奨している活動の中から子どものための活動を選ぶ際には，1つの章からだけでなく，複数の章からいくつか選んで取り入れると有効だと思います．

手指スキルの発達モデル

　子どもの発達は，運動能力，感情，人格形成，コミュニケーション能力など，奇跡的とも思える展開の連続であり，驚くべきものです．

　ダウン症のある子どもたちでは，その展開はゆっくりではあるけれど，やはり驚きに満ちています．実際，あらゆるマイルストーン（発達指標）や発達の達成が，多くの家庭でお祝いの対象となります．娘のサラは子どもの頃，新しい発音を覚えたり，初めてボタンを留めたりなど，何か一歩前進するようなことがあった時，私たちがお祝いをしてあげると喜びました．大人になった今も，公共交通機関を一人で利用した，キャッシュカードを使って一人で買い物をした，といった節目節目でお祝いすることを続けています．

　皆さんは親になる前は，「発達のマイルストーン（発達指標）」「粗大運動」「微細運動」という言葉を聞いたことがなかったかもしれません．日々の子どもの成長に関わっていく中で，まったく知らなかった医療や発達，治療に関する言葉も少しずつ学んでいかれることでしょう．

　本書の内容を理解するためには，子どもが発達させる2種類の運動（動作）スキルの区別を理解する必要があります．**粗大運動**とは，座ったり歩いたりするのに必要な，大きな動きの発達をさします．**微細運動**とは，手指の小さな筋肉の動きのことです．微細運動というと，靴ひもを結んだり，字を書いたり，ビーズを糸に通したりする動作を思い浮かべるのではないでしょうか．いずれも微細運動スキルですが，これらは子どもの筋肉と神経系で多くの準備が行われて実行されます．

　発達は連続的に起こるものであり，手は他の身体部位から切り離されるものではありません．そのため，微細運動スキルは，運動能力，認知機能，社会性，言語，情緒など，子どもの発達のすべてと関連しながら発達していきます．

■ 微細運動スキルの「家」モデル

　微細運動スキルの発達は，家を建てるのと似ています．まず最初に敷かれるのは土台です．土台は，その上にあるすべての階層を支えるものです．さらに，1階は2階を支え，2階は3階を支え，というようになっています．微細運動スキルという家の土台は，「安定性」「両手の協調性」「感覚／感覚処理」で構成されています．その上の階層は「手指の器用さ」です．これらの土台が，着替えなどのセルフケア活動や，書字などの学校関連スキルといった「日常生活スキル」を支えています．日常生活スキルの獲得は，青年期や成人期の自立生活スキルや職業スキルを支えます．**図1**に示すのが，私が述べた微細運動スキルの「家」モデルです．

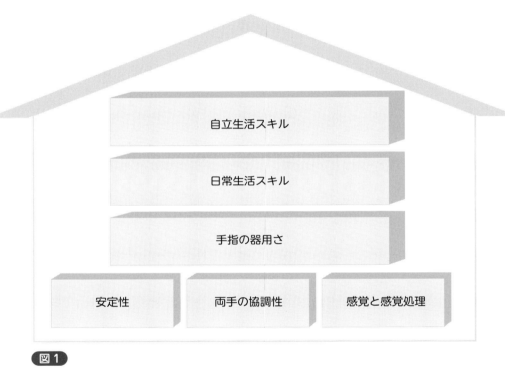

図1

　建物を建てる時，最上階から始めることはありません．基礎工事をしてから，1階，2階，3階と建てていくものです．
　微細運動スキルも同じです．幼児期は，日常生活スキルに必要な手指の器用さを身につけるための土台の要素が発達する時期なのです．

■ 微細運動スキルの3つの土台

| 安定性 | 両手の協調性 | 感覚と感覚処理 |

図2

● 安定性とは

　安定性とは，重いドアを押し開けることができること，転ばずに靴を履けること，たくさんの飲み物を載せたトレイを運ぶこと，写真を撮る時，カメラ本体が動かないようにすることです．つまり，安定性とは，体の一部が動いても，別の部分が動かないようにする強さとバランスの組み合わせのことです．

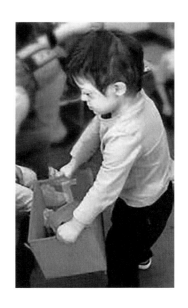

● 両手の協調性とは

　両手の協調性とは，片方の手でボウルを持ちながら，もう片方の手でかき混ぜること，片方の手で紙を持ちながら，もう片方の手でハサミを使って切ること，ファスナーや靴ひもを締めることです．つまり，両手の協調性とは，活動中に両手を効率よく使用することをさします．日常的な活動のほとんどは，両手を協調させて，一方の手で操作をし，もう一方の手は補助として使用します．この両手の協調運動は，やがて利き手の発達（右利き，左利きになる）につながります．

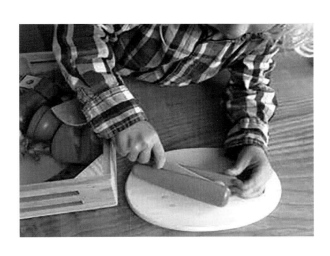

● 感覚とは

感覚とは，ポケットに手を入れて，コインだけを取り出し，ティッシュは入れたままにすること．髪をポニーテールにすること．ボールをキャッチするために，手の位置をどこにもっていけばいいかを知っていることです．つまり，感覚とは，指や手や腕がどこにあり，どのように動いているのかを，意識しなくてもわかることです．

視覚，聴覚，嗅覚，味覚，触覚という五感はよく知られていますが，私たちにはそのほかに2つの感覚が備わっています：

- **固有覚**：関節，腱，筋肉にある神経によって知覚される，関節の位置と動きの感覚です．

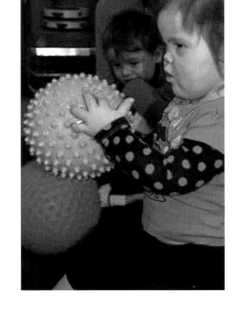

- **前庭覚**：重力に対する頭の位置や動きの方向，速さを伝えてくれる感覚です．

第7章にて，協調運動，特に微細運動を発達させるために使う触覚，固有覚，そして視覚に焦点を当てます．

● 感覚処理とは

感覚処理とは，他の子どもたちもいる砂場で，砂の感触や他人が近くにいることや，ときどき触れられることを気にすることなく遊ぶことができることです．

感覚処理とは，ラケットでテニスボールを打つために，バランス，視覚，腕の動きを調整すること．休み時間に走り回ったあと，整列して教室の中に入り，机に着席することができることです．つまり感覚処理とは，五感から入ってくるすべての情報を登録し，調整し，相互作用させ，統合する神経プロセスのことで，これにより私たちは適応的・機能的に反応することができます．感覚処理については，第11章で説明します．

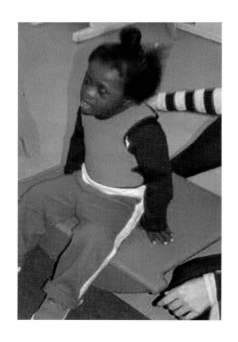

1 手指スキルの発達モデル

■ 手指スキルの家の第2階層：手指の器用さ

　子どもは，誕生の直後から微細運動の発達の土台の要素を発達させ始め，それは数年にわたり続きます．手でおもちゃをつかめるようになると（通常月齢3カ月から6カ月），手指の器用さの発達が始まり，その後何年にもわたって，発達していきます．この間も，土台の要素が基盤を作り続け，手の細かい動きの発達を支えます．つまり，土台の要素（安定性，両手の協調性，感覚・感覚処理）が磨かれ続けながら，次の階層である手指の器用さが形作られ始めるのです．

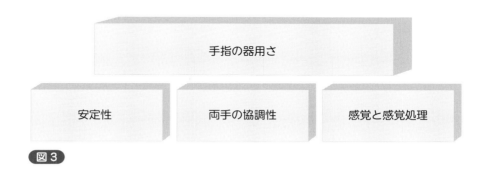

図3

● 手指の器用さとは

　手指の器用さとは，色を塗るためにクレヨンを手に取り構えること．瓶を開けること．安全ピンを開いたり閉じたりすること．レーズンをつまむこと．針に糸を通すことです．手指の器用さは，小さくて，精密で，正確で，効率的な動きを，大きな労力をかけずに手指で行うことを可能にします．

　基礎がある程度確立され，手指の器用さが身についてきた子どもは，その能力を日常生活スキルに活用できるようになります．

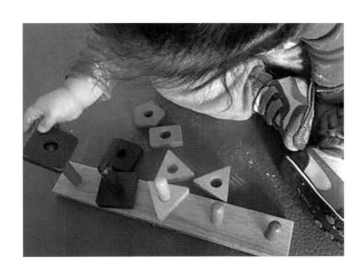

■ 手指スキルの家の第3階層：日常生活スキル

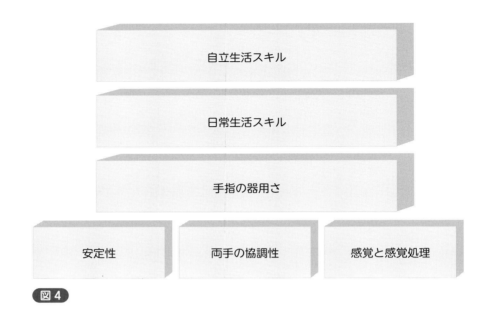

図4

● 日常生活スキルとは

　朝に服を着ることは日常生活スキルです．食事をすること，教室での学習に参加すること，さらに子どもたちにとっては，遊ぶことも日常生活スキルです．

　子どもたちは毎日，さまざまな種類の機能的スキルを活用しています．

　微細運動の発達に関連する**学校での作業**には，書くための準備，書き写す（描き写す），お絵かき，色塗り，ハサミ操作，字を書く，パソコンや機器の操作スキルなどがあります．これらのスキルを習得するために，視覚と手の動きを協調させるため，視覚運動スキルともよばれます．日常生活スキルが成熟するにつれて，動作はより自動化され，動作を導くために視覚に頼ることは少なくなり，学習された運動動作に誘導されるようになります．例えば，タイピングが上手にできるようになった人は，キーを押す前に各指を見る必要がありません．

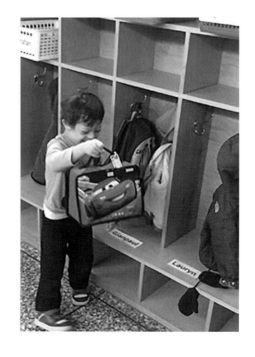

自助スキルとは，私たちが日常的に行っている身辺のケアのための活動全般のことで，着替え，食事，身だしなみなどが含まれます．
　家事や余暇活動とは，大人や子どもの日常生活の一部である趣味や遊び，スポーツや娯楽，日常的な家事や雑務などをさします．

自立生活スキルとは

　食事の支度は，自立生活スキルです．ATM を使うこと，電話をかけること，メールやメッセージを送ることも，自立生活スキルです．私たちが大人になってから生活をするうえで行うすべての作業が自立生活スキルです．
　微細運動スキルに関連する自立生活スキルについては第 10 章で簡単に説明します．

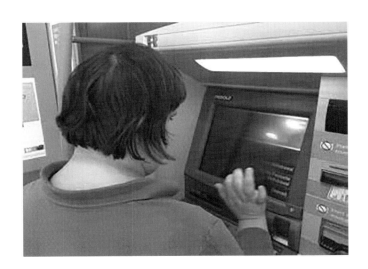

最後の仕上げをする

　「微細運動スキルの家」の基本構造はすぐに組み立てられますが，それを発展させ，洗練させていく仕上げの作業の完成には何年もかかります．
　安定性と両手の協調性，感覚と感覚処理が土台を提供し，手指の器用さが，日常生活スキルの発達を促進する動きを提供します．日常生活スキルを繰り返し練習し，"フィードバック"することで手指の器用さが向上し，基礎的なスキルが強化されます．これらは，家の配線に流れる電流のように，双方向な関係なのです．
　日常生活スキルが，どのように影響を受けたり，あるいは影響を与えるかを例を挙げて，家モデルにあてはめて示したのが次ページの**図 5** です．
　どの家づくりでも，仕上げに一番時間がかかるように思います．塗装や壁紙，タイ

ル，照明器具，キッチンキャビネットや建具，ドアなど，細部にわたって果てしなく続きます．手指スキルの家もそうです．上層階のスキルを洗練させること，「適切に」機能させるために，細部に至るまで発達させていくことの完成には何年もかかります．例えば，子どもは1歳になる頃には手づかみで食事をするようになりますが，洗練された食事スキル（ナイフを使って切ったり，伸ばしたりする）を身につけるのは，おそらく幼児期半ばから後半にかけてとなります．

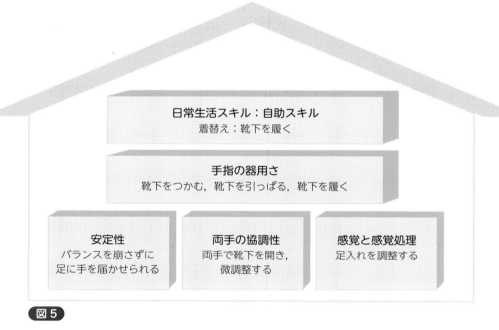

図5

　微細運動スキルの発達は乳幼児期から始まり，大人になるまで続きます．
　微細運動スキルの発達を知ることは，家庭で行うことができる，子どもの微細運動能力を高める活動を選ぶのに役立つことでしょう．

今のレベルから積み上げていく： 段階的に学習する

　娘のサラが 8 歳くらいの時，電話番号を教えようと思い立ちました（安全面でも社会的な面でも自分の電話番号を知っていることが必要だと思ったからです）．数カ月の間，ときどき試してみましたが（方法はあまり一貫していなかったことを付け加えておきます），ほとんど成功しませんでした．彼女はどうしても理解できないようでした．彼女はいくつかの数字は覚えましたが，それらを混ぜ合わせたり，残りを忘れたり，飛ばしたり，違う数字を繰り返したりしました．残念ながら，いっとき数字をいくつか覚えられたとしても，緊急時には役に立ちません．夏に私たちに時間ができた時，私はもう少しこの課題に力を入れることにしました．

　私たちの電話番号の一つ一つの番号を書いたインデックスカードを作りました．それを床に番号が書いてある面をオモテにして順番に並べて，ホップスコッチゲームを作りました．サラはマスからマスへと飛び移りながら，マスの数字を読み上げました．だんだんとカードの何枚かを裏返しにして並べることができるようになり，やがて全部のカードを裏返して置いてもジャンプして数字を読み上げるのは，暗記で言えるようになりました．2 週間ほどこの練習を続けると，最初の手がかり（視覚的な手がかり；カードに書かれた数字を見ること．運動合図；ジャンプをすること）がなくても，電話番号を思い出せるようになりました．

　サラに教え始めた当初を振り返ってみると，うまくいかなかった理由としていくつか思い当たります：

   1．彼女は準備が整っていなかった．

　ダウン症のある子どもは新しいスキルを学ぶのに助けが必要ですが，本人の"準備"ができていることも必要です．準備が整っているとは，神経系の発達，認知能力，運動制御が，ある特定のスキルを習得するのに十分なレベルに発達しているということです．準備ができているかどうかは，何かを試してみないとわからないこともあります．もし子どもがその活動の最終的な目的を理解できないようであれば，その子はまだ準備ができていないのです．例えば，子どもに小さな積み木を数個渡して，積み上

げる様子を実演してみせるとします．数日間，何度かやって見せても，子どもはテーブルの端からブロックを投げては，それが下に落ちるのを見るということを続けています．その子どもは，ブロックが消えないこと，床に落ちることを知り，物体の永続性を理解する段階にあるのです．積み木を積み上げる準備が整った段階にはいたっていないということなのです！

2．興味もやる気もなかった．

モチベーションは強い原動力となります．サラも新しい教え方に変更すると，自分の電話番号を覚えることに意欲的になりました．自分の電話番号を新しい友達と共有したいという願望も，もう一つのモチベーションとなったようです．スキルの習得のために行う反復練習は，子どもをやる気にさせる意味や関連性をもったものである必要があります．

3．学習するのに十分な時間と注意を払うことができなかった．

ダウン症のある子どもは気が散りやすく，学習に注意を向けることが困難な場合があります．これは，1．の"準備が整っていること"にも関連します．もし，その活動が子どもの認知レベルを超えすぎていたら，うまく参加することができないでしょう．聴覚的な注意力と記憶力が弱いと，言葉による情報を処理し，記憶することが困難です．

4．多感覚的なアプローチでよりよく学ぶことができた．

多くのダウン症のある子どもたちにとって，聞いたことを記憶すること（これを聴覚的記憶といいます）はとても難しいことです．ダウン症のある子どもたちを教える専門家の研究と経験によれば，彼らは通常「**視覚的学習者**」であることがわかっています．つまり，情報やスキルを視覚的に，あるいは視覚と聴覚を組み合わせて教えることで，よりよく学ぶことができます．電話番号を覚えるにはサラには，数字を何度も見たり聞いたりすることが必要でした．また，記憶するためには，体を動かすこと（ジャンプすること）も必要でした．

5．反復練習に一貫性がなく，十分な頻度ではなかった．

ダウン症のある子どもは，新しいスキルや能力を習得するために，より多くの時間と反復を必要とします．短時間で頻繁にその活動に触れることは，長くて少ない回数よりも有益かもしれません．

もし私たちが子どもに新しいスキルを身につけさせようとするならば，その子が今いるレベルから始めなければなりません．一度に小さなステップからしか進まないことを知っておかなければなりません．私たちが教えようとしていることが，その子にとって意味のあることなのか，つまり，それをすることの意味をその子がわかっているのかどうかを確認しなければなりません．意味があることならば，子どもの意欲も出てきます．これらの点を心に留めておけば，どんな小さな1歩でも「前進」と認識できるようになり，私たちや子どもが努力を続けるための意欲が保たれます．

■ スキル習得のステップ

　子どもの学習の多くは，探索，遊び，環境やそこにいる主な人々との交流を通して行われます．ダウン症のある子どもは，構造化された遊び（ルールのある遊び）と構造化されていない遊び（ルールのない遊び）の両方を通して学習する機会が必要です．構造化されていない遊びでは，子どもが自分で計画し，行動を開始・実行する能力を伸ばすことのできる機会をたくさんもつことが必要です．ほとんどの早期介入プログラムや乳幼児発達プログラムでは，保護者や保育者に対し，次の発達段階への移行を促すために行うべき一連の技術指針や，遊びを通して学ぶための構造的なアプローチを提供しています．当然のことながら，ほとんどの親は，次の発達段階のスキルを子どもに身につけさせようとします．

　ここで，乳幼児の発達活動の一例を紹介します．

　"子どもは親が小さなおもちゃを箱に入れるのを見て，箱を開けておもちゃを取り出します"．これは子どもが物体の永続性の概念を理解していることを示す活動です．つまり，おもちゃが一時的に見えなくなったとしても，そこにあることを認識し，どうすれば取り出せるかを考えることができるのです．子どもはこのスキルをほかにもさまざまなかたちで発揮します．例えば，ベビーベッドの毛布に隠されたおもちゃを見つけたり，あなたが財布に入れた鍵に手を伸ばしたりするなどです．お伝えしたいことは，子どもの自発的な行動や遊びの中に，一般的な概念や理解を見出されるなら，必ずしも指針どおりに正確なスキルを教える必要はないということです．

　ダウン症のある子どもたちがどのように学習するのか，少しずつわかってきました．以前は，ダウン症のある子どもたちの学習はすべて典型的なパターンに沿っているが，一般的にそのスピードは著しく遅いと考えられていました．この概念は拡大され，学習の神経学的基盤の違いが認識されるようになりました．新しいスキルは，社会の中で実践することで学習します．イギリスの研究者であるジェニファー・ウィシャートによると，ダウン症のある子どもたちの学習スタイルには「回避戦略の使用を増やし，学習場面で積極的に行動しようとしなくなり，認知場面で社会的スキルに過度に依存する，あるいは社会的スキルを誤用する」という特徴が見られるそうです(84)＊．私の経験では，難しいルールを決めて，大人主導で微細運動スキルを教えていると，上記の行動につながりやすいようです．しかしながら，同じ目的でも別の方法を取ることで，子どもはより積極的に取り組み，「学習性無力感」を軽減することができます．

　子どもが新しいスキルを身につけるのをサポートするときに，心に留めて検討しなければいけないことがあります．

■どのくらいのサポートが必要なのか

■どのようなサポートが必要なのか

■子どもの興味や関心の度合い

＊文中の（　）内の番号は，本書に掲載の参考文献の文献番号を示しています．

■子どもの学習努力に対するあなたの反応

子どもに教える時には常に上記の4つを念頭に入れましょう．

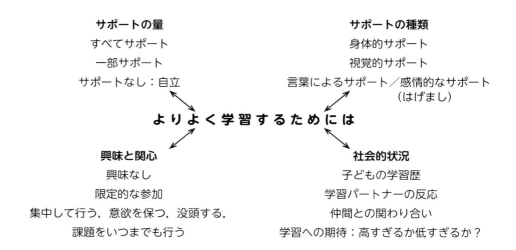

すべての子どもが同じように段階を踏むとは限らないこと，社会的状況も重要であることを意識しながら，学習過程で起こるこれらの4つの相互的動的作用（ダイナミクス）について考えるとよいでしょう．

ダウン症のある子どもたちが自分でできるように支援している過程で，私たちが経験するのが以下のステップです．

1. **興味なし**：まだ参加できず，全ての活動をあなたに頼っています．

2. **大人や仲間の実演を見ている**：その活動を見て興味を示していますが，まだ参加しようとはしません．

3. **身体的サポートが必要**：子どもは参加し始めることができますが，活動を完了させるためには身体的サポートが必要です．手取り足取り教えてあげることで，その活動のやり方が「感覚」としてわかってくることもあります．しかし，手助けされるのを嫌い，自分でやりたがる子どもも多いので，親にとっては難しい段階かもしれません．

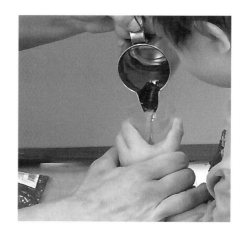

4. **身体的・言語的サポート**：子どもは，手助けなしで活動の一部を行うことができますが，それでも私たちが声をかけたり，活動の一部を身体的に手助けすることが必要です．

5. **言語的・視覚的サポート**：身体的な補助は必要としませんが，言葉による具体

2 今のレベルから積み上げていく：段階的に学習する

的な指示や，一連の作業の各ステップが描かれたイラストによる視覚的な指示を出す必要があります．

6．**感情的なサポート**：身体的，指示的なサポートがなくても，子ども自身でその活動を行うことができますが，親の存在による感情的なサポートが必要です．（「上手にできたね」「続けて」「もうすぐ終わるよ」など）

7．**自立している**：子どもは，完全に一人でその活動を行うことができます．そして，そのスキルが定着するまで何度も練習します．

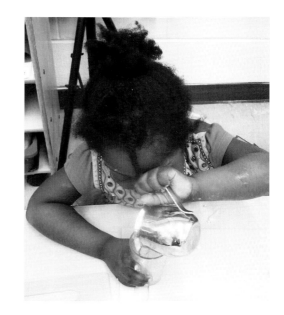

十分に練習して，完全に習得されるまでは，そのスキルは安定しないこともあるでしょう．

8．**スキルの汎化**：スキルが完全に定着し，自動的な運動になって初めて，他の状況でもそのスキルを汎化することができるようになります．例えば，幼い子どもが，家庭において特定のコップで飲むことができていても，幼稚園で別のコップでは飲むことができていないような場合があります．このスキルはまだ自動化されておらず，子どもは適切な運動反応を引き起こすのに，飲む時におなじみなこと（おそらくコップの色や形，座っているハイチェア，あるいはコップの渡し方など）に依存しています．どの環境においても，どのコップでも飲めるようになれば，そのスキルは汎化されたことになります．学校で習ったスキルが家ではできなかったり，その逆もあります．この場合，そのスキルはまだ他の環境に汎化されていないのです．ダウン症のある子どもたちの中には，スキルの汎化が自動的に行われないケースがあり，それぞれの環境ごとにスキルを教える必要が生じることもあります．

これらの学習ステップを，靴ひもを結ぶという具体的なスキルに当てはめてみましょう．

1. あなたは子どもの靴ひもを結んであげます．子どもはあまり興味を示さず，視線は部屋の中を彷徨っています．
2. あなたは子どもの靴ひもを結んであげます．今，子どもは興味をもって，あなたの動きを見ています．
3. 子どもは，靴ひもの結び方を学ぶのに適切な発達段階にいます．子どもはすでに靴ひもをほどくということはします．両手で靴ひもを持つことはできますが，あなたの手助けなしでは一連の動作を行うことはできません．
4. 子どもはあなたの声かけによる誘導で，結び目をこしらえる，"うさ耳"を作ると

いった結び方がわかりますが，うさ耳を交差させて結んだり，しっかり引っぱって締めたりするには，手に持って教えることが必要です．

5. 子どもは，「交差させて，そこから下に」などの言葉による指示に従うことで，または手順を視覚的に確認することで，活動の身体的な側面は自分でなんとかできるようになります．

6. 子どもは活動を遂行することができますが，それの準備や，完遂には親の感情的なサポートも必要です．例えば，"うまくできたね，片足は完成だ，あと1本だよ"というように．この場合，視覚的な指示は引き続き有効でしょう．

7. 子どもは，あなたの手助けがなくても靴ひもを結ぶことができます．しかし，十分な練習をするまでは，そのスキルが完全には定着しないため，補助やサポートが必要な状態に戻ることがあることを理解しておきましょう．ダウン症のある子どもにとっての十分な練習とは，定型発達の子どもよりも多くの練習をすることかもしれません．

8. 子どもは，自宅，体育の授業や集団プログラム前など，さまざまな場面で異なる靴の靴ひもを安定して結ぶことができます．スキルが定着し，自動化されたということです．

さらに「自分の名前を書く」という，特定活動を習得するためのステップの例を紹介します．

1. 先生・保護者の方が紙に子どもの名前を書きます．

2. 子どもは，自分の名前が書かれていくのを見ていて，書かれた文字を何度も読み上げることもあるでしょう．

3. 子どもは自分の名前を書こうとしますが，そのためには身体的な補助が必要です．この段階では，文字を完璧な形で書ける必要はないということを忘れないでください！実際，正しく文字を書くためには，多くの練習が必要です（第9章を参照）．

4. 子どもは自分の名前の一部を書きますが，身体的な補助や実演見本，声かけによる誘導も必要です．

5. 子どもは自分の名前のほとんど，またはすべてを書くことができますが，まだ声かけは必要です「次はどの文字がくる？」「Lの作り方を覚えてる？上のほうから始めて，下方向に線を引いて，そう，線をクロスさせて．そう，できてるわよ！」など．

6. 子どもは自分の名前を書くことができますが，その過程で確認することとフィードバックすることが必要です．

7. 子どもが自分で自分の名前を書けました！おめでとうございます！あとは，自動で書けるようになるまで練習します．

8. 自分の名前を自動的に書けるようになると，子どもはそのスキルを汎化し，どのような種類の筆記用具でも，どのようなところにも（例えば，ワークシートの上やメッセージカードなど），自分の名前を書けるようになるでしょう．

ダウン症のある子どもの場合では，さまざまな活動において「自分の名前を書けるようになる」という例で示した8つのステップのような段階を進んでいくのに，何年もかかることが多いことを念頭に置いておいてください．4歳で学び始め，8歳で完全に自分の名前を一人で書けるようになるということもあります．このような学習ステップでは，子どもの発達レベルとズレが生じてしまいがちです．サラが自分で服を着ることを学んでいた頃，私はサラに服を着させるために毎朝，少なくとも着替えの身体的な指示を常にしなくてもよくなるまでは，サラのそばにいて声かけすることが必要だと自分に言い聞かせていました．一方，子どもが次のステップに進む準備が整っているのに，あなたがその子の手助けをすることに慣れすぎていて，その子が必要としている以上の手助けをしていて，一歩下がって，子どもに挑戦させてみる，ということができていないということもあるかもしれません．この線引きは微妙です！

ダウン症のある子どもたちの能力について説明する時，「できる・できない」や「合格・不合格」の形式の発達評価やチェックリストでは，子どもたちが長い間過ごしてきたすべての段階を捉えることはできないことを理解しておく必要があります．保護者や教師がプログラムを考える際には，より詳細な評価，あるいはスキルを自立レベルで分類した評価が有用です．

● 矛盾を受け止める

お子さんがある時期にはできていた事が，別の時期はできなくなってしまい，がっかりすることもあるでしょう．私は，サラの能力を「一貫性がない」と表現することを学びました．例えば，書字を習い始めたばかりの頃，自分の名前を読みやすく書けた日がありました．しかし，ほかのある日は文字が反転してしまっていたり，見落としてしまっていたりして，自分の間違いに気づいても修正することができませんでした．私たちは皆，調子の良い日もあれば悪い日もあるものです．ある日の子どもの能力は，やる気，興味，疲労など，非常に多くの内的・外的要因が関連します．

周囲の感覚情報を解釈して反応するわが子の能力（感覚処理）は，状況や日によって異なることがあります．親としてできる最善のことは，子どもの"状態"に同調するように心がけることで，その時のその子に何を期待すればよいかを判断することです．このような一人の子どもの中でのパフォーマンスのばらつきは，ダウン症のある子どもを扱う専門家や研究者からも指摘されています (84)．

ダウン症のある子どもたちが物事を学ぶには時間がかかり，注意力や短期記憶の障害が学習過程を複雑にしています．時には，スキルを習得したように見えても，それを記憶から呼び起こすことができないこともあります．スキルを発揮させるための接続ができないかのようです．でも，翌日には問題なくできたりするのです．これは「頑固な行動」と解釈されるかもしれませんが，感覚-運動経路が常に正しい神経接続を行うことができないために起こることもあります．ほとんどの場合，うまく接続されますが，時には接続されないこともあります．私たちがその状況にイライラするのと同じように，子どもにとってそれがどれほどイライラさせられ，やる気をなくすものであるか想像してみてください．スキルを習得しようと一生懸命やり，そして習得

したように見えても，翌日にはできなくなっているのですから．このような場合，学習プロセスの初期段階で行っていた視覚的または言語的な誘導を使用することで，学習した反応を誘発することができます．

■ モチベーション（動機づけ）

　　子どもの学習へのアプローチは，その子の個性，健康状態，これまでの経験，人間関係，能力，感覚的な好みなどが関係します．パトリシア・ウィンダーズは，著書『ウィンダーズ先生のダウン症のある子どものための身体づくりガイド　原著第2版（訳者注：日本語版が三輪書店より刊行されています）』(83)の中で，運動スキルを習得中のダウン症のある幼児は，「活発なタイプ」か「慎重なタイプ」のどちらかの傾向があると述べています．つまり，できるかぎり早く新しいスキルに挑戦したい子どももいれば，見て待つことを好み，より多くの働きかけを必要とする子どももいます．さらなる研究によってダウン症のある子どもたちが経験する学習の仕方が，他の子どもたちと比べてどのように異なるのか，が明らかにされ始めています．その違いは単なる学習の遅さだけではない，ということがわかっています(81, 84)．両親，教師，教育補助者は，典型的な子育て法や教育戦略を適用しようとして苦労していることがありますが，それらの方略はダウン症のある子どもにとっては必ずしも成功するとは限りません．

　　子どもが活動に参加するためには，動機づけが重要です．どんな子どもでも，"練習"や"セラピー"として紹介されたり認識される活動よりも，"楽しい"と感じる活動のほうに興味を示すものです．赤ちゃんや幼児は主に遊びや社会交流という手段を通して自分の周りの世界について学び，能力を発達させていきます．ところが，"楽しい"は非常に主観的なものです．高価なおもちゃよりも，それが入っていた段ボール箱で遊ぶほうが楽しいという子どもの話は，誰しもが聞いた経験があることでしょう．何を「楽しい」と感じるかは，性格や年齢，文化など，さまざまな要因に左右されます．

　　例えば，物を重ねることを習得中の子どもで考えてみましょう．積み木を用いて重ねるスキルを教えようとしても，積み木を倒したがる子どもも多いです．しかし，トイレットペーパーを洗面所の棚に重ねて置くことは喜んでやります．また，片手でおもちゃを手に取り，もう片方の手に渡す（持ち替える）ことができるようになった子どもがいたとしましょう．いまやその子は，同時に2つの物をそれぞれの手に取り，自分の体の中心（正中）に持ってくることができる段階にいます．この子にとって，2つの木製ブロックを両手に取り，両方をバンと打ち合わせることは，特別にやる気を引き起こすものにはならないかもしれません．しかし，鍋のフタを持って木のスプーンで叩いたり，おもちゃのシンバルを叩いて騒いだりすることには，非常に興味を示すかもしれません！

　　子どものやる気を引き出す微細運動活動を選ぶ際には，以下の点を考慮してくださ

い（私の経験や研究者などの専門家の経験に基づくものです）．

1．**子どもの発達の段階を知って，難しすぎない活動を行う**：子どもが今どの段階にいるのか，そして次にどの段階に進むのかを知っておきましょう．本書は，微細運動の発達順序を理解するのに役立ちます．その活動が身体的や知的な面で難しすぎてはいないか，あるいは簡単すぎてはいないかは，子どもの反応によって知ることができます．もし，あなたの助けを借りても，子どもがその活動に全く参加できないのであれば，その活動はその子にとって今は，難しすぎるのでしょう．子どもの現在の発達段階を超えたスキルに固執することは，あなたと子どもの双方にフラストレーションを与える結果となります．子どもが，より難しい活動や，次の段階の活動への準備ができたというサインを出さない場合もあることにも留意してください．ダウン症のある子どもの中には，自分のできるレベルのものよりも前段階の発達レベルの遊びや活動に参加するほうが楽しい子もいます．そのような子が次のステージに進むためには，構造的な取り組みや促しが必要になるでしょう．

2．**成功体験を積み重ねる**：子どもが成功したことがある活動を取り入れましょう．すでに達成した活動の難易度を少し上げて，成功体験を積み重ねていきます．例えば，お子さんがとても小さなピッチャーからシリアルボウルにミルクを注ぐことができ，それを楽しむことができたなら，徐々に大きなピッチャーから小さなコップに変更して注ぐ練習をします．成功体験や達成感は，本質的にやる気を起こさせるものです．自分で考えた活動で環境とうまく相互作用できた時の感情は，さらなる学習を促進します（30, 86）．

3．**活動を小さなステップに分解する**：本章ですでに説明した学習のステップを思い出してください．お子さんが小さなステップができるようになるたびに褒めてあげましょう．例えば，子どもにクレヨンを渡しても，初めから色を塗っていない線の内側に色塗りができると思ってはいけません．まず，紙全体に落書きすること，次に絵の描かれたスペースに落書きすること，その次に絵そのものに色を塗ることを意識して行いましょう．その流れの中でクレヨンを持つ手の動きを徐々に洗練させ，「線の中に色を塗る」が認識できるようになっていきます．

4．**「楽しく」すること**：サラをはじめ，私が担当した子どもたちは，活動への挑戦や継続に，個人によるアプローチが大きく影響することがわかりました．あなたの声かけや身振り手振りは，子どものやる気を引き出す強力な手段になりますから，よく意識して行ってください．おどけた声を出したり，ゲーム仕立てにしたりと，工夫や創造力が必要で，それが功を奏することもあります．どんなゲームでも，あなたの順番を守ることを忘れないでください！順番を守ることは，重要な社会交流スキルであり，自分自身の活動への関心を高めることになります．

17

5. **関連性をもたせる**：私たちは皆，自分の人生にとって重要でない，あるいは関連性がないと思うと，難しいことを続けるのは困難です．それは，子どもたちも同じことです．私たちが当たり前のように行っていることの多くは，ダウン症のある子どもたちにとっては教えてもらう必要のあることで，最初はなかなか難しいことでしょう．例えば，教室で毎日 10 分間，ボタンボードでボタンを留めることに，お子さんは意味を見出せないかもしれません．しかし，休み時間の前にセーターのボタンを留めたら，外に出て遊べるようにすると意味があると思うかもしれません．もし，お子さんにとって意味のある時間帯やルーティンの間に微細運動スキルを練習することができれば，より意欲的に取り組むことができるでしょう．また，ボタンボードでボタンを留められるようになったからといって，必ずしも自分の服のボタンを留められるようになるとは限りません．また，ある場面やある物品でできたことは，他の場面や他の物品に汎化できないこともあります．ダウン症のある子どもは日常生活で必要なスキルを，まさにその活動そのものの実践において習得する必要があります．

6. **環境に気を配る**：新しいスキルの習得には，注意力と集中力が必要です．子どもの活動を妨げる可能性のある，気が散るものに注意しましょう．最適な学習という観点から，時間帯，覚醒状態（眠くないでしょうか？），空腹と水分補給，物理的なスペース，椅子，気が散るもの，周囲の雑音，照明などにも気を配りましょう．活動の感覚的な側面と，それが子どもの興味にどのように影響しているかを意識するようにしてください．環境に対する感覚処理の反応が，その日の子どもの学習能力に影響を与える可能性があります．

7. **試してみてください！** うまくいかなかったら，いつでも他の方法を試してみましょう．

お子さんのやる気を引き出すものは何でしょうか？興味があるものは何でしょうか？新しいスキルを身につけようとするお子さんにとって，意味のあるご褒美は何でしょうか？親である私たちは，これらの質問に対する答えを直感的に知っていることが多いのですが，その直感に耳を傾けず，私たちが考える，あるいは他の人が考える「やるべきこと」を子どもに教えようとしてしまうことがあります．多くの子どもは，難しいと感じ，失敗すると予想される活動に挑戦することには消極的です．子どものあらゆる努力を応援したり，失敗してもいいんだよと教えてあげることで，子どもに失敗を恐れさせないようにすることが大切です．人は誰でも，新しいことを学ぶには時間と練習が必要です．そのことをお子さんに学ばせてあげましょう．

● 環境調整

お子さんの微細運動スキルを高めるためには，環境を変えたり調整することも必要

2 今のレベルから積み上げていく：段階的に学習する

です．これは，作業療法の重要な要素で，人と環境がうまく適合するように設定することです．例えば，手遊びがしやすいように乳児の椅子を調整することは，環境を調整することになります．また，着替えを容易にするために，最小限の留め具しかない衣服を使用することも，環境調整の一例です．

環境には，身体的環境，感覚的環境，そして子どもが過ごす場所という社会的環境があります．いずれも，子どもの安心感，幸福感，学習への準備につながります．知的障害のある子どもは，環境の影響を受けやすいです．環境は，子どもにプラスとマイナスの両方の影響を与える可能性があります．乳児の場合，環境には自宅と，場合によっては保育園・幼稚園や自宅（ベビーシッターと過ごす環境）が含まれます．年長児の場合，環境は自宅，学校，デイケア，キャンプ，地域のレクリエーションセンターなどになります．大人の場合は，自宅，職場，社会プログラム，礼拝所などが環境として含まれることがあります．

「環境調整」とは，子どもがより自立し，成功できるように，一部を変えたり，取り除いたり，加えたりすることです．例えば，ある9歳の男の子は，1日に何度もお母さんに飲み物をちょうだい，と要求していました．お母さんは，彼が自分で飲み物を取れるようにするため，2つの変更を加えました．ジュースを小さめの水差しに入れて冷蔵庫に入れ，男の子が重すぎて注ぐことができない，ということがないようにすること，また，コップを，子どもの手が届くように，より低い食器棚に移してあげることです．

また，別の例を挙げると，4歳のダウン症のある子どもは，色塗りをする時にクレヨンやマーカーをグーの手で手のひらに握りしめて持ちます．そこで，マーカーではなく，短くなったクレヨンやチョークを持たせることで，3本指で握っての把持ができるようになりました．さらに，直立したイーゼル（図版台）やペーパーボードで絵を描くと，手首や手の位置がより安定します．

「環境調整」には，環境の感覚的な側面を変えることも含まれます．

おもちゃや遊具でいっぱいの保育園の部屋では，刺激量が多く気が散ってしまう子どもは，一度にいくつかの活動しか選べない部屋のほうがうまくいくかもしれません．ダウン症のある子どもにとって，微細運動を伴う作業の成功には，体のポジショニング（位置決め）が重要である可能性があります．時には，体の正しい位置を教えてあげるだけで，子どもがその活動を行える環境が整うこともあります．例えば，サラが7歳くらいの時，ミッキーマウスの腕時計を持っていたのですが，この腕時計は，腕時計の両側を同時に押すと，おしゃべりして時間を教えてくれるものでした．この時計を押して作動させるにはかなりの力が必要で，体勢に気をつけながらでないとできませんでした．サラは肘と前腕を安定した場所に置けば，ミッキーをおしゃべりさせるのに十分で安定した力をだせることを学びました．ダウン症のある子どもたちは，筋緊張が低く，関節の可動性が高いため，細かい操作をするときには，姿勢に細心の注意を払う必要があります．

■ 作業療法士に相談してみましょう

本書は，親や教師，その他の人々に，1)ダウン症のある子どもの微細運動スキルの発達の促進，2)子どもの発達における感覚処理の役割の理解，についての一般的な指針を提供することを目的としています．これらのスキルの発達について，ダウン症のある乳幼児は作業療法士の支援を受けることができます．

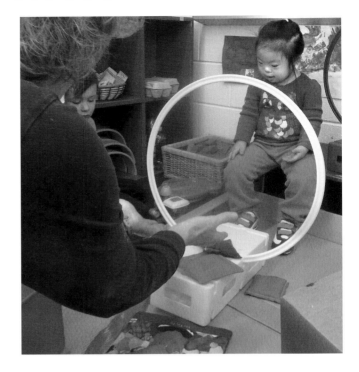

● 作業療法士とは

作業療法士は，身体的，発達的，または心理社会的な問題によって，その人の能力が妨げられる場合に，あらゆる年齢の患者の日常生活スキルの自立を促進する専門家です．「作業」とは，人が日常生活で行う作業のことで，子どもでは，セルフケア，余暇，遊び，学校行事などが含まれます．自立の促進は，その人の環境と人間関係の中で行われます．

作業療法士(OT)は，科学，発達，医学的状態，作業療法の理論と実践に関するコースを履修し，少なくとも4年制単科大学または総合大学の学位を取得しています．作業療法士は，直接介入するか，相談を通して保護者と子どもに関わり，子どもの環境と相互作用する能力に焦点を当て，スキルの習熟と自立へとつなげていきます．作業療法士は，親や教師への情報の供給源となり，神経学的および感覚運動的な発達に関する情報を提供し，お子さんの能力との関連で，身体的および感覚的な環境を評価することができます．

ダウン症のある子どもたちは，乳幼児期の発達プログラムや早期介入プログラムを通して，クリニックや病院，幼稚園や学校などで作業療法の支援を受けることができます．

● 作業療法士のかかわる支援とは

ダウン症のあるお子さんに対し作業療法士は，一般的に以下の支援に関わります．
■自助スキル(食事，着替え，身だしなみなど)

■微細運動スキルと粗大運動スキル
■学校の課題に関わるスキル（書字，ハサミ操作など）
■遊び，余暇，仕事のスキル
■感覚処理

　乳幼児期には，作業療法士はあなたやお子さんへの，以下の支援に関わることがあります．
■口腔運動障害や摂食障害に関連したポジショニングと摂食スキル．食事にまつわる感覚的な問題は，作業療法士が対処する必要がある場合もあります．
■粗大運動と微細運動のマイルストーン（発達指標），特に微細運動スキル．
　理学療法士は，可動性と粗大運動スキルの発達のために，適切な運動パターンを促します．
　作業療法士は，腕や手の一連の動きのパターンとマイルストーン（発達指標）を促進し，洗練された微細運動スキルの基礎を築きます．

　幼児期や就学前の時期には，以下の理由から作業療法士が関わることがあります．
■おもちゃのノブを回したりボタンを押すことや，組み立ておもちゃや重ねるおもちゃなど，手の分化した動きのコントロール（手指の器用さ）を発達させる遊びや特定の活動を通して，微細運動スキルの発達を促進します．
■家庭，保育園，幼稚園などの環境において，子どもと環境との「適応」や子どもの感覚刺激に対する欲求に注意しながら，観察します．
■親や保育者に対し，食べる，飲む，着替えるなどのセルフケアの初めの一歩を手助けします．作業療法士は，保護者が適切な見通しをもてるよう援助したり，ポジショニングや機器の適合について提案します．

　学童期には，作業療法士が以下の分野に関わることもあります．
■書くための準備や書く時の視覚運動スキルの習得を助けるために，お子さんに直接介入し，書字の学習方法，調整，ポジショニング，微細運動に対する適切な見通しなどについて先生と相談します．作業療法士の中には，コンピュータの適応など，教室で役立つ支援テクノロジーに関する専門知識をもつ人もいます．
■自助スキルをずっと学び続けていけるように，具体的な目標を設定します．
■子どもが学校や自助活動の達成につながる具体的な微細運動スキルを身につけることができるよう支援します．
■子どもの交流や学習に支障をきたす可能性のある感覚処理のニーズについて対応します．

　子どもたちが成長し，やがて学校を卒業すると，新しい職場や社会環境に入ることになります．この段階では，作業療法士は以下のことに携わることがあります．
■子どもが検討している仕事の内容と，子どもに実際に仕事を行う能力があるかを評

価します.
- 自立生活スキルを習得することを支援します.
- 日常生活における身体的,感覚的な問題を評価し,その影響を最小限にするための方法や調整を提案します.

■ 子どものことは親が一番よく知っている

　作業療法士やその他の専門家は専門知識をもち,指導や治療的介入を行うことができるため,子どもが直面している特定の課題を理解するのに役立ちます.また,地域社会の重要な資源を提案してくれることもあります.しかし,あなたのお子さんの専門家はあなた自身です.お子さんの気質,落ち着かせるもの,興奮させるもの,やる気を起こさせるものなど,お子さんのことを一番よく知っているのはあなたです.あなたと専門家の関係は,互いに尊敬し合うチームメンバーであることが理想です.あなたの考えや意見は最も重要であり,あなたの質問も重要です.私は作業療法士として,娘たちや仕事で関わりをもった子どもたち,そしてそのご両親の声に耳を傾けることで,多くのことを学んできました.

　先述した,水差しとコップの例のような工夫は,親が"この活動を子どもと自分にとってより簡単に,より効率的にする方法はないだろうか?"と自問すれば,思いつくことができます.多くの親や教師は,"環境を調整しよう"などと考えることなく自然にこのような工夫や変更を実践しています.子どもを観察し理解することは,難しい状況や依存的な状況を,より自立できるように変えるための第一歩です.

　社会的・文化的な環境によっては,大人は「正しい」やり方は一つしかないと思っているかもしれません.視野を広くもつことで,物事のやり方には選択肢があることがわかり,今の子どもにとって最善な方法を選ぶことができるのです.

ダウン症児の微細運動の発達

　第3章では，微細運動能力の発達に影響を及ぼす可能性のある，ダウン症の一般的な側面について説明します．

　ダウン症が微細運動スキルにどのように，そしてなぜ影響を与えるのかを理解することは，活動を取り入れるタイミングや，無理強いしないタイミングを理解・判断するのに役立ちます．また，お子さんがスキルを習得するために，調整が必要なのかどうかを見極めるのにも役に立ちます．さらに，お子さんが抱えている課題を理解し，それがダウン症のある子どもにとっては典型的なものであるかどうかを判断するのにも役に立ちます．

　日常生活で重要となる微細運動スキルを身につけるうえで子どもたちが直面するこうした困難をできるだけ克服できるよう，私たちが，どのような工夫をしたらよいかについては第4章以降で説明します．本章では，第1章で紹介した「家モデル」を用いて，微細運動スキルの発達について年齢で区分して解説します．

■ ダウン症が微細運動能力の発達に与える影響

　ダウン症のある子どもたちは，それぞれのペースで微細運動スキルを発達させていき，個々に長所や課題（ニーズ）をもっています．運動スキルの発達は，大きな関節（体に近い関節）から小さな関節（体から遠い関節）へと進みます．動きのコントロールは，まず肩，次に肘，手首，そして指や親指の順に発達していきます．これを近位から遠位への発達といいます．こうした発達で共通する特徴のほかに，ダウン症児では，運動スキルの発達に影響を与える可能性があるさまざまな特徴があります．例えば，身体的特性（ヒポトニアなど），医学的問題，認知の遅れなどです．

● 身体的特性

ヒポトニア（低緊張）

　ヒポトニアや筋緊張の低下とは，筋肉の緊張が通常より低い状態のことです．私たちの筋肉は，たとえ動いていなくても，骨を固定するため，常にある程度の収縮状態にあります．ダウン症のある子どもたちは，程度はさまざまですが，筋緊張が低下しています．そのため，頭部や身体のコントロールの発達が遅れ，柔らかく，ぐにゃりとした印象になります．

　ヒポトニアのある子どもは，直立姿勢をとるという最初の運動発達上の課題が困難です．乳児は，直立姿勢に移行するための筋肉を十分に使うことができず，また直立できたとしてもその姿勢を保つことができないため，頭部を持ち上げる，腕で支える，手足を上げる，座るなどのスキルの発達が遅れてしまうのです．

　ダウン症のある子どもにおけるヒポトニアは，全身の筋肉に影響を及ぼします．そのため，舌や顔，指や手，そして体幹や腕，脚の筋肉の緊張が弱いのです．筋緊張の低下は，粗大運動の発達に影響し，微細運動の発達にも影響します．

　体の筋緊張が低いために座った状態でバランスを保つのに苦労している子どもは，手を伸ばしておもちゃを手に取る動作が難しくなります．肩や背中の上の部分の筋緊張が低いと，赤ちゃんが手を伸ばしてつかむ能力も損なわれます(78)．同様に，前腕と手の筋緊張が低いと，関節が崩れてしまい，鉛筆などを持つために指の関節の位置を調整することが難しくなります．飛び出すおもちゃのボタンを押す，画鋲を掲示板に押し込むなど，指を使って何かを押す動作が特に難しい場合があります．手の筋肉に関節を安定させるのに十分な筋緊張がないためでしょう．

　一般に，ダウン症児のヒポトニアは年齢とともに減少することが文献で示されています．しかし，問題は，そうなる以前に，その後の運動発達の段階において不利になるような動き方を身につけてしまう可能性があることです．例えば，うつぶせが嫌いなダウン症のある子どもは，やがて背中やお尻を床に接地して，足で押したり引いたりしながら部屋の中を移動するようになります．これでは腕に体をのせて体重をかけたり，腕を押したり，腕で床から体を持ち上げたりが経験されないことになり，立ち上がり動作，あるいはスープを食べる動作や書字動作などの細かい動作のコントロールに必要な，肩や腕の筋肉の安定性が育たない可能性があります．

靱帯・関節の緩み

　関節を支える靱帯も緩んでいるため，関節の可動域が広がっています．これは「過伸展」や「靱帯の弛緩」とよばれます．このような関節の可動域の拡大は，特に幼児期の子どもの手に顕著に現れます．特に親指は余分な動きが多く，小さな物を持ったり操作したりするのが非常に困難な場合があります(87)．ダウン症のない人で，「二重関節」を持つ人がいますが，彼らは，このような過剰な動きを自分の意思で起こすことができ，そのタイミングをコントロールすることができます．しかし，ダウン症のある子どもは，過剰な関節の動きをコントロールすることができません．

　ダウン症のある子どもは，関節包が緩んでいるため，関節の亜脱臼や脱臼のリスク

が高くなります．子どもの手足を過度に引っぱらないように注意する必要があります．例えば，まだ床から自力で立ち上がることができない子どもを手で引っぱり上げると，肩や肘の関節構造に過度な力がかかることがあります．関節周辺の痛みが続く，手足の位置がぎこちない，手足を使おうとしないなど，関節が亜脱臼や脱臼している可能性を示す症状がある場合は，医師に診てもらってください．

環軸椎の不安定

ダウン症のあるお子さんをもつすべての親御さんは，環軸椎の不安定という症状に気をつける必要があります．この症状は，靭帯が緩んでいるために，第1頸椎（環椎），第2頸椎（軸椎）が不安定になっている状態をいいます．ダウン症のあるお子さんの10～30％は，この不安定性がX線撮影で確認されると言われていますが，症状が出るのは1～2％と非常に少ないものです．この不安定性がある場合，頭や首に極端な動きや力が加わると，脊髄を損傷することがあります．

一般に，ダウン症のある子どもは，3～5歳までに首のX線検査を受け，環軸椎不安定症のリスクを判断することが推奨されています．また，転倒して首を痛める危険性のあるスポーツ活動（乗馬や体操など）に参加する前に，幼児期，学童期，大人でも，すべての年齢層で検査を受ける必要があります．環軸椎不安定症の症状には，首の痛み，歩行困難，失禁，協調性の低下などがあります．環椎後頭関節不安定症は，環軸椎不安定症より稀ですが，症状はより深刻になる可能性があります．

短い腕と脚

お子さんの腕と脚が，他のお子さんよりも胴体に対して短いことに気づかれるかと思います．これは，ダウン症のあるお子さんによく見られます．お座りや両膝立ちの姿勢を身につけさせようとする時に，最も気づかれやすいと思います〔これについては第4章の「お座り」の項（p.46）でより詳しく解説しています〕．

子どもがもう少し大きい年齢では，お子さんに合った三輪車や自転車を選ぶ時や，洋服を買おうとする際に，腕や脚が短いと気がつかれるかもしれません．靴を履いたり靴ひもを結んだりしようとした際は手が少し届かなくて，バランスをとるのが難しい場合もあるかもしれません．

手の特徴

子どもの手に，身体的特徴があることもあります．

1．単一手掌屈曲線（猿線）：手のひらのしわが3本ではなく，2本しかないダウン症児がいます．出生時のダウン症の診断に用いられる徴候の一つですが，これが手指の機能に何らかの影響を与えるという文献はありません．

2．手が小さい：一般的に，ダウン症児の手は平均より小さく，指が短いです．そのため，大きめの物をつかんで持つのが困難で，大きな瓶を開ける，片手でボールをキャッチするなどが難しい場合があります．また，コンピュータのキーボードを使う，ギターやピアノを弾くなどの，指の間を大きく開く必要のある活動が困難となり

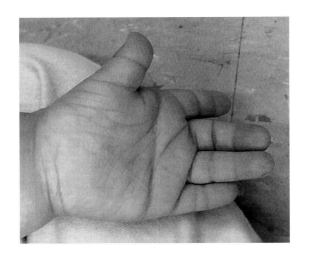

やすいです．

3. **手首の骨**：手首には7つの小さな骨があります．出生時，これらの骨がすべて揃っていないダウン症児もいますが，通常は思春期までに発達すると言われています(24)．手首の骨が1つやそれ以上欠けている場合，赤ちゃんや幼い子どもは，手首で手を安定させることが難しくなり，把持動作が発達しにくくなります．例えば，子どもは積み木タワーを作る際は手首を安定させてから指を開いて積み木を離します．

4. **湾曲した第5指**：ダウン症の場合は通常第5指が内側に曲がっている場合（斜指症とよばれます）と，常に中央（第2）関節でわずかに曲がっている場合（屈指症とよばれます）とがあります．片手または両手にこのような症状がある場合，子どもは指をまっすぐに伸ばすことができませんし，あなたが引っぱってまっすぐにすることもできません．ご心配な場合は，整形外科医の診察を受けることをおすすめします．一般的に，この2つの指の状態はストレッチやスプリントによって治療されることもあります(69)．私の経験では，第5指の位置が少し変わっているだけでは，ストレッチやスプリントの介入はあまりしません．親の立場からすると，子どもが直面する他の問題に比べれば，比較的軽微なことだと思われます．

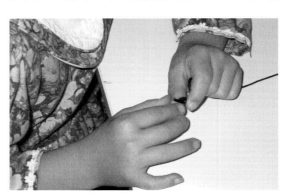

右手の小指に発生した斜指症の一例

多くの人は，字を書く時に手を安定させるため，手の第5指側を机の上に置いています．試しに，第5指を上方に曲げ，手のひらから離した状態で筆記をしてみると，難しさを感じるはずです．私は，このような第5指の支えがない状態で字を書くパターンを，斜指症や屈指症の子どもたちや，また，そうではない子どもたちでも見たことがあります．

ダウン症児の手指機能に対する斜指症や屈指症の影響は，私の知るかぎりでは研究されていません．

医学的問題

　先天性心疾患をもつダウン症児の多くは，早期段階の発達のマイルストーンを達成することが難しくなります．**心臓に問題がある**と，運動するためのスタミナや持久力が損なわれます．また，ダウン症児の多くは，免疫力の低下や構造上の違い（鼻腔や外耳道の狭さなど）により，感染症にかかりやすく，かかる頻度も多くなります．特に，**呼吸器や耳の感染症は**頻繁に起こります．子どもたちは病気になると，何事にも積極的になれず，このことが発達に影響を与えます．

　ダウン症児の中には，目と手の協調に影響を及ぼすような**視覚的な問題**を抱えている子がいます．実際，研究者の中には，ダウン症のある人の50％に何らかの視覚障害があると推定している人もいます(77)．視力や両眼の動きの協調性に問題があると，細かい作業をする際に目と手を連携させることが難しくなります．ダウン症のある子どもたちの多くは「視覚的学習者」であるといわれるのは，情報やスキルを学習・記憶する際に視覚が優位であることを意味します．視覚は，子どもたちが運動パターンを習得するのを助けます．子どもたちは視覚に依存しているにもかかわらず，目や視覚に問題がある可能性があるため，視機能を定期的に評価する必要があります．視覚の問題に対して矯正が有効であったとしても，メガネをかけることの重要性を理解していない幼児に，メガネをかけ続けさせることは難しいかもしれません．ストラップを使ってメガネをしっかりと固定させる対応で解決できる場合もあります．

認知レベル

　発達の初期段階において，微細運動能力と認知機能は密接に関連しています．初期の認知学習は，子どもが環境の中で対象物を操作することで発達します．例えば，赤ちゃんは，物を落とすことで物体が必ず落ちることを学び，布の下に隠されても，布を持ち上げればおもちゃがそこにあり続けること(物体の永続性)を学びます．微細運動能力の遅れによって，物を操作することを通しての学習ができないと，周囲の環境に対する子どもの理解の遅れにつながります．

　ダウン症のある幼児は，微細運動スキルを習得するために，特別な指導，見本，声かけ，励ましが必要です(88)．そのため，認知概念の習得に役立つ微細な運動課題は，構造化された体系的な方法で教えなければならない場合があります．また，他の子どもたちと同様に，ダウン症のある子どもたちも，構造化されていない，自己主導的な方法で探索的に遊ぶ経験の中でスキルを習得できることもあります．

　ダウン症のある子どもたちは，学校での学習が進むにつれて，微細運動能力を駆使して，物質や概念に関する理解を発達させ，お絵かきや文字で表現するようになります．微細運動や視覚運動に障害があると，このような知識や理解の表現に支障をきたすことがあります．例えば，学齢期のお子さんは，植物が育つには日光と水と土が必要であることを理解しているかもしれません．しかし，植物に必要なものを絵に描くように言われても，それを紙に描き出す視覚運動能力がないということがあります．

　同様に，認知能力の発達は，子どもの微細運動スキルの獲得に影響を与えることがあります．子どもの認知レベルは，手の使い方を左右します．例えば，ダウン症のあ

る子どもは，メガブロックを組み合わせて構造物を作るという身体能力は持ち合わせていても，自分からこの活動を始めるということはできないかもしれません．おもちゃを組み合わせたり，分解したりする発達段階に達していない場合もあります．その場合，組み合わせる代わりに，ブロックを口に入れたり，2つのブロックをぶつけ合ったり，ブロックの穴に指をつっこんだりをするかもしれません．また，微細運動能力を発達させる身体的な潜在能力はあっても，より高度な活動には反応しないこともあるようです．このような場合，微細運動スキルを発達させるには，子どもが興味をもち，認知的にも適切な活動を見つけることが課題となります．

■ 子どもの成長に合わせた微細運動スキル

　この項目では，発達の各段階において留意し，推奨すべき微細運動スキルについて概説します．土台となる基礎的なスキルと，新たに現れるより高度なスキルとの関係を示すために，家モデルで紹介します．ここで示すスキルは，ダウン症のある子どもたちの平均的な発達に基づき，各段階の終わりまでに多くの子どもたちが取り組むことが予想される活動の種類を示したものとなっています．ダウン症のある子どもたちが発達のマイルストーン（発達指標）を達成する年齢は，大きなばらつきがあることを念頭においてください．

　本項では，微細運動スキルの発達の順序について紹介します．手指の器用さ，日常生活スキルのために推奨される活動については，第4章以降で詳細に紹介します．

● 誕生から2歳まで

　生後2年間は，急激な変化が起こります．1歳の終わりには一人で簡単に座れるようになり，2歳の誕生日には手を引いてもらって立てるようになり，数歩歩けるようにすらなります．また，物を手に取ったり，見たり，口に入れたりして自分の世界を積極的に探索するようになります．

　この段階が終わる頃には，物事を感じたり学んだりするための手の感覚がより発達してくるため，物を口に入れて探索する必要がなくなっていきます．この段階では，安定性，両手の協調性，感覚という3つの要素が微細運動スキルの主な発達領域ですが，小さな物を拾うなどの手指の器用さに必要なスキルや動作も発達し始めています．

　この時期，多くの親御さんはコミュニケーションを促すために手話やジェスチャーを取り入れます．北米では，通常，英語の手話が使用されます．標準的な手話の手の位置は，幼い子どもには難しすぎる場合があるので，子どもが手話を正確に真似る必要はありません．むしろ，子どもが簡単にできるように，手話をアレンジしましょう．例えば，2歳の時，サラはトイレのニーズを言葉で示すことができませんでした．伝統的な手話（親指を3本めと4本めの指の間に挟んで拳を握る）は，彼女には難しすぎたので，閉じた拳を前後に動かすという手話にアレンジしました．

28

親や保育者として私たちは，子どもがおもちゃを指さしたり拾ったりした時には，そのおもちゃの名前を言い，そのおもちゃが何をするものかを説明したりといった対応をするのが普通です．しかし，ダウン症のある子どもは，この時期，周りの手助けなしでは，指さすなどの微細運動を始めることができない場合があることを心に留めておくことが重要です．その結果，私たちから，物の名前や簡単な言葉での説明を聞く機会が少なくなる可能性があります．研究者の調査で，より活発な微細運動遊びをすることができたダウン症のある赤ちゃんは，1年後に言語理解力が向上していることが明らかになりました．研究者たちは，より積極的に物を探索したり操作したりできる赤ちゃんは，親からその物についてのより具体的な説明を引き出すことができるからだろうと理論付けています(70).

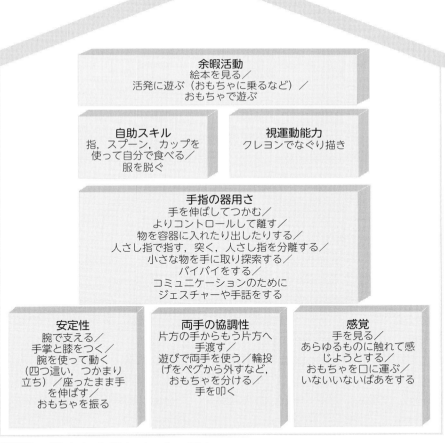

図6　誕生から2歳までの家モデル

赤ちゃんがおもちゃを手につかんだり，持ったり，探索したり，身のまわりのものを指さしたりするのを手助けし，またそのおもちゃに名前をつけたり，説明をしてあげましょう．この第一段階で目指すべきスキルについては，家モデルを用いて**図6**(p.29)に記載します．発達の各領域についての詳しい説明と提案については，このあとの章で記述します．

● 未就学児：2歳〜4歳

　この段階になると，子どもは自分の体をよりコントロールできるようになります．能力の「土台」の要素を強化し続ける一方で，「土台」が十分に発達したことで，手先を使ったさまざまな動きを試し始めます．子どもの手のスキルの発達の主な焦点は，土台の要素から徐々に手指の器用さへと移行していきます．

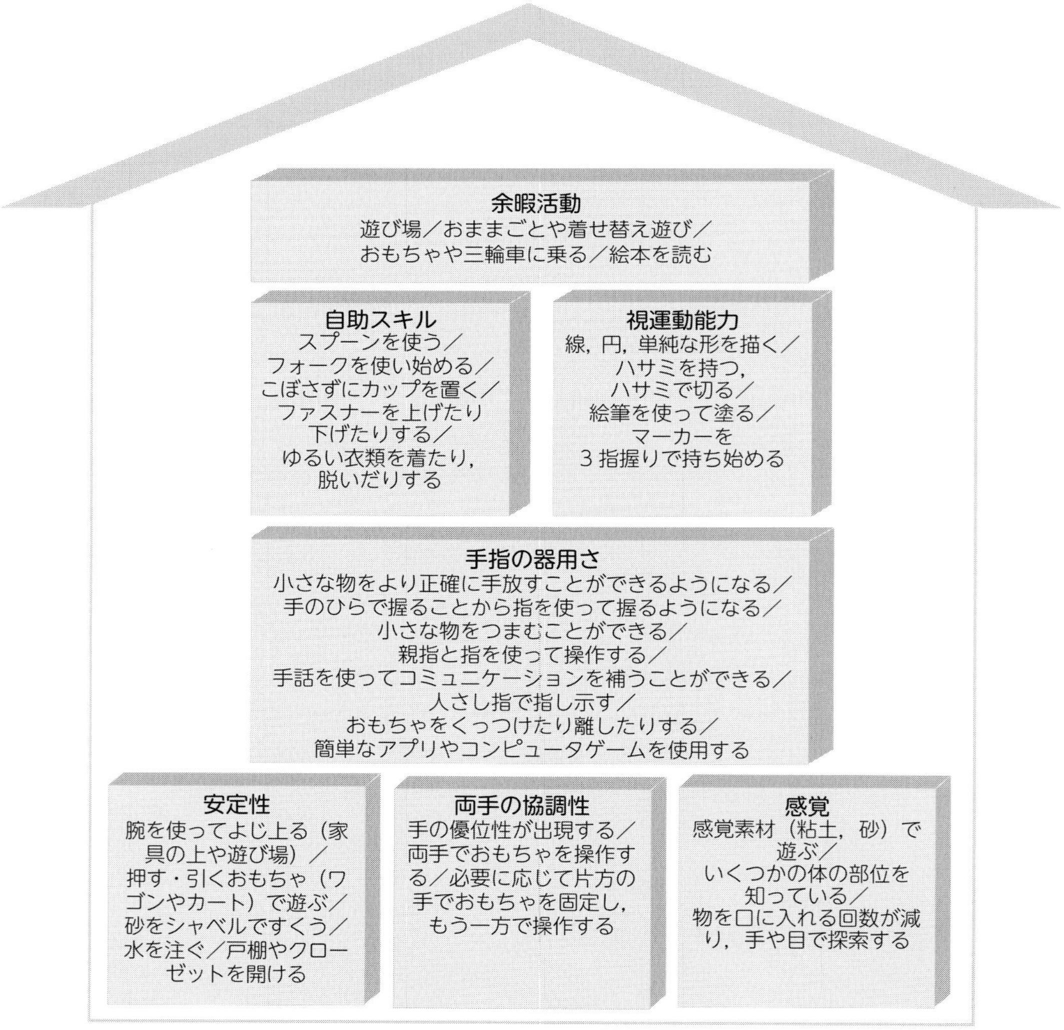

余暇活動
遊び場／おままごとや着せ替え遊び／
おもちゃや三輪車に乗る／絵本を読む

自助スキル
スプーンを使う／
フォークを使い始める／
こぼさずにカップを置く／
ファスナーを上げたり
下げたりする／
ゆるい衣類を着たり，
脱いだりする

視運動能力
線，円，単純な形を描く／
ハサミを持つ，
ハサミで切る／
絵筆を使って塗る／
マーカーを
3指握りで持ち始める

手指の器用さ
小さな物をより正確に手放すことができるようになる／
手のひらで握ることから指を使って握るようになる／
小さな物をつまむことができる／
親指と指を使って操作する／
手話を使ってコミュニケーションを補うことができる／
人さし指で指し示す／
おもちゃをくっつけたり離したりする／
簡単なアプリやコンピュータゲームを使用する

安定性
腕を使ってよじ上る（家
具の上や遊び場）／
押す・引くおもちゃ（ワ
ゴンやカート）で遊ぶ／
砂をシャベルですくう／
水を注ぐ／戸棚やクロー
ゼットを開ける

両手の協調性
手の優位性が出現する／
両手でおもちゃを操作す
る／必要に応じて片方の
手でおもちゃを固定し，
もう一方で操作する

感覚
感覚素材（粘土，砂）で
遊ぶ／
いくつかの体の部位を
知っている／
物を口に入れる回数が減
り，手や目で探索する

図7 2歳〜4歳の家モデル

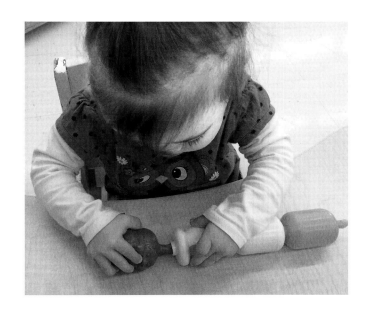

　ハンドサインで言語によるコミュニケーションを補う経験を通して，子どもは手を使って意味ある活動ができることを知り，手指の器用さを向上させていきます．

　また，子どもがおもちゃを手に取り，手のひらでぐるぐる回したり，眺めたり，ボタンを押したりして，遊び方を模索することもとても大切です．砂遊びや水遊び，フィンガーペイント，子ども用粘土，糊などの感覚遊びも，この時期には重要です．

　この時期には，型はめパズル（各ピースに小さなつまみがついているもの）や，レゴブロック，デュプロブロックや，ティンカー・トイ，列車セットなどの操作系おもちゃ，飛び出すおもちゃなどのつまみとボタンのあるおもちゃ，輪っか，ペグ，ブロックなどの積み上げ系おもちゃを使った遊びも行います．子どもは，まだかなりの手助けが必要ではあるものの，着替えなどの日常的なケアにも積極的に参加するようになります（**図7**）．

● 5歳～8歳

　この時期，子どもが学校に通い始めると，すでに発達した手指の器用さを活かして，着替えや書字など，より多くの日常生活スキルを身につけるようになります．また，手，指，親指，手首の小さな筋肉や関節の協調性も発達していきます．着替えやトイレなどの日常的な作業も，より自立してこなせるようになります．以前の段階と同様，基礎的なスキルの強化も進みます．この強化されたスキルは，スポーツやレクリエーションなどの新しい活動への取り組みに役立ちます．また，腕のコントロールやタイミングが向上し，ボール遊びを楽しめるようになります．さらに，コンピュータやそのほかの機器に触れる機会も増えるでしょう．この段階の家モデルを**図8**（p.32）に示します．

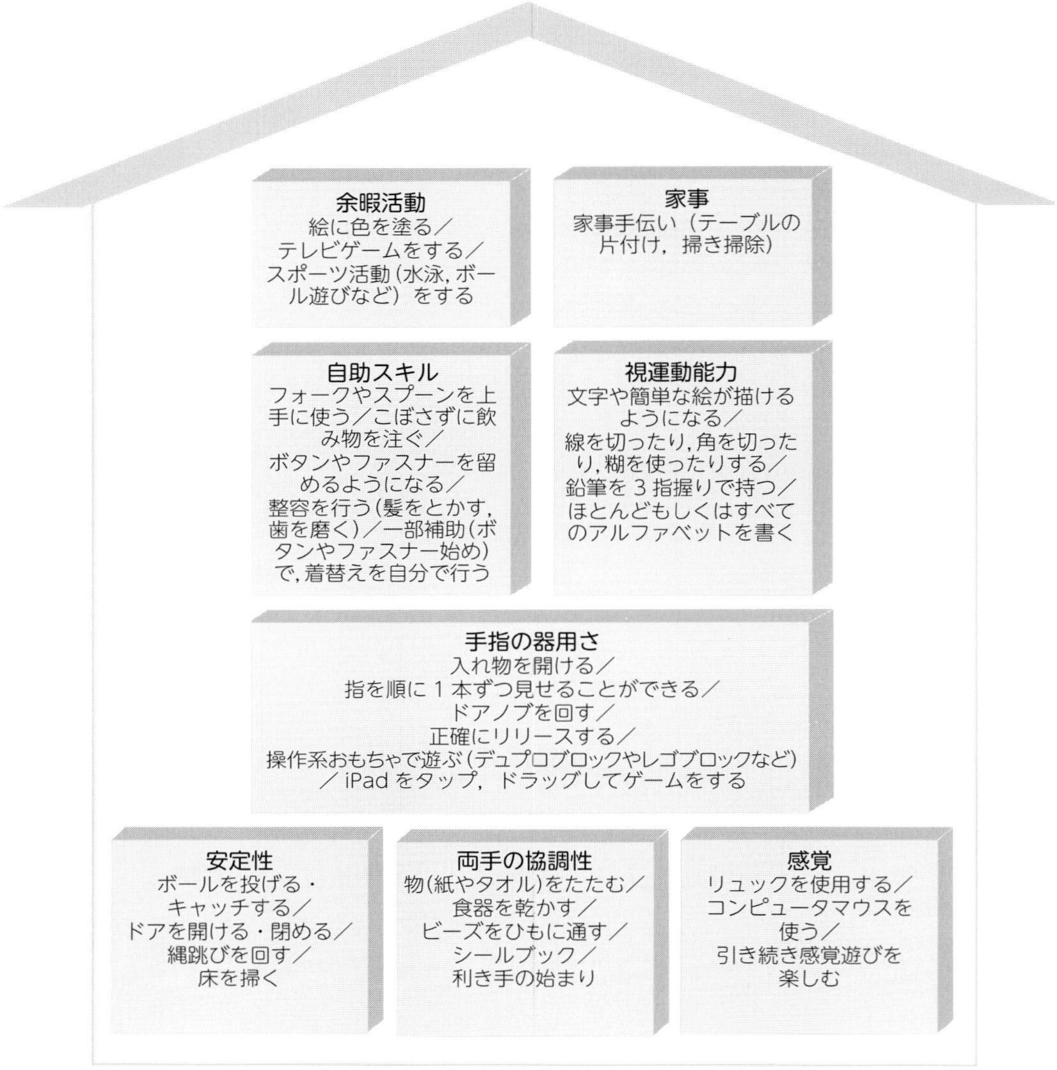

余暇活動
絵に色を塗る／
テレビゲームをする／
スポーツ活動（水泳，ボール遊びなど）をする

家事
家事手伝い（テーブルの片付け，掃き掃除）

自助スキル
フォークやスプーンを上手に使う／こぼさずに飲み物を注ぐ／
ボタンやファスナーを留めるようになる／
整容を行う（髪をとかす，歯を磨く）／一部補助（ボタンやファスナー始め）で，着替えを自分で行う

視運動能力
文字や簡単な絵が描けるようになる／
線を切ったり，角を切ったり，糊を使ったりする／
鉛筆を3指握りで持つ／
ほとんどもしくはすべてのアルファベットを書く

手指の器用さ
入れ物を開ける／
指を順に1本ずつ見せることができる／
ドアノブを回す／
正確にリリースする／
操作系おもちゃで遊ぶ（デュプロブロックやレゴブロックなど）／iPadをタップ，ドラッグしてゲームをする

安定性
ボールを投げる・キャッチする／
ドアを開ける・閉める／
縄跳びを回す／
床を掃く

両手の協調性
物（紙やタオル）をたたむ／
食器を乾かす／
ビーズをひもに通す／
シールブック／
利き手の始まり

感覚
リュックを使用する／
コンピュータマウスを使う／
引き続き感覚遊びを楽しむ

図8 5歳〜8歳の家モデル

● 9歳〜12歳

　この時期，子どもはより手指の器用さを必要とする日常生活スキルが洗練されてくるでしょう．また，作業をもっと早くこなせるようになることもあるでしょう．この時期までは，字を書いたり，服のボタンやファスナーを留めたりといった微細運動スキルを行うには，とても集中力を必要とするため，作業に時間を要します．靴ひもを結んだり，袖口のボタンを留めたりすることは，まだ難しいかもしれませんが，おそらく身体的なサポートをほとんど受けずに，自分で服を着ることができるようになります．また，キーボードの入力や楽器の演奏，簡単な美術や工芸活動にも参加できるレベルまで微細運動スキルが発達します．コンピュータ，スマートフォン，そのほか

3　ダウン症児の微細運動の発達

の機器は，言葉や手話，筆談によるコミュニケーションを補うために重要な役割を果たすことが多いでしょう．図9に家モデルを示します．

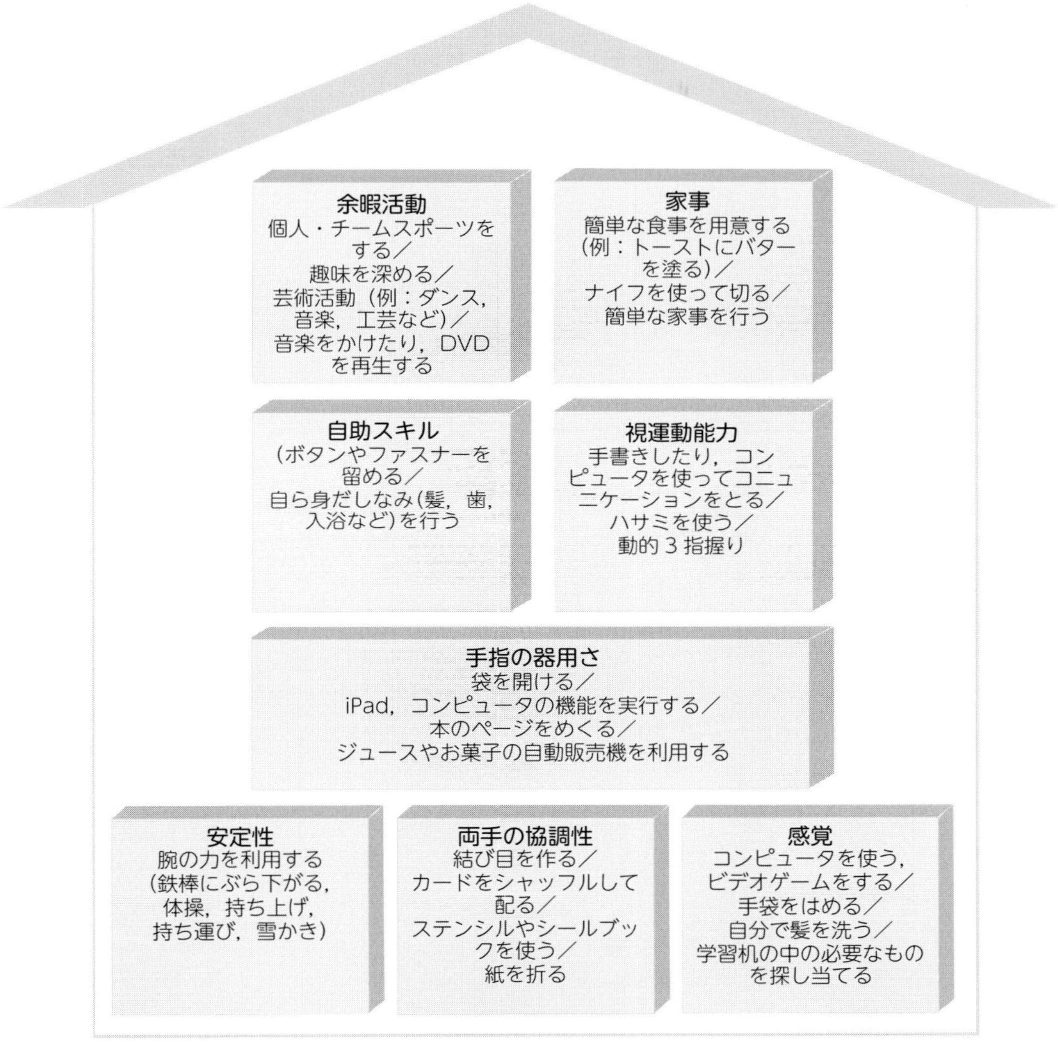

余暇活動
個人・チームスポーツをする／
趣味を深める／
芸術活動（例：ダンス，音楽，工芸など）／
音楽をかけたり，DVDを再生する

家事
簡単な食事を用意する（例：トーストにバターを塗る）／
ナイフを使って切る／
簡単な家事を行う

自助スキル
（ボタンやファスナーを留める／
自ら身だしなみ（髪，歯，入浴など）を行う

視運動能力
手書きしたり，コンピュータを使ってコミュニケーションをとる／
ハサミを使う／
動的3指握り

手指の器用さ
袋を開ける／
iPad，コンピュータの機能を実行する／
本のページをめくる／
ジュースやお菓子の自動販売機を利用する

安定性
腕の力を利用する（鉄棒にぶら下がる，体操，持ち上げ，持ち運び，雪かき）

両手の協調性
結び目を作る／
カードをシャッフルして配る／
ステンシルやシールブックを使う／
紙を折る

感覚
コンピュータを使う，ビデオゲームをする／
手袋をはめる／
自分で髪を洗う／
学習机の中の必要なものを探し当てる

図9　9歳〜12歳の家モデル

33

● 10代&成人期：13歳から大人になるまで

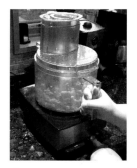

　10代になると，ダウン症のある子どもたちは，幼少期に学んだ微細運動スキルを使う環境を広げていきます．思春期には，特定の日常的な活動を行う際の手の動きがより自動化され，努力や集中をしなくてよいようになります．

　あなたのお子さんは，その微細運動能力を学校での授業，社会環境，レクリエーションや余暇活動などで発揮していき，場合によってはボランティア活動や将来の仕事につながることもあります．大人になってからも汎化の範囲を広げていきます．家モデルを図10に示します．

自立生活スキル
ボランティアや有給の仕事をする／
パンを焼くことや料理を学ぶ／
さまざまな環境でセルフケアを行う／
家電を使う（芝刈り機，フードプロセッサー，掃除機など）

余暇活動
ペットの世話／
趣味をもつ／
CDやMP3プレーヤーの整理整頓

家事
野菜の皮を剥き，刻む／
お弁当を作る／
ベッドを整える／
洗濯をする

自助スキル
ヘアドライヤーを
使用する／
爪の手入れ／髭剃り
（見守りつき）
生理ケア

視運動能力
筆記体を学ぶこと
ができる／
署名ができる／
コンピュータを
使用できる

手指の器用さ
コンビネーションロックを開けることができる／
公衆電話や携帯電話を使う／
メモをバインダーや紙フォルダーに入れる／
財布やポケットの小銭を管理する

安定性
カフェテリアで料理の
載ったトレイを運ぶ／
混雑する廊下で本を運ぶ

両手の協調性
靴ひもを結ぶ／
缶切りを使う／
バスケットを切り離す

感覚
ロッカーの一番上の棚に
あるものを探す／混雑し
た廊下でロッカーの中の
必要なものを探す

図10 13歳から成人期までの家モデル

3 ダウン症児の微細運動の発達

■ 第3章のまとめ

　ここでは，子どもの微細運動スキルの発達全般について，覚えておきたいポイント
をまとめます．

1. **基礎的なスキル，つまり「土台」は，私たちが考える「微細運動スキル」の発達に
とって非常に重要です．**
　子どもが，両手を使う時には体や腕を安定させる必要がありますし，ブロッ
クを積んだり，ビーズに糸を通したり，字を書いたり，靴ひもを結んだりする
時には，感覚を手がかりにすることが必要です．
2. **動作をコントロールする能力は，近位から遠位に向かって(肩 - 肘 - 手首 - 手)
発達します．**
3. **子どもたちは，遊びや食事や着替えなどの日常活動を通して，手指の器用さを
身につけていきます．**
4. **すべての子どもは，以前に学習したスキルや能力を土台にして，より複雑な微
細運動課題に取り組めるようになります．**
　しっかりとした基盤(安定性，両手の協調性，感覚)があってこそ，子どもた
ちは自助スキル，学校，家事，余暇活動といった日常生活スキルの習得へと進
んでいくことができます．
5. **子どもたちは，自分にとって意味のある活動を通してこそ，微細運動スキル
(そのほかのスキルも)を最もよく学ぶことができます．** 例えば，容器の縁に洗
濯バサミをつける練習は，子どもにとって意味をもたないことで，やる気が出
ないかもしれませんが，泳いだ後に水着を干すために洗濯バサミを使うこと
は，意味のあることでやる気がでることかもしれません．
6. **微細運動スキルや日常生活スキルが達成されやすいように，環境を調整します．**

● 年齢・段階ごとの微細運動の発達のまとめ

　子どもの微細運動の発達の各段階において，留意すべき主なポイントを以下にまと
めます．リストアップしたものの中には，各段階の終わりの時期で出現するものもあ
り，一貫性がない場合もあります．例えば，2歳になったばかりの子どもは，人さし
指を分離して指さすことはしないけれど，手全体や親指を使った指さしはする，と
いったようにです．

幼児期から2歳まで

■赤ちゃんが腕や手で体重を支えるように促します(うつぶせの時に，腕で上体を持
　ち上げさせる)．
■赤ちゃんが仰向けの時に，両手を伸ばすのを促します．
■赤ちゃんが手を正確に伸ばしたり，目と手の協調ができるように，座位姿勢を調整
　します．
■赤ちゃんが両手で握ったり，手から手へと持ち替えたり，口に入れたりがしやすい

35

おもちゃを与えます.
- 物の取り出し方,容器への入れ方を子どもにやってみせて教えます.
- 知育教材や因果関係のあるおもちゃを与えます.
- 絵本の絵や物を指さしたり,穴に指を突っ込んだりするよう,促します.
- 手づかみ食べを促し,徐々に子ども用のスプーンや小さなカップを導入します.
- 感覚遊びを体験させます.
- お子さんが何かを握って叩いている時は,親指が手のひらに押し込まれずに,おもちゃの周りに沿っているかを確認します.
- 簡単なソーシャルゲーム(いないいないばあ,など)や簡単な手遊び歌を行います.

2歳～4歳
- 分解したり再びくっつけられるおもちゃを与えます.
- 穴や溝,スペースにはまる部分があるおもちゃを与えます(例:パズルや形はめおもちゃ).
- 小さな物(食べ物のかけらなど)をあなたの手に取り,子どもにそれを人さし指と親指でつかませます(つまみ握り).
- ブロックや大きなペグを,親指と他指の3指握りでつかみ,より正確に手放す(リリースする)ことができるようにします(例:穴にペグを入れる,ブロックを積み重ねる,など).
- 感覚遊び(水,砂,絵の具など)を提供します.
- マーカーやクレヨンなどを導入し,子どもが紙の上で表現することを促します.
- ハサミを導入し,子どもに試してもらいます.正しい持ち方を実演してあげますが,子どものほうではまだ正しい持ち方をする準備が整っていないこともあります.
- 子どもが手のひらに物をのせることを促すような日常的な活動を行います(例:石鹸やシャンプー,ビタミン剤を手のひらにのせるなど).
- 操作系おもちゃ(デュプロブロック,ティンカー・トイなど)を与えます.
- 着替えや排泄をできるだけ自分でやるよう,子どもを励まします.
- スプーンでのすくい方,コップを使った飲み方,飲んだあとのコップの置き方を教えます.
- 浴槽やシンクの中で,水あるいは乾いた感覚素材を使って注ぐ体験をします.
- 手遊び歌やリズム遊びを一緒に行います.
- 腕の押し・引き動作を伴う活動を提供します(例:クライミング,手押しおもちゃを使用する,など).

5歳～8歳
- 個々の指の動きや動作がある手遊び歌を歌います.
- マーカーや鉛筆を3指握りで持つよう促します.
- お絵かきや書字の準備のための活動をしましょう.できるようになったら,さまざ

まな面の上 (イーゼルやテーブル) で, 行いましょう.

- 簡単なマッチング, ドット絵, 迷路, 塗り絵などを提供します.
- 液体や乾燥素材が入った小さな水差しで注ぐ練習をしましょう.
- ファスナーやボタンなどを留めることも含めて, 着衣・脱衣のほとんどを子ども自身がやるようにします.
- 子どもに, 小さな物をつまんで取らせ, 正しい位置でリリースさせます (例:コインを貯金箱に入れるなど).
- 親指をしっかりと開いて, ハサミを持って細かく切る, 紐を切るなどの動作をさせます.
- つまみの力を強化する機会を提供します (例:洗濯バサミ, 粘土遊び).
- 両手を使って行う活動や操作系おもちゃ (例:ビーズにひもを通す, デュプロブロックやレゴブロックを組み立てる) を提供します.
- なぞり描きや塗り絵の練習をしてみます.
- 洗濯物をたたむ, 食卓を整える, 掃き掃除をするなど, 家事活動に参加することを教えます.
- お子さんに自分で食べ物を切ったり, 飲み物を注ぐことを教えます.

9歳～12歳

- 家事 (掃き掃除や掃除機がけ, 洗濯物をたたむなど) に, 積極的に参加させます.
- 指や手首の小さな動きを必要とする両手を使う活動 (例:シールブック, ステンシル, 紙飛行機を折るなど) を行います.
- コンピュータやタブレットのキーボード, ピアノのキーボード, リコーダーなどで, 個々の指を動かす練習をします.
- フォークを正しく握って, ナイフで切る事を教えます.
- 袋や容器を開ける練習をします.
- 小さな物を1つずつつまんで取り, 手のひらに集める練習をします.
- 画鋲や大きな紙クリップを使う活動などを通して, つまむ力を強化したり, つまみ動作のコントロール力を高めます.
- 自分で着る服を選ばせ, ファスナーやボタンを留める練習をさせます. 自分で服を着るように促します.
- 髪の手入れや体を洗うなど, 身だしなみの一部を自分でするよう促します.
- 書字をサポートし, 必要に応じて書字練習 (なぞり書き) や筆記体の活動も紹介します.
- 子どもにとってやりがいのある余暇活動を展開できるようにします.
- Ker-Plunk, Barrel of Monkeys, ジェンガ, カードゲームなど, 指の動きのコントロールが必要なゲームをします.

13歳から成人期まで

- 定期的な身体運動や余暇活動を子どもに促します.

■水泳，バスケットボール，野球，ガーデニングなどの活動を通じて，上半身の筋力を維持します．

■名前書きが上手になれるよう練習します．

■コンピュータやタブレットのキーボードの使用を奨励します．

■自分で服を選び，一人で着替えができるように促します．

■セルフケアや身だしなみを自主的に管理できるようにしていきます．

■思春期からのセルフケア(髭剃りや生理ケアなど)を模範的に教え，必要度に応じて徐々にサポートを減らしていきます．

■本人が楽しんでいる活動(料理，裁縫，模型作りなど)を通して，さらに手指の器用さを発達させ，作業スピードや微細運動のコントロールを高め続けていけるようにします．

■コンピュータを使って本を探す，銀行の機械を使うなど，地域で生活するスキルを習得するのに必要な微細運動スキルの練習をします．

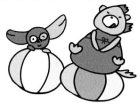

ダウン症のある赤ちゃんの初期の動作

　乳幼児期は，微細運動スキルと粗大運動スキルは密接に関係しあって発達していきます．粗大運動スキルの学習とともに赤ちゃんは，成長するにつれて必要となる多くの手の機能の準備をしています．腕や手の安定性や感覚を養い，両腕を使って床を移動することを学びます．安定性，両手の協調性，感覚といった微細運動スキルの基盤を築いているのです．

安定性	両手の協調性	感覚
自分の動きをコントロールできるようになる／体を真っ直ぐに保つ／支えたり，手を伸ばしたりするために腕を使う	両手と体の両側を使って動いたり遊んだりする	自分が感じたことや，姿勢が変化する感覚に反応することを学習する

図11

　この章では，赤ちゃんが粗大運動のマイルストーン（発達指標）を習得している間に，どのように微細運動スキルの準備を進めているかを説明します．子どもの粗大運動スキルの獲得についての詳述は，『ウィンダーズ先生のダウン症のある子どものための身体づくりガイド──おうちでできる練習BOOK　原著第2版』（Patricia C. Winders 著，Wood-bine House 発行，2014；訳者注：日本語版が三輪書店より刊行されています）を参照してください．

■ 赤ちゃんの初期の腕の動きを発達させる

　以下に，初期の粗大運動のマイルストーンと，その後に引き続く微細運動の発達との関係を説明します．ダウン症のある赤ちゃんや幼児が，さまざまな姿勢で腕の動きを調整できるようにするためのヒントを示しています．初期段階での微細運動の発達

では，以下の点に重点的に取り組みましょう．

1. 腕の力をつける：腕を使って体を保持したり，体の位置決めをしながら，さまざまな姿勢で移動するのに必要です．
2. 手を伸ばす：腕や手を伸ばして，物を握ったりするための機能的肢位に手の位置を置くのに必要なことです．

● 仰向け寝・横向き寝と腕の動きの発達

仰向け寝での腕の持ち上げ

赤ちゃんが仰向け寝で腕や足を持ち上げたら，それは赤ちゃんが自分の視野内に腕をおさめ，保持するための準備であり，目と手の協調の始まりです．最初は，筋肉の緊張が弱く，肩の安定性が低い赤ちゃんにとって，この動作は難しすぎるでしょう．以下のステップの順で，腕を持ち上げて保持することができるようになります．

1. 横向き寝で，両手を顔の前に持ってくる．
2. サポート効果のあるセミリクライニング幼児用シートに座ったまま，両手を中央で合わせる．
3. 横向き寝か幼児用シートに座って，おもちゃを振る．
4. 仰向け寝で肩の下を支えてもらいながら，自分の顔を触ったり，おもちゃを振る．
5. 横向き寝や幼児用シートに座った状態で，おもちゃに手を伸ばし，つかむ．
6. 仰向け寝で吊り下げられたおもちゃに手を伸ばし，つかむ．
7. 幼児用シートでガラガラなどのおもちゃを持って遊ぶ．
8. 仰向け寝でガラガラなどのおもちゃを持って遊ぶ．

横向き寝で両手を合わせ，合わせた手を見る：横向き寝は重力がかからない状態で，両手を合わせ，合わせた両手を目で見ることができる姿勢です．目標は横向き寝で手を合わせ，足も前に出せるようになることで，これによりおなかの筋肉が活性化されます．この姿勢で背中を丸めてしまう場合は，あごを胸に引きつけ，足を前に引き出して，体の前面の筋肉を活性化させるようにします．

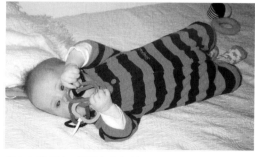

横向き寝では，両手を合わせておもちゃを持ち，それを目で見て口元に持っていくことがしやすい．

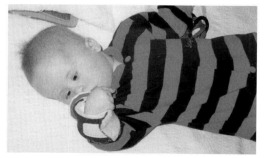

ベルクロ式で手首につけるおもちゃは，幼児が自分の手を意識しやすくする．また，足首に装着することもできる．

セミリクライニングでの腕の持ち上げ：乳児用シート（車のチャイルドシートも含む）のセミリクライニングの姿勢では，仰向け寝の状態よりも楽に腕を上げることができ，重力に対抗する腕力を養うことができます．あごを軽く引かせて，首や肩の前面の筋肉を活性化させることが大切です．

サポートされながらの仰向け寝での腕や足の持ち上げ：仰向け寝になっている時，赤ちゃんが腕を上げようとするけれども，目視で腕が見える高さまで上げられない場合は，小さなロール状のもの（タオルやベビーブランケット）か，布製のチャイルドシートを肩の下に挿入してあげましょう．これは，あごを引かせやすくするのにも役立ちます．最初は，柔らかいおもちゃを胸のあたりに置くと，手をできるだけ伸ばしてつかむのにちょうどいい距離になると思います．この位置で手を上げると，手を目で見ることができます．この段階では，手を見ることがとても重要なのです．肩や腕の力がついてきたら，頭上のおもちゃに手を伸ばす段階に移行します．

また，仰向け寝の赤ちゃんは足を空中に持ち上げ，両手で足のつま先をつかもうとします．ダウン症のある赤ちゃんは，足をつかもうとする際，膝を外側に曲げてつかみ，それから両足を揃えることがよくあります．このようにして足をつかむ場合，お腹の筋肉を使って足を引き上げてはいません．お腹の筋肉を使って足を上げられるようにするには，最初は膝とお尻が一直線になるように，サポートしてあげることが必要です．お腹の筋肉は，赤ちゃんが安定して腕や手を動かすための土台となる筋肉なので，お腹の筋肉を発達させることは，微細運動スキルに重要です．

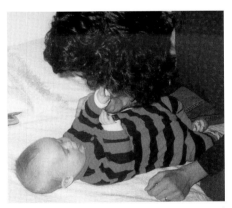 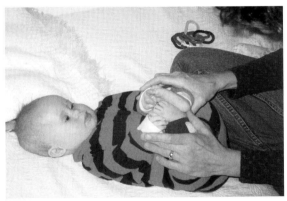

赤ちゃんは，手を伸ばして顔や髪に触れたがる．　　赤ちゃんが手を伸ばして足の指をつかめるように補助する．

横向き寝，セミリクライニング，仰向け寝と微細運動スキルの発達：横向き寝，セミリクライニング，仰向け寝は，生後数ヵ月の段階で，微細運動スキルを発達させるのに適した体勢です．赤ちゃんにとって快適な体位で，またがんばって頭を持ち上げることなく，中央（正中）に持っていきやすい体勢です．横向き寝は両手を顔の前の目で見えるところに持っていきやすい体位です．幼児用シートに座った状態や仰向け寝では，両親や兄弟などと自然な姿勢で対面しやすくなります．赤ちゃんは本能的に顔に興味をもち，かなり早い段階で見慣れた顔や声の特徴を見分けることができるよう

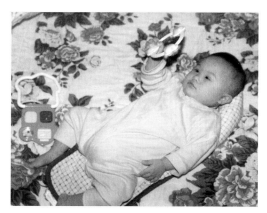

チャイルドシートのヘッドサポートは，赤ちゃんの頭や肩の位置を整え，腕を上げやすくする．

になります．この姿勢で赤ちゃんと遊ぶと，あなたの顔や髪に手を伸ばすようになります．あなたがポジティブに反応してあげれば，何度でも繰り返すことでしょう．これは，手を伸ばし，触れて，欲しいものをつかむ，という学びの最初のステップです．そして，腕や手の動きをコントロールする初期の発達をうながします．

最初のうちは，手を伸ばしてつかもうとしても，大きく腕を振り回すだけで，あまり正確にできません．この時期，頭上に吊るすタイプのおもちゃがあると，赤ちゃんは手を伸ばしてぶら下がったおもちゃを振ったり，それが回転する動きを見たり，鳴らす音を聞いたりすることができるので有用です．ベビー用プレイジムには，サイドバーにおもちゃがついているものもあり，横向き寝で遊ぶ時に有用です．フィッシャープライス社の「Roly Poly Chime Ball」や「Happy Apple」「Crawl Along Snail」など，音が鳴り，赤ちゃんが動かしても転がっていかない重みのあるおもちゃであれば，横向き寝の時に手の届くところに置くことができます．おもちゃの音や動きに刺激され，赤ちゃんはがんばって手を伸ばしてつかもうとします．

また，手を持ち上げる動作を促すために，赤ちゃんの腕に柔らかい手首用のガラガラをつけてあげてもよいでしょう．このような柔らかいおもちゃは，赤ちゃんが腕を顔に落としてもケガをさせません．また，赤ちゃんの足首につけることもでき，足を持ち上げて遊ぶ，という次のステップを促すことができます．

腕の動きがより正確になってくると，生後数カ月の間していた大きく腕を振る動きをせずに，一直線におもちゃに手を伸ばせるようになります．この段階になったら，簡単につかめるおもちゃに移行していきます．これらには，輪っかや，ガラガラなど持ち手のあるおもちゃが含まれます．

おもちゃは横向き寝の場合は床に置き，幼児用シートや仰向け寝の場合は頭上に持ってあげます．この段階では頭上のベビージムをただ振りたたくのではなく，しっかりとつかむことができるようになり

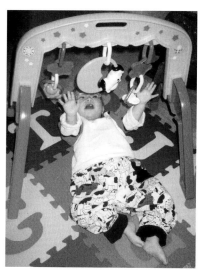

頭上におもちゃを吊るすことで，赤ちゃんの腕上げの意欲を高める．

4 ダウン症のある赤ちゃんの初期の動作

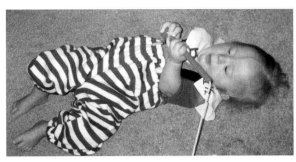

この赤ちゃんは，手を伸ばして両腕を上げて遊ぶことができる．両手は本人が見やすい正中線上にある．

ます．おもちゃが動いてしまうことでつかむのが難しい場合は，しっかりと押さえてあげましょう．

うつぶせ寝と腕の動きの発達
腹ばいになった時，両腕で支える

　うつぶせの状態で両腕で体を支えることで，赤ちゃんの肩や腕，首の筋肉の安定性と筋力が培われます．また，手を正確に伸ばすための肩の力や，正確な手の動きをするための腕の安定力も養われます．ダウン症のある赤ちゃんの中には，うつぶせになるのを嫌がる子もいますが，この姿勢で腕力をつけることは将来の粗大運動のマイルストーンと微細運動スキルの発達の両方に重要であるため，この姿勢を取れるように工夫して取り組みましょう．

　下記は，腹ばいで，両腕で上体を起こして支える微細運動の発達の流れです．
1. 両肘で体を支えながら頭を持ち上げる
2. 両肘で体を支えながら，頭と胸を持ち上げる
3. 両手で体を支えながら，頭や胸を持ち上げる
4. 片方の肘で体を支えつつ，他方の手を前方に伸ばす
5. 片方の手で体を支えつつ，他方の手を前方に伸ばす
6. 片方の手で体を支えつつ，もう片方の手を上方に伸ばす
7. 腕を使って，ピボット（回旋）する．

　最初（生後 2〜3 カ月頃）は，首や肩の筋肉を使って頭を持ち上げたり，持ち上げた状態を保持します．肘が肩の真下か少し前に出て，肩と前腕に体重がかかるように，腕の位置を整えてあげましょう．そうすることで，頭を持ち上げやすくなります．腕を少し前に出すことで，体の前面と背面の筋肉をバランスよく活性化させることができます．

　この時期には，アクティビティキルトも楽しむことができるでしょう．ベビーキルトには，小さな鏡やスクイーズおもちゃ，動物の顔などが縫い付けられています．赤ちゃんは，鏡を見たり，スクイーズおもちゃに手を伸ばしたくて，腕で体を支えるようになっていきます．やがて，両手で体を支えるようになり，まっすぐに体を押し上げることができるようになります．この姿勢は，首，肩，腕，手首，手の力を伸ばすのに最適です．

ダウン症のある赤ちゃんは，うつぶせになった時に首を「過伸展」させることがあります．首の筋肉が弱いため，文字どおり頭を後ろに引いて，背中の上部に頭をのせてしまうのです．

　このような状態が続くと，お座りなどの姿勢で頭を支えるのに必要な首の筋肉が発達しません．赤ちゃんが頭を過伸展させてしまう場合は，両手で肘や肩のあたりを支え，赤ちゃんが見ているもの（あなた自身も含めて！）を低くしてみてください．赤ちゃんを肩にのせる時も，膝の上にのせる時も，頭部のコントロールを意識しましょう（パトリシア・ウィンダーズ著『ウィンダーズ先生のダウン症のある子どものための身体づくりガイド（三輪書店刊）』参照）．

　セラピストは，赤ちゃんの胸の下に小さなウェッジやロール状のもの，丸めたタオルなどを置いて，腕を支えるのに役立てることもあります．このほかにも腹ばいで遊ぶ用のものとして，Tumzee や，インファンティーノ社のタミータイム・アクティビティマットといったものが市販されています．これらのアイテムは，初期に赤ちゃんに腹ばい姿勢を経験させるのには役立ちますが，赤ちゃんが自分の力で体を起こして遊べるようになったら使用をやめましょう．

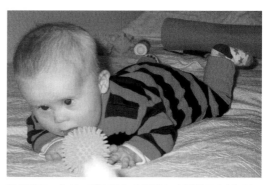

この赤ちゃんは，頭を少しの間持ち上げることができ，前腕で体重を支えることができるようになっている．片手を前に出して，おもちゃに手を伸ばすことができる状態にある．

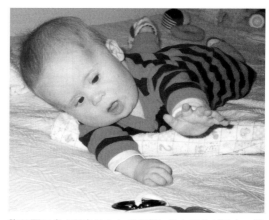

胸の下に小さな丸めたものを差し込んであげると，腕を持ち上げておもちゃに手を伸ばすことができる．横向きに転がることもあるが，この姿勢を保てるようになると，頭の位置や体重移動がうまくコントロールできるようになる．

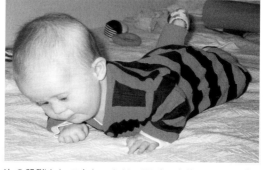

次の段階として赤ちゃんは，両手で上体を押し上げようとし始める．

腕で体を支えて，手を伸ばしたり，ピボットをする

　手や腕に体重をのせることが簡単にできれば，片方の手を伸ばす準備はできています．体重を片方の腕にかけながら，もう片方の手を伸ばしておもちゃを取ります．最初のうちは，体重をかけすぎて倒れてしまうことがあります．赤ちゃんによっては，倒れることで腹ばいから仰向けになる方法を学習する子もいます．

　赤ちゃんがずり這いや四つ這いするためには，片側に体重移動させる方法を学ぶことが重要です．片側に体重を移動させることで，その側の安定性と筋力が増します．

赤ちゃんは，左右交互に体重を移動させ，両方の手を伸ばすようになります．まず，床に置いてあるおもちゃに手を伸ばします．この時，赤ちゃんは腕を前に動かしながら自分の体を支えるのに必死なので，おもちゃはたたいてもよいものや，簡単につかめるもの（スクイッシュガラガラ；Skwish rattle など）である必要があります．おもちゃを

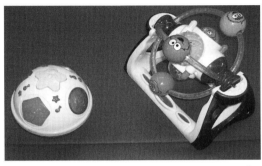

タッチに反応して光や音を出すおもちゃの例：うつぶせ寝で手を伸ばし始めた赤ちゃんのやる気を引き出す．

つかんで体のほうに引き寄せ，口に入れることもできるかもしれません．その場合は，顔に引き寄せても痛くない柔らかいおもちゃを使うようにしてください．

　腕で上体を支える力がしっかりしてくると，片方の腕を床からパッと離し，あなたが掲げているおもちゃに向かって，手を伸ばせるようになります．最初はすぐに腕を床に落としてしまいますが，力がついてくると，腕を立てておもちゃを振ったり，叩いたりすることができるようになります．この姿勢で手を伸ばそうとした際に，いつも横向きに倒れてしまう場合は，倒れるほうに頭を傾けすぎていることが考えられます．そうした場合，頭を正中位に保ちながら，片方の腕に体重をかけることを身につける必要があります．以下のような流れで片方の腕で体重を支え，もう片方の腕で手を伸ばすことを身につけさせましょう．

1. 右手を伸ばしてほしい時は，左の臀部にあなたの手をしっかり添えて，体重を体の左側に移動させるようにします．
2. もう片方の手で，赤ちゃんの左肩を支え，左側に倒れずに，赤ちゃんが腕で自分の体を支えられるようにします．こうすることで，頭をまっすぐに保つことができます．
3. 必要であれば，右手をおもちゃに伸ばすように促します．

　片手を伸ばせるようになったら，うつぶせでピボットすることができるようになります．ピボットするには，赤ちゃんがおもちゃの置かれたほうの側を向き，腕を使って円を描くように体を動かし，おもちゃにたどり着きます．この動きをするには，片方の腕からもう片方の腕へ交互に体重を移動させ，主に腕の動きを使って体を引き寄

せなければなりません．ピボットは，赤ちゃんの肩や腕の力を伸ばすのに役立ちます．

ほふく前進：体重を左右に移動できるようになると，腕の力を用いて肘や前腕を交互に使い，床の上で前進することができるようになります．この時，足の動きは連動しています．

● 寝返りと腕の動きの発達

腹ばいから仰向けへの寝返りは，通常，ピボットより先に発達します．寝返りは，重心を左右に移動させるので，一方の腕ともう片方の腕を別々に使う準備になります．こうした，片方の腕からもう片方の腕へと体重を移動させる動作は，のちの身体と腕を調整させて行うバランス機能の発達に重要です．また，学童期に行うハサミ操作などの視覚運動では，複雑な動きをする手を誘導するために，体や肩の調整が非常に重要になります．

腹ばいから仰向けへの寝返りは，仰向けから腹ばいへの寝返りよりも先にできるようになることが多く，お腹で上体を支えながら体を傾けた時に寝返ります．仰向けから腹ばいになる時は，足を持ち上げて片側に転がしたり，腕を持ち上げて反対側に回すといった，より積極的な初動動作が必要です．

● お座りと腕の動きの発達

補助でのお座りで両手を使って遊ぶ

ダウン症のある赤ちゃんは，低緊張で腕の長さが短いため，一人で座っていられるようになるまでに時間を要します．しかし，床での自立した座位が遅れているからといって，床に座った状態で遊んだり手を使う体験から遠ざけないようにしてください．この発達段階の赤ちゃんは，さまざまな大きさや形のおもちゃを手に取ったり，手から離したりすることを学んでいます．1日のうちの一定時間，しっかり支えられた状態で座らせてあげれば，赤ちゃんは遊びの中で，よりコントロールしやすい握り方や離し方のパターンを身につけることができます．ハイチェアや座位保持椅子など，体をしっかり支えてくれる椅子に身体をまっすぐにして座って遊ぶ機会を作ってあげましょう．

ハイチェアは通常，ヘッドサポート，側面サポート，セーフティストラップ，バギーテーブルを備えています．ハイチェアに座って遊ぶことで，赤ちゃんは床で遊ぶよりも腕や手，指を自由に動かすことができます．ハイチェアではしっかりと姿勢を支えられるので，赤ちゃんは手を使って物事を学んだり探索することに集中できますし，転倒を心配する必要もありません．

この姿勢は座位バランスがとりやすく，また両手を正中にもっていきやすいので，子どもが両手を見やすくなり，両手を使って遊べるようになります．ハイチェアだけでは支えが足りない場合は，小さく丸めたタオルを体の左右に入れたり，固めの形状のものを背中に入れてあげるとよいでしょう．座面には滑り止めのマットを敷いて，赤ちゃんが前に滑らないようにしましょう．

4 ダウン症のある赤ちゃんの初期の動作

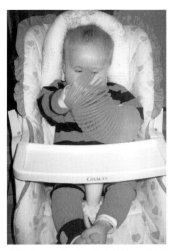
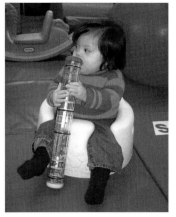
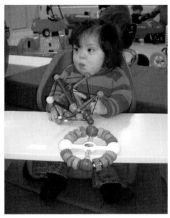

幼児用シートは，左右対称の位置でしっかりと姿勢を保持してくれるので，乳幼児がおもちゃで遊んだり，手指のさまざまな動きを発達させることができる．

バンボ（Bumbo）シート（左）は，まだ，床に座った状態では両手を自由に使って遊べない赤ちゃんをサポートする．Flip'n Sit のシート（右）も座椅子の一例で，椅子に重ね置きして使うこともできる．写真では，木のベンチを遊び台として使っている．

　　赤ちゃんが床に座っている時よりも，ハイチェアに座っている時のほうが，より難易度の高い微細運動遊びを提供できます．例えば，おもちゃのビジーボックス（Busy Box）のノブやボタンをつかんで動かす操作も，床に座っている時よりも，ハイチェアに座っている時のほうが，うまくいきやすいでしょう．
　　赤ちゃんが頭と体幹をコントロールできるようになったら，バンボ（Bumbo）シート・ベビーシッターシートとトレイ，インジェニュイティ社のトレイ付きベビーシー

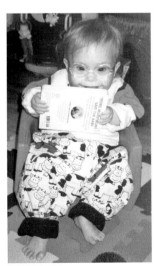
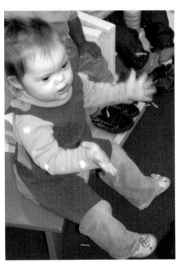
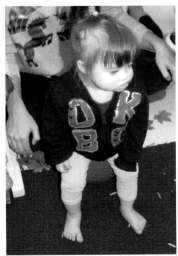

左の写真では，スツールやブースターシートに座ることで，立位をとるための準備として，足腰に体重をかけることを学んでいる．右2枚の写真の幼稚園の子どもたちのように，ベンチや小さなボールなど使用した座り方もある．

47

ト，Flip'n Sit のシートなど，骨盤と脚をサポートする椅子を使用することができます．

床座りにおける腕の発達：お座りができるようになったばかりの赤ちゃんは，ほとんどが床に手をついて体を支えています．ダウン症のある赤ちゃんは腕が短いため，腕で体を支えるには体を前に大きく傾けなければいけなくなり，この支持姿勢をとるのは困難です．腕で支えて座ろうとすると，頭が背中の上にのってしまうこと（頭部の過伸展）があり，これは望ましくありません．赤ちゃんの前方に，腕をのせて体を支えられるものを用意し，体幹をまっすぐにして座ることができるようにしてあげましょう．私は，支えとしてダンボール箱（赤ちゃんの足が入るように切り込みを入れます）やベンチ，固めのクッションなどを使い，その上におもちゃを置いてあげています．赤ちゃんが後ろに倒れないように，後ろにも支えが必要な場合があります．固いソファクッションや，お母さん用の授乳クッションなど，腰の部分を支えられるものを使いましょう．

お腹と背中の筋肉が十分に発達し，自分でお座りができるようになるまでは，床に座る時は，手を添えてあげたり，クッションや枕，ロール状のものなどで腰や背中を支えてあげる必要があります．手助けを受けて練習をしながら，赤ちゃんは徐々にこれらの筋肉を発達させていき，自立して座ることができるようになります．

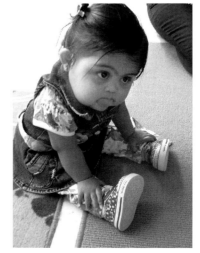

腕を支えにして床に座っている様子．

床座りにおける，微細運動の発達段階を以下にまとめます．

1. 赤ちゃんは，腕を箱やクッションで支えてもらいながら座り，おもちゃを見る．
2. 片方の腕を箱やクッションの上に置いて体を支え，他方の手でおもちゃを持つ．
3. おもちゃは箱やクッションを用いて固定されているが，赤ちゃんは，両手を使って遊ぶことができる．
4. 赤ちゃんは，前方の支えなしで両手を使っておもちゃで遊ぶことができる．
5. 赤ちゃんは，手を伸ばしておもちゃを受け取ることができる．
6. 赤ちゃんは，前方に手を伸ばして床からおもちゃを拾い上げ，座り直すことができる．
7. 赤ちゃんは，横に手を伸ばしておもちゃを拾い上げ，座り直すことができる．
8. 赤ちゃんは，座った状態でおもちゃを振ったり，叩いたり，投げたりしても，バランスを保つことができる．
9. 赤ちゃんは，一方の手で体重を支えながら，もう片方の手を背後にあるおもちゃへと伸ばし，その後，座り直すことができる．

背中やお腹の筋肉のコントロールが増して座っている時にバランスを保てるようになると，両腕が自由になり，好きに動かせるようになります．

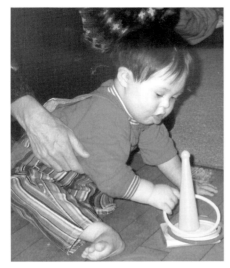
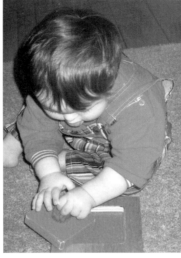

（左）この赤ちゃんは片手でバランスをとって床座りしている．（右）片手での活動はできているが，写真のパズルのような両手を使う遊びは，ハイチェアやテーブルに座った状態で行うほうが成功しやすい．

自立して座れるようになると，ダウン症のある赤ちゃんは，「カエル脚」や「輪っか」とよばれる姿勢で床に座ることを好むようになります．これはお尻を拡げて，膝は外向きで，両足はくっつけた座り方です．または，両足をまっすぐ伸ばし，膝を固定した状態で座ることもあります．赤ちゃんに，膝は内向きにしお尻と足を床につけて座る経験もさせることが大切です．床に敷くブースターシートは，背中と体側部をサポートして，足で体重を支えやすくしてくれます．小さなスツールやベンチの使用も，足を床につけて座ることを促します．これにより，足の筋肉をうまく使えるようになり，お腹と背中の筋肉を使ってバランスをとることができるようになります．

さまざまな座り方でバランスを取ったり，手を伸ばしたり，体を回旋することを通して，子どもは身体と腕の安定性，筋力，微細運動スキルに求められるコントロール力を身につけていきます．背中，お腹，首の筋肉は，腕を動かし，手の位置を決める基盤となります．

準備が整っていれば，床に座った状態やベンチやスツールの上に座った状態で，おもちゃで誘導していろいろな方向に手を伸ばすことに挑戦させてみましょう．そうすることで，腕を正確に伸ばすということをしなが

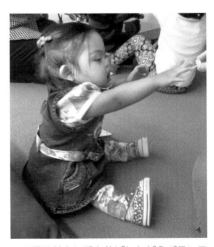

この子は前方に手を伸ばしながらバランスを保っている．座位バランスが発達すると，横や後ろに手を伸ばせるようになり，その際に，体重を支持基底面に移動させることができるようになる．

ら，子どもは身体の動きのコントロールを獲得していきます．

ダウン症のある幼児は，体全体を使って動くことのほうが，体の一部をひねって（回旋させて）動くことよりも多いです．例えば，上体をひねって片側を床のほうに下げたり，床座りから四つ這いでの移動を始めることはしないで，「開脚」して上半身を床まで下げてから，足を後ろに投げ伸ばすことがあります．この方法でも寝そべることはできますが，バランスを取ることに挑戦するのを避けており，体をひねることもしていません．この場合，腕を片側だけ側方に引いて位置を下げさせてやり，下げた腕側への体のひねりを誘導してあげるとよいでしょう．すでに述べたように，体を回旋させることで肩の筋肉が鍛えられます．

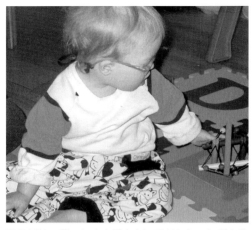

男の子は，座ったまま横を向いておもちゃに手を伸ばすことができ始めている．男の子が手を伸ばしているスキッシュガラガラは，握りやすく，カラフルで，鈴もついており，赤ちゃんにとって素晴らしいおもちゃである．

● 手で体を押し上げて四つ這いの姿勢をとる

ずり這い（creeping）と四つ這い移動（crawling）という言葉は移動の仕方を示す言葉ですが，住んでいる地域によって，あるいは発達障害や医療の専門家によって，違うものを指して使われていることがあります．

手と膝をつく姿勢は，四つ這いとよばれます．四つ這いの姿勢（お腹を床から浮かせた状態）から手足を交互に動かして前に進むことを，一般的に理解されている意味として，本書では「四つ這い移動」とよぶことにします．

四つ這いをする前の赤ちゃんは，お腹を床につけたまま，手や足で片側へと体を押したり（ピボット），肘で体を前に引っぱって動きます（ほふく前進）．

赤ちゃんは手と膝をついて（四つ這い姿勢で），前後左右に体を揺り動かしますが，これによって手の細かい動きの準備がなされていきます．手に体重をかけながら，体を動かすことで手のさまざまな筋肉を発達させ，肩や腕を強化することができます．また，第8章で詳しく説明する手のアーチを発達させるのにも役立ちます．

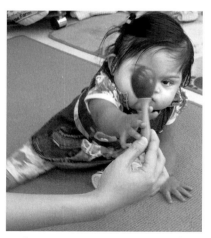

子どもは座った状態から，手を伸ばしながら，四つ這い姿勢へと移行していく．

前にも述べましたが，筋緊張が低く，腕が短いため，最初はこの姿勢をとるのは難しいでしょう．初めは手のひらの下に固めのクッションを敷いてあげるとよいでしょう．赤ちゃんがこの姿勢を保てるようになったら，歌や音楽に合わせて，前後に体を揺らすように誘うこともできます．手は開いた状態で，拳を握りしめないようにさせてください．

以下が，四つ這いにおける微細運動の発達段階です．

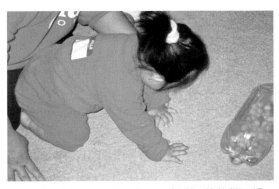

1. 赤ちゃんは，お尻を支えてもらいながら両手両膝を床について自分の体を支える．
2. 赤ちゃんは，手の下にクッションを入れてもらって，手と膝で体を支える．
3. 赤ちゃんは，クッションを使わずに，手と膝で体を支える．
4. 赤ちゃんは，手と膝で体を支えて前後左右に体を揺らす．
5. 赤ちゃんは，四つ這い位のまま，片方の手をおもちゃに向かって伸ばす．

お尻を少し支えてもらうことで，手と膝の姿勢（四つ這い位）をとることができている．ここから支えなしでこの姿勢がとれるようになり，さらに片手を上げておもちゃに手を伸ばせるようになる．それは引っぱられて立つための準備となる．

6. 赤ちゃんは，お座りから手と膝をついて四つ這いになったあと，体をひねって片側に体重をかけ，お座りの姿勢に戻る．
7. 赤ちゃんは，四つ這いをするための，交互の体重移動と協調運動ができるようになる．ダウン症の赤ちゃんでは，両腕を一緒に前に突き出して，自分の体を前に押し進めるといった，別の移動方法を編み出すことも，よく見られます．

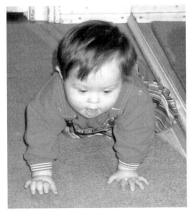

四つ這いにおける手の使用の発達は，基本的に腹ばいで両腕を支える(p.43)段階における場合と同じです．すなわち，赤ちゃんは，まず四つ這い位を経験し，次に四つ這い位を保持できるようになり，次に四つ這いで片側に体重移動をさせてもう一方の側の手でおもちゃに手を伸ばせるようになります．この体重移動によって，手と膝を使って前進する四つ這いの習得が促進されます．

この子は，手を上げて四つ這いすることができるレベルの安定性を身につけていることが見て取れる．

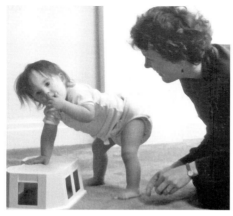

遊びの最中に手にもたれる（手で体重を支える）ことで，肩や腕の安定性やコントロール，手の小さな筋肉を発達させることができる．これは，子どもが大きくなるにつれて必要となる，正確な手の動きをするための姿勢コントロールや姿勢保持の準備となる．

● 腕を使ったつかまり立ちと立位

　赤ちゃんが，立ち上がろうと腕を使って体を引き上げることで，肩の筋肉の安定性が増し，筋力が強化されます．また両手の力を使って縁に力強くつかまり，体を引き起こしたりもします．赤ちゃんに立ち上がりを教えるには，次のように行ってみてください．

1. まずは，スツールやブースターシートに座らせて，足をしっかり床につけさせることから始めます．
2. コーヒーテーブルの縁，椅子，階段の手すり，あなたの手など，しっかりした面があり，赤ちゃんがつかまって，自分の体を引っぱり上げることができるものを用意してあげます．
3. スツールにつかまって立ち上がることができたら，膝立ちの姿勢からのつかまり立ちの練習をスタートさせ，膝立ち姿勢で片足を一歩前に出す，次にもう片方の足も前に出す，そして立ち上がる，という順に進めていきます．

　　立つ時の微細運動能力の発達：お子さんの前方または後方を支えて立位姿勢をとらせることで，微細運動スキルを発達させることができます．部屋の角や壁に背中をつけて立つようにすると，腕をより自由に使うことができます．立つことを獲得し始めの頃に可能な微細運動遊びは，支えられながらの座位姿勢でできるレベルよりも下位レベルのものになることに留意してください．例えば，ハイチェアに座っている時にお子さんがブロックを容器に入れたり出したりができるのであれば，立位の練習中に可能な遊びはオルゴールを眺める，木琴を叩くというレベルかもしれません．立つことの習得中は，手は主にバランスをとることに使われており，微細運動スキルの発達のために使っていません．

　前方を支えられながらの立位の場合，最初は両手でテーブルの縁やレールにつかまる必要があるため，両手を自由に使って遊ぶことができません．しかし，体力がつき，立位のコントロールができるようになると，片方の手で体を支えながら，もう片方の手を上げて遊べるようになります．さらに，平面に片手を置いて体を支えた状態で，横にもう一方の手を伸ばしたり，しゃがんで床の上のおもちゃに手を伸ばしたり

ができるようになります.
　次第に，立った状態で，より活発に両手を使うことができるようになり，体を支える手を左右交互に交換したり，両手をごく短い間離すことができるようになります.
　立った状態で遊ぶためだからと，胸で支えにしている面(例：コーヒーテーブル)に寄りかからせるのはやめたほうがよいでしょう．胸を支えるために寄りかからなければならないのであれば，その遊び活動は子どもにとってまだ難しすぎるかもしれません．両手で支えて立つ練習をし，次に片手で支えて立つ練習をし，これらの姿勢での立位がバランスよくできるようになったら，両手を使って遊ぶおもちゃを与えましょう．だんだんと体を支える手を置く場所がコーヒーテーブルやレールから，壁や冷蔵庫などに変わっていき，もう片方の手を伸ばして遊べるようになります.
　背面を支えられながらの立位の場合，部屋の角や壁際に立って背面全体を支えられて立つレベルから，脚の後ろだけを小さな椅子やスツールで支えられて立つレベルまで，段階づけてステップアップしていきます．このような姿勢が取れたら，立位バランスを向上させるために，少しずつ，手を伸ばすことや遊びの難易度を上げていきます.

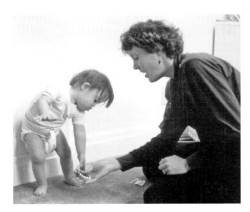 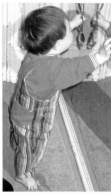

壁の隅っこに立ったり，壁を押して身体を支えたりすることで，子どもたちは，立位で体のバランスをとりながら，腕を使っていくことを学んでいく．

　家具につかまって移動する：立っている時の安定とバランスが取れてくると，体，脚，足で体重移動させて，家具を伝って横移動したり，周回したりができるようになります．この時，両腕を家具について支えにして，伝い歩きで移動します．

● 姿勢安定サポートの利用
　理学療法士や作業療法士の中には，子どもが座ったり立ったりしている時に直立姿勢を維持できるように，姿勢サポートシステムを勧める人もいます．これらの特別な衣服は，生体力学的なサポート(筋肉や骨の構造的なサポート)と感覚的な入力を提供し，子どもが姿勢や運動のコントロールを身につけられるまでの間，良いアライメントとサポートを維持できるよう助けます．私の経験では，主に 2 種類の姿勢サポートシステムが推奨されています．
　1. TheraTogs や Spio などの姿勢サポート衣服
　2. キネシオテーピング

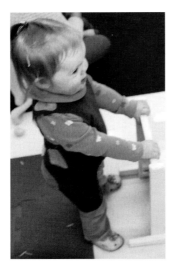 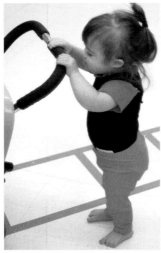

(左)TheraTogsの着用は,立つことを習得中の子のアライメントを良い状態に保つのに役立つ.
(右)女の子は,Spioの矯正服を着ている.

姿勢サポート衣服: TheraTogs (www.theratogs.com)は,矯正服とストラップで構成されており,ハンズオンセラピーを受けている間,着用すると,無理のない力で,随時,子どものアライメントと姿勢保持の調整をすると説明されています.この装具とストラップは,それぞれの子どもに合わせてカスタマイズされ,その使用に精通したセラピストによる指導を受ける必要があります.

　ダウン症のある幼児との経験から,TheraTogsを着用することで得られるサポートにより,幼児が直立姿勢を達成・維持しやすくなり,腕や手を機能的に使うための安定性が増すということがわかりました.また,腹筋の働きを促進する効果も期待できます.ダウン症のある子どもたちはお座りし始める頃,多くの場合,股関節が外転・外旋するため,支持基底面が広がってしまい股関節と体幹とを使うことができなくなります.TheraTogsは脊柱と骨盤のアライメントを整え,腹筋と股関節の筋肉を活性化させることで,支持基底面を小さくすることができます.

　TheraTogsは,子どもが体験したことのないアライメントで,使っていなかった筋肉を活性化させるため,着用することで,子どもが疲労を感じることがあります.保護者,介護者,セラピストは,子どもが疲労していないか注意深く観察し,装着時間を調整する必要があります.TheraTogsは子どもの筋肉を刺激するのに役に立ちますが,このサポーターを装着せずに同じ姿勢をとる機会も,十分に与えてあげる必要があります.

　Spioは,ダイナミックで,伸縮性のあるポリウレタン製の着圧衣服で,深い圧を与えることができます.Spioのボディスーツ(ベスト,半袖・長袖のトップス,パンツ)は,一部の子どもたちにとって,姿勢や動きのコントロールや,また圧迫されるような量の感覚入力を調整するのに役立つことがあります.Spioは,特定のニーズをもつ子どもたちが一日中着用できるように特別な設計がほどこされています.

キネシオテープ: キネシオテープは,幅広い用途に使用できるリハビリテーション

用のテーピング技術です．ダウン症のある子どもには，動的な筋バランスを再学習させる目的で，筋肉や関節をサポートし安定させるのに使用することができます．キネシオテープは，貼り方によって，筋肉の活性化を促すこともできれば，硬くなった筋肉をほぐすこともできます．私は，腹筋や，特定の動作パターンでバランスをとるのに必要な筋肉を活性化させるのに，キネシオテープを活用してうまくいった事例を見てきました．例えば，不安定な親指の関節にキネシオテープを貼って安定化させられれば，つまみ握りができるようになります．キネシオテープの適用はテーピングのトレーニングを受けたセラピストが行います．

■ 第4章のまとめ

　発達の最初の段階では，粗大運動スキルの獲得に重点が置かれます．この章では，粗大運動が発達する過程で，赤ちゃんが，どのように腕や手を使っていくようになるのか，さらに，この初期の微細運動スキルが次の段階の手の正確な動きの発達にどのように関係するのかを説明しました．赤ちゃんは，粗大運動のマイルストーンを達成する一方で，同時期に，物を手に取ったり離したり，指さしをしたり，手から手へ物を持ち替えたりなど，手指の器用さを発達させる準備も行っています．したがって子どもの粗大運動の発達段階のレベルによらず，次章を読み進めておくことが，役に立つと思います．

発達を促すおもちゃリスト

　両親から，子どもの誕生日や特別な日に何を買ってあげたらいいかという相談を受けることも多いのではないでしょうか．ここでは，赤ちゃんが生まれてからおよそ2年間の微細運動の発達を助けるおもちゃや遊具を挙げます．なお，おもちゃの種類を具体的に挙げているものもありますが，例示以外にも，同じようなタイプのおもちゃの他社ブランドがある場合がありますので，ご留意ください．

- ☐ ベビー用プレイジム(幼児発達支援システム，プレイゾーンとよばれることもあります)
- ☐ 赤ちゃんが振り回すことができる重りのついたおもちゃや吸盤のついたおもちゃ
- ☐ アクティビティセンター / アクティビティボード / アクティビティテーブル
- ☐ アクティビティキルト
- ☐ 幼児用シート(例：バンボ，インジェニユイティ社)
- ☐ 腹ばい遊びサポート(例：Tumzee，インファンティーノ社のタミータイム・アクティビティマット)
- ☐ 座位保持(ハイチェアがない場合，普通の椅子で使用する取り付け式サポート)
- ☐ ヘッドサポート(チャイルドシートや幼児椅子に取り付けるもの)
- ☐ 睡眠時サポート枕(チャイルドシートで首を支えるためのもの)
- ☐ ハイチェア(ラップアラウンドトレイや側面付きのもの)，ブースターシート(訳者注：座面の高さを上げるシート)
- ☐ 手首・足首・足用の柔らかいガラガラセット
- ☐ 握りやすいガラガラやスクイーズおもちゃなど
- ☐ 噛むおもちゃ／歯固めリング
- ☐ 触って感じる本，ボードブック絵本(例：タギーズブック；Taggies Book)
- ☐ スクイッシュ(Skwish™)ガラガラや吸盤付き感覚遊び用おもちゃ
- ☐ Loopy Links(訳者注：輪っかが繋がっているおもちゃ)
- ☐ 赤ちゃん用の鏡
- ☐ やわらかいぬいぐるみ
- ☐ 吸盤付きおもちゃ(ハイチェアのトレイの上で立てられるおもちゃ)

手のスキルの1つめの土台：
安定性

　7歳半になったサラは，トボガン(訳者注：小型のそり)を引いて坂を上ることができるようになりました．彼女はブランコに乗った他の子を押すことができたり，低い雲梯を自分の腕で渡ることもできました．彼女は，こうしたことができるまでに身体と肩の安定性を発達させていました．しかし，彼女が書いた文字は，ほとんど読めないほど薄かったのです．手についてはまだ，持続的な安定性と筋力が十分に発達していませんでした．持続的な，という言い方をしたのは，瞬間的に字を濃く書くことはできても，文字の形に集中している時には，その筆圧を維持することができなかったからです．

　多くのダウン症のある子どもたちにとって，安定性を持続させることは難しいものです．「持続的な安定性」とは，関節を一定の位置に保持するために，関節周囲の筋収縮を維持する能力を意味します．筋緊張が低いと，一定時間にわたって一定の筋収縮を維持することが難しくなります．本人が望めばとても強い力がだせる時もあります．例えば，スーパーでキャンディを手にした子どもの，強く握りしめた指を離すのは，ほとんど不可能だと思う時があるくらいです．しかし，この瞬間的に筋肉が収縮して生まれる力は，同じ子どもが，積み木遊びでタワーを作る時に実行される，腕や手首を安定させるための姿勢コントロールやバランス調節のための筋収縮のものとは異なります．また，赤ちゃんが腕で自分の体を支え，その姿勢で数分間遊ぶのに必要となる筋の収縮力とも異なります．子どもにとって難しい課題となることの多い安定性とは，瞬間的な筋肉の収縮・弛緩を断続的に行うことではなく，ある活動をするのに最も効率的な姿勢を保持することなのです．

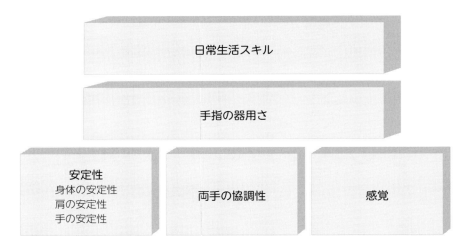

図12

子どもたちは，大きく分けて3つの安定性を身につける必要があります．

1．身体の安定性：身体の安定性とは，子どもが体の安全とバランスを保ちながら，両腕を自由に動かせるようにするものです．

2．肩の安定性：肩の安定性とは，肩の力で腕の位置をコントロールして，前腕や手を自由に動かせるようにするものです（ハサミ操作の時など）．また，腕立て伏せのように腕で体の重さを支えたり，カフェテリアで食べ物がのったトレーを運ぶ場合でのように，体が動いている時に腕と手を安定させるものです．

3．手の安定性：書字などの，より難易度の高い微細運動スキルでは，片方の手の一部を安定させつつ，その手の別の部位を動かすという操作を習得する必要があります．通常，手の外側の端（小指側）は安定を担い，親指，人さし指，中指は対象物を操作します．このような安定性については，第8章で説明します．

これらの安定性は，相互に関連しています．私たちは，以下のような活動をしている時には，これらすべての安定性を活性化させています．

- 歩きながらドアを押し開く時
- 飲み物ののったトレーなどを両手でしっかりと持って歩く時

■ 子どもの安定性を高める

子どもがまだ歩き始める前の段階であれば，第4章で紹介した姿勢調整や適応の技術を使うことで，初期に必要な身体や肩の安定性を高めることができます．

5 手のスキルの1つめの土台：安定性

子どもが一人で立って歩けるようになった後の数年も，これらの安定性は向上し続けます．本章では，子どもが微細運動スキルを身につけるためのすぐれた基盤となる安定性を培う活動を紹介します．

1. 身体の安定性を高める練習

押す・引く練習

腕に力を入れ，身体から押し離したり，身体に引き寄せたりする活動では，身体のバランスと安定を必要とします．

アクティビティウォーカーと手押しおもちゃ

手押しおもちゃは，歩行時のバランス感覚を養うためと，身体の安定性を高めるために使用することができます．ほとんどの幼児は，さまざまな手押しおもちゃで遊ぶのが大好きです．手順は以下のようになります．

1. 適切な高さと重さの手押しおもちゃは，子どもの歩行の習得を促します．ハンドルは，肘の高さか，それより少し高いくらいが目安です．また，子どもがもたれかかった時に倒れないような安定感のあるおもちゃがよいでしょう．フィッシャープライス社の Stride-to-Ride Dino やアクティビティウォーカーなど，市販されている早期歩行用や手押しおもちゃがたくさんあります．できれば購入前に子どもと一緒に試遊して，高さや重さを確認してください．

2. フィッシャープライス社の Popper のような軽い車輪のついたおもちゃを立ったり歩いたりしながら押すことで，子どもは腕を自由に動かしつつバランスをとることを学習することができます．Popper のように長いハンドルのおもちゃでは，子どもは通常，片手で押して，立ったり，歩いたりをします．両手で押す必要がある軽量の手押しおもちゃの例としては，おもちゃの芝刈り機が挙げられます．このようなおもちゃは軽量なので，一人で立ち，歩くことができるようになった頃から使用することができます．

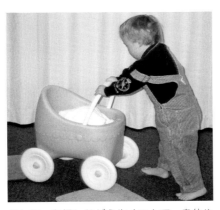

おもちゃを押しながら歩くことで，身体や肩の安定性や手の力が養われる．

3. 最初は，子どもはまっすぐな方向におもちゃを押します．次に，行き止まりになった時，引っぱってバックする仕方を学びます．
4. 子どもの歩行バランスが向上するにつれて，歩行おもちゃを操って方向を変え

59

たり，角を曲がったりすることができるようになります．この時，子どもは肩から動きを開始し，腕や体で調整して操縦することを学び，操作を洗練させていきます．この微調整の能力は，後に写し書きなどの視覚的な運動スキルを身につけるうえで重要です．ワゴンを押したり引いたりすることも，同様に，安定性の習得に活用できる活動です．

ドアを押し開く・引く

ほとんどの子どもは，食器棚の扉や引き出しの開け閉めが大好きになる時期があります（たいてい中身を空っぽにします！）．これは正常で重要な発達段階です．すべての戸棚や引き出しを子ども用の安全ロックで制限するのではなく，お子さんが遊んでも大丈夫なものを選んであげましょう．

家庭や地域でさまざまなドアを開けたり，押さえて開いたままにする経験をすることで，体力や安定性を向上させることができます．

お店などに入る時は，ドアの開けたり押さえたりをお子さんにやってもらいましょう．

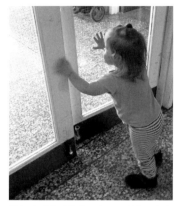

ドアを押し開くことで，肩の安定性を養うことができる．

ブランコを押す

ブランコを押すことは，動くものに力を加わえる活動なので，上記に挙げた活動よりもバランスをとるのが難しくなります．腕や体でその動力を吸収し，押し返すということが要求されます．

1. ブランコ押しのウォーミングアップとして行うのに最適なのが，立ったまま，大きく膨らませたバランスボールを前後に転がすことです．子どもは体の安定とバランスを保ちながら，自分のほうに転がってきたボールを押し戻します．
2. ブランコ押しは，ベビーブランコに人形やぬいぐるみを置いて子どもに押させることからスタートしましょう．
3. 次の段階として，人が乗ったブランコを押させます．ぶつからないようにするため，子どもがブランコに近すぎる位置に立たないように注意してください．

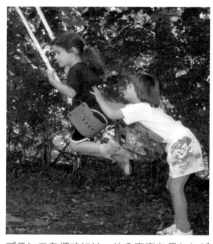

ブランコを押すには，体の安定を保ちながら，腕を動かして押す必要がある．

5 手のスキルの1つめの土台：安定性

● 掘る・すくう・掃く練習

腕を動かして掘る，すくう，掃く，かき集めるなどの動作を行っている時，体の筋肉が活性化されて，動作中のバランスを保つために働きます．また，これらの活動は，手の筋力を養います．すくう物品として使用するのは，砂，雪，またはビンや容器に入った乾燥した材料，例えば乾燥豆，マカロニ，コーンミールなどです．

1. まずは，座ったまま小さなシャベルを使わせることから始めましょう．
2. 次に，より大きいサイズで，子どもが立ったままでも使えるような柄が長いシャベルの使用へと進めます．
3. 子どもサイズのほうき，園芸用のシャベル，熊手を与えます．

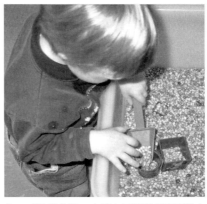

シャベル動作は，上腕と肩甲骨の安定性と運動コントロール力を高めるとともに，手の筋力と手首のコントロールも向上させる．

体幹と脚は安定させたまま，両腕を連動して左右や前後に動かします．子どもがこうした道具の操作ができるようになってきたら，家具の下の掃除をさせてみてください．家具の下を掃除するには，体を曲げなければならないので，より難易度が高い活動になります．掃除機がけも同様に，安定性を養うことができます．掃き掃除，掃除機がけ，熊手を使ってかき集める作業は，両手を一緒に動かして力を加える動作なので，両手の協調運動としても適しています．

● スカーフ・ストリーマー・バブルワンド遊び

これらは，体のバランスを保ち，正中位を保持しながら，腕を大きく，流れるように動かす活動です．座位や立位で，音楽に合わせて，手に持ったスカーフやストリーマー，バブルワンドを空中で振ります．

ストリーマー

ストリーマーを空中で振る遊びは，動きと肩の力の発達を促す，楽しい遊びです！クレープ紙や軽い素材を用いて，お子さんの身長に合わせて，1 m〜2.5 m 程度の長さのストリーマーを作ります．子どもが床から持ち上げて，空中で保持できるサイズに調整します．長すぎると，床に引きずってしまい，楽しさが半減してしまいます！ストリップの端を 15 cm〜25 cm 程度の長さの棒か，空のサランラップの芯に固定し持ち手にします．持ち手を握り，音楽に合わせてストリーマーを振ったり，屋外で風になびかせたりします．ストリーマーは新体操で使われるダンスリボンや市販品を利用することもできます．

61

バブルワンズ（大きなシャボン玉を作るキット）

お子さんにいずれかの大きさのバブルワンズ（非常に大きなバブルワンズもあります）をシャボン液に浸させます．空中に持ち上げて腕を振ったり，持ち腕を固定して走り回ったりするなどさせて，空気を送り込んでシャボン玉を作る方法を教えます．

縄跳びの縄を回す

まだ縄跳びができない子どもでも，他の子どものために縄を回すことはできます．子どもは体を安定させながら，腕を肩からグルッと一回転させます．縄を回すことは疲れやすいので（実際にやってみるとわかります！），頻繁に左右の腕で持ち替えさせるとよいでしょう．また，内向き回しから外向き回しの動きへの変更も誘導してあげてください．

Wii とその他類似のゲーム

任天堂のゲーム機 Wii には子ども用ゲームが数多くあります．片手でコントローラ（Wii リモコン）を持ち，コントローラのセンサーを通して動きが画面上で再現されます．Wii の操作で腕を動かすには，姿勢の安定と調節が必要です．子どもは視覚的なフィードバックを利用して，体の位置と腕の動きを調節しながらゲームをプレイします．ゲームの複雑性や求められる微細運動スキルのレベルは，子どもの成長に合わせて調整することができます．幼い子どもには，リモコンを振る操作だけでできるゲームがよいでしょう．成長するにつれて親指で方向キーボタン（十字キー）を押しながらセンサー本体を振るといった，より複雑な動きができるようになります．

● 注ぐ練習

お風呂で浴槽にお湯を注いでいる時，学校で水遊びをしている時，家で植物に水やりをしている時，お子さんの体は，水をこぼさないように注ぐための体の安定性や，腕の動きのコントロールを発達させています．ここでは，幼児に適した活動から，年長児に適した活動まで，注ぎ方を学ぶための段階的手順を紹介します．

1. 小さなじょうろなど，カラフルで楽しいお風呂用おもちゃを使って，お風呂で水かけ遊びをします．

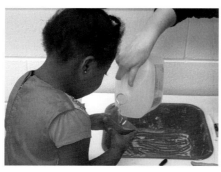

持たせたカップやボウルに液体を注ぐと，子どもは重さの変化に適応することを学ぶ．

2. 未就学児であれば，水遊びテーブルや流し台の前に立ち，水をすくい，洗面器に注ぎます．
3. 子どもにカップや容器をしっかりと持たせたら，そこに液体を注ぎます．
4. 容器の中の水を別の容器に注ぎかえたり，水車のおもちゃなどに注ぎ入れます．水遊びテーブルや流し台，浴槽で行えば，こぼれても問題ありません．

5. ビーチや砂場も，こぼれても心配のいらない，楽しい練習場所です．砂場で，水の入ったバケツを近くに置いてあげれば，小さめのバケツやじょうろで水をすくって，注ぐということができます．
6. 料理やお菓子作りをする時は，材料をボウルに注ぐのを子どもに手伝ってもらいましょう．乾燥した材料は水よりもゆっくりと注がれていき，コントロールしやすいので，液体をカップに注ぐ前の準備練習として，米やコーンミールなどの乾燥した物を使ってカップに注ぐ練習をします．

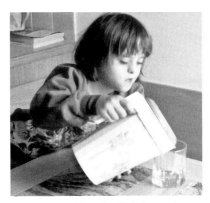

注ぐことで，腕や手の動きをコントロールすることを学び，体や肩の安定性を養うことができる．

7. 丈夫な取っ手のついた小さな水差しに液体を入れてカップに液体を注ぐ練習をします．お子さんが座った姿勢であれ，立った姿勢であれ，安定した姿勢になっていることを確認してください．テーブルの高さは腕を持ち上げて注ぐスペースができるよう，肘の高さかそれ以下にします．子ども用のティーパーティセットの水差しは適切なサイズかもしれませんが，セットのカップは注ぐには小さすぎる可能性があります．
8. 最終的段階として，普通の大きさの水差し，または，容器からグラスに液体を注ぎます．

● ボールスキル

ボールをはずませたり，投げたり，キャッチしたりする時，子どもは体の安定性を基盤にして腕や手を動かします．ボールスキルは，ボールという動くものを扱うので，難しい技術です．ダウン症のある子どもにとって，キャッチボールは大きなチャレンジです．

腕と手の動きをコントロールして，ボールをキャッチするのに適した場所に，適したタイミングで手を出せるようにならなければなりません．成功させるためには，幼児や未就学児の頃から取り組み始めて，年長児向けの活動に移行で

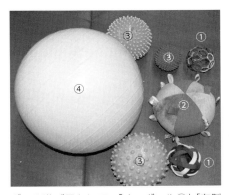

ボール遊び用として，「オーボール①」「布製ボール②」「感覚用でこぼこボール③」「バランスボール④」など，さまざまな種類のボールがある．

きるように，以下のような手順で進めていけるとよいでしょう．
1. 幼児は，床に座ったまま，大きなボールを前後に転がします．万が一失敗しても痛くない柔らかいボールがベストです．ナーフボール(Nerf ball)，ガー

ティーボール(Gertie ball)，オーボール(O ball)といった市販品や柔らかいプラスチックボールなどを試してみてください．幼児がボールを目で追えるように，握ると点灯するLEDライト付きのボールもあります．また，ギグルボール(giggle ball)のように音が出るボールもあります．

2. キャッチボールやスローイングの練習を始める時は，ボールよりも風船を使っての練習から始めるほうが，多くの子どもにとってより簡単のようです．風船は動きがボールよりもゆっくりなので，子どもが自分の動きを調整するのに使える時間がずっと長くなります．風船は割れにくい，丈夫なものを選ぶか，布製の風船カバーで保護して使用します．子どものバランス能力に合わせて座った状態か，あるいは立った状態で，前後にやさしく投げてあげることから始めます．風船をいろいろな大きさに膨らませて，子どもにとって最適な大きさを試してみるのもよいでしょう．風船を口に入れる可能性がある場合は，風船を持った子どもを一人にしないようにしてください．

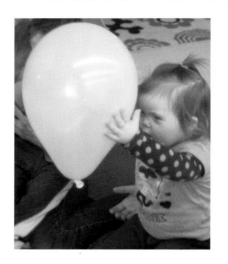

風船を簡単にキャッチできるようになったら，表面が滑りにくい，柔らかい中型サイズのボールへと進みます．ガーティーボール，オーボール，感覚ボール，デコボコボールなどの表面に溝があり，子どもがつかみやすくなっているものがおすすめです．数m離れた場所に立ち，前後にやさしく投げてあげましょう．最初は狙いが定まらないので，何度かボールを追いかける覚悟が必要です！

3. ボールよりもお手玉のほうがキャッチしやすい子どももいます．お手玉のボールと違う形状やより重いということが，キャッチが成功する理由になる子もいます．お手玉の作り方ですが，丈夫な布の正方形2枚の3辺を縫い合わせ，それに乾燥豆や豆を詰めたあと，4辺を縫い合わせれば完成です．

4. 子どもが，ボールやお手玉を60 cm〜90 cmほどの距離間でキャッチして投げることを数回続けてできるようになったら，さらに離れた位置に立ちます．子どもに向かって地面の上をボールをバウンドさせながら投げます．バウンドさせることで，子どもがボールをキャッチするための準備を整える時間を増やすことができます．この際は，学校の体育の授業でよく使われるような，大きなゴムボールを使ってください．

5. バウンドしているボールをある程度安定してキャッチできるようになったら，同じ距離でボールを投げることに挑戦させます．子ども向けのテニスプログラムで使われるテニスボールは，通常のテニスボールよりも大きく，高密度の素材でできているので，バウンドしているボールをキャッチする練習に適しています．自分の足元でこのボールをバウンドさせ，キャッチする練習をします．

この場合も，最初は狙いが定まらず，ボールを斜めにバウンドさせてしまい，遠くに飛ばしてしまうかもしれません．そのような場合は，ボールをキャッチするのはなしにして，ボールを下にまっすぐバウンドできるようになるまで投げ方を指導しましょう．

6. 次に通常のテニスボールくらいの，小さめのボールに移行します．
7. バスケットボール（子ども用サイズのものがよいです）やマジックテープ式ボールなど，さまざまなボール遊びを楽しみます．
8. ボールスキルが身についてくると，バスケットボール，野球，ボウリング，ボッチャといったスポーツを楽しめるようになるかもしれません．これらのスポーツのスキルはすべて，安定性を基盤として構築されていきます．

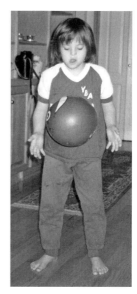

上記に挙げた活動を通して，子どもはバランス能力を向上させ，腕や手の動きを，より正確でコントロールされたものにしていきます．腕や手を空間で正確さをもって自由に動かすためには，身体に安定性という基盤が備わっていなければなりません．腕を動かしている間，背中，お腹，胸，首の筋肉が姿勢の保持を担っており，わずかな姿勢の変化にも対応して姿勢調整しています．

2. 肩の安定性を高める練習

お腹，背中，肩の筋肉は，子どもが腕や手を正確に動かすための土台となります．ピアニストは，腕の肩から肘の部分を一定の肢位で保持して安定させることで，指と手首で複雑な動きをします．同様に，子どもがブロックを正確に積み上げる際には，肩，肘，手首の3つの部位を一定の肢位で保持して安定させて行っています．また，肩の安定性は，体が動いている間，腕を安定させる役割を担っています．スープの入ったボウルをテーブルまで運ぶ時，肩，腕，手首に安定性があるからこそ，ボウルを安定させながら歩くことができるのです．肩や手首の安定性を高める活動をすることで，細かい物をつかむスキルの基盤が構築されます．

● 持ち上げて積み重ねる

さまざまな高さにある物を手に取ったり，あるいはさまざまな高さに物を正確に置いたりするには，肩の位置をコントロールする必要があります．こうしたコントロール動作を提供する活動には以下のようなものがあります．

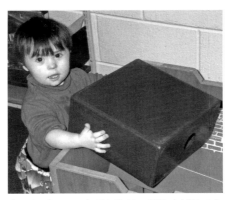

大きなブロックを手に取り，積み上げることで，体や肩の安定性を養うことができ，また両手の協調活動としても有効である．ブロックの代わりに靴箱を使用することもできる．

1. 写真で示したような大きなブロックを手に取り，積み上げてタワーや構造物を作ったり，床に並べたりする．
2. 大きなぬいぐるみを床やベッドの上などに置く．
3. 目の届かない高さにある物を取るために手を伸ばす．
4. 新聞紙，段ボール箱などを積み重ねる．
5. さまざまな大きさ，重さの食料品を片付ける．
6. ブロックなどの小さな物を積み重ねる．

● ハンマーを使う・叩く

　おもちゃのハンマーや木槌を的に当てる活動は，体や肩を安定性を高め，腕の動きの正確さを養います．例えば，「タップ・アンド・ターン・ベンチ；Tap'n Turn Bench」(ペグとプラスチック製のハンマー付きのおもちゃ)，「アクティビティ・ヒット・ア・ボール；Activity Hit a Ball」(木槌でボールを叩いて傾斜を転がすおもちゃ)，おもちゃの作業台や大工道具などが，このスキルを磨くおもちゃの例です．「ドント・ブレイク・ザ・アイス；Don't Break the Ice」などのゲームは，ハンマーで叩くことで肩の動きの安定とコントロールを培います．

　手やドラムスティックでドラムを叩く場合も同様に，腕や手がターゲット(ドラム)に向かっていく時，体や肩の安定性が要求されます．

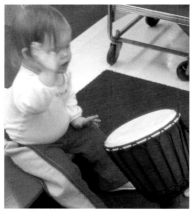

太鼓を叩くために手を振り下ろす．

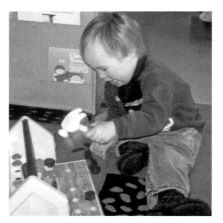

ハンマーの練習は運動の精度を高める．ハンマーを使ってペグを狙う．

5 手のスキルの1つめの土台：安定性

● クライミング

ジャングルジムや家具の上に上る時，子どもは腕を使って体を高い位置に引き上げます．

1. 家具によじ上る：ソファのクッションを取り除いて，ソファの高さを上りやすくします．歩けるようになっていなくても，家具の上に上ることを誘導してかまいません．幼い子どもは，上っていいものとそうでないものの区別がつかないので，この段階では子どもから目を離さないようにしてください！ 適切なクライミング体験は，床に置いたソファーのクッションに上る，ソファーに上る，子ども用の小さな椅子に上る，低いベッドに上る，柔らかい遊具に上るなどです．通常の高さの家具への挑戦は，これよりもっと腕の力と肩の安定性を必要とします．
2. 階段を上る：クッションや低い家具の上に上ることができるようになったら，階段を四つ這いで上る練習を始められます．ただし，安全のため，しっかりとした監視のもとで行ってください．
3. プラットフォーム付き遊具：自宅の家具に安全に上れるようになったら，遊び場にある遊具に挑戦させます．

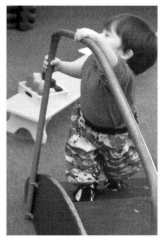

階段の昇降に腕を使うことで，肩の安定性が養われる．

● 腕に荷重する練習

腕で体重の一部や全部を支えるような活動では，肩の安定性が必要です．ここでは，年長児向けの例を紹介します．

1. 腕立て伏せ
2. 手押し車歩行（手を床について，誰かに足を持ってもらって，手で歩く）．最初は，補助者が子どもの太ももの上部を持って，下半身の全体重を支え，徐々に補助者が持つ部分を足へと移動させていき，補助を減らします．
3. ツイスター遊び
4. ヨガのポーズ

鉄棒にぶら下がる

最初は，地面から低い高さに設置された安全な手すりにぶら下がることから始めるとよいでしょう．筋力と全体的な調整力が向上すれば，より高い位置にある雲梯の棒にぶら下がることができるようになり，その後，水平に一列に並んだ雲梯の棒から次の棒への移動ができるようになります．子どもが棒をつかんで移動する時には，腰や脚を抱きかかえるようにして，体重のほとんどを支えてあげるとよいでしょう．子どもの腕の力がついてきたら，徐々に支える量を減らしていきます．また，子どもがぶ

67

ら下がった状態で足をぶらぶらさせることができ，かつ，地面に足が届く程度の高さの，しっかりと固定された空中ブランコも活用できます．

注意：筋緊張が非常に低い子どもの場合，鉄棒にぶら下がるような活動によって，肩の筋肉が過度に伸ばされてしまう可能性があるため，推奨できない場合があります．疑問がある場合は，理学療法士や作業療法士に相談してください．

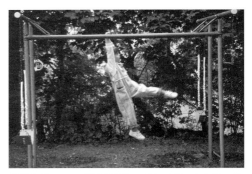

雲梯を使ってのぶら下がりには，肩の安定性，筋力，全体的な調整力，そして自信が必要であり，ダウン症のある子どもたちにとって非常にやりがいのある活動である．

● 運ぶ練習

トレイや食事のお皿を運ぶ時には，子どもたちは，トレイを水平に保つために，腕をしっかり安定させて歩く必要があります．

1. まず，トレイやお皿の上に何ものせないで，運ぶことから始めます．次に，トレイの上に小さな物を置き，子どもに運んでもらいます．
2. 次に，プラスチック製のお皿やコップや似たような物をお盆にのせて運ばせます．
3. その次は，液状でない食べ物をのせたトレイを子どもに運ばせます．
4. 次に，液体ののったトレイを運ぶことに挑戦させます．それができるようになれば，階段でも食べ物や飲み物の入ったトレイを運ぶことができるようになることもあります．

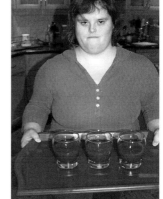

Profile　デイビッド

（本書では，子どもたちの簡単なプロフィールを通して，本書で紹介した活動を，どのように日常生活に取り入れることができたのかを解説したいと思います）

8歳のデイビッドは，お母さんと一緒にスーパーに行きます．駐車場に車を停めると，お母さんはデイビッドにコインを渡し，パーキングメータに入れさせます（これにより彼は手指の器用さを練習することができます）．店内では，混雑していなければ，カートを押して通路を移動します（コーナーを曲がったり，カートを押すことで，肩の安定性と腕の強さを発達させます）．お母さんはデイビッドに，陳列棚から箱入りの商品を持ち上げてカートに入れてもらいます．家に着くと，デイビッドは比較的軽い買い物袋を家の中に運び，食料品を取り出し，片付けるのを手伝います（持ち上げたり，運んだりすることで安定性と強さが養われます）．

5 手のスキルの1つめの土台：安定性

発達を促すおもちゃリスト

- □ 空気注入式のロール（インフレータブルロール）：赤ちゃんが転がったり，腕や足で押すのに使用するもの．
- □ 手押しおもちゃ（アクティビティウォーカーともよばれる）
- □ 押す・引く・乗るおもちゃ（例：おもちゃの人形用ベビーカー，食料品カート，芝刈り機）
- □ ハンマーで叩くおもちゃやゲーム
- □ おもちゃのトラックや自転車
- □ こま（上部のボタンを押し下げると回転するもの）
- □ 押したり引いたりできるワゴン（ベビーカーだと小さすぎる年齢のお子さんとの長時間のお散歩で，お子さんが疲れてしまった際にも便利）
- □ さまざまな大きさのバケツとシャベル
- □ 子ども用ほうき，熊手，雪かきスコップ
- □ 水遊びやお風呂遊びで使える注水用おもちゃ
- □ 子ども用ティーセット（トレイ付き）
- □ 空中ブランコ
- □ 風船と布製風船カバー
- □ お手玉
- □ つかみやすいボール（例：ゼリーボール，ガーティーボール，オーボール，デコボコボール）
- □ さまざまな大きさのレギュラーボールのセット
- □ 子ども用バスケットボールセット，ホッケー用のネット・スティックおよびボール，そのほかのボール遊びグッズ
- □ 大型ブロック（靴箱でも代用可）
- □ 縄跳び
- □ ストリーマー（体操用リボンなど市販のものや手作りのものも可）
- □ ツイスターゲーム
- □ 虫取り網
- □ バブルワンズ（シャボン玉キット）

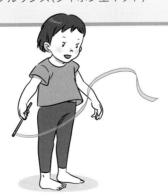

ストリーマーの例

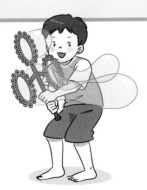

バブルワンズの例

手のスキルの2つめの土台：両手の協調性

　両手の協調性とは，体の両側を協調させて使うことをさします．
　両手を協調して使う能力は，微細運動スキルの発達の効率化と能力の向上につながります．幼児は自然に両手を使っておもちゃを探索したり遊んだりするようになります．そうする中で，おもちゃを操作したり，探索する方法を多様化させていきます．子どもが遊びの中で両手をどのように使うかはとても大切で，これが右利きあるいは左利きへの自然な発達につながります．これは"利き手"とよばれるものです．
　ほとんどの人は，片方の手を利き手として使います．利き手のほうがもう片方の手と比較して，より器用により早く操作することができます．

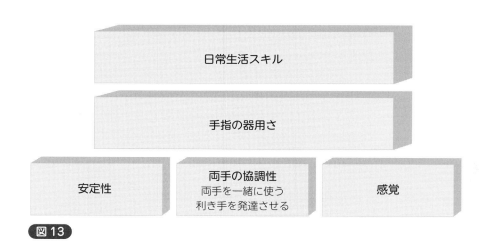

図13

子どもはどのようにして両手の協調性を身につけるのでしょうか

乳幼児は，生後の1年間で，物を手から手へと往復させることをし始めます．これを「トランスファー(持ち替え)」とよびます．持ち替えの練習をすることで，赤ちゃんは，以下の重要なスキルを身につけることができます．
- 手から手へ物体を渡す時の物の握り方と離し方のパターン
- 視線は，目が対象物の軌跡を追うように動かす
- 両手を体の正中で合わせる
- 体の両側を協調させる

1歳になる頃までの赤ちゃんは，遊びの最中におもちゃを注意深く見ながら，手から手へおもちゃを行き来させています．この段階では，おもちゃを振ったり，叩いたり，投げたりするのが好きなようです．赤ちゃんの発達が進み，四つ這い移動を始めると，体の両側を協調させるスキルが向上し，手と膝で左右の腕と脚を交互に動かして，前方に進んでいるのがわかります．ダウン症のあるお子さんの中には，四つ這い移動をせず，お尻でスリスリして動く(尻這い)子もいます．四つ這い移動は，両側の協調性，肩の安定性，腕と手の強さを発達させるのにとても重要です．

以下のような順で，微細運動スキルの両側の協調性が発達していきます．
- 両手が同じ，または似た動作をする(左右対称)．
- 片方の手で物体を固定・保持し，もう片方の手で操作する．
- 両手が動き，操作し，異なることをする(左右非対称)．

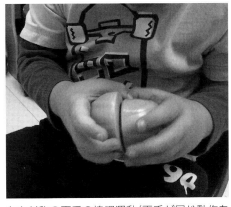

左右対称の両手の協調運動(両手が同じ動作をする)

初期の両手の協調運動では，両手を使って同じことをすることが多く，例えば鍋やフライパンを叩くなどの遊びがあります．幼児期になると子どもたちは，容器を持ち上げて放り投げたり，デュプロブロックなどで簡単な構造物を作ったりと，より協調的に両手を使う遊びをするようになります．

また，何かを起こすために特定の行動をする「原因結果遊び」をするようになります．例えば，子どもがおもちゃのボタンを押すと，大きな鳥が飛び出してくる，などです．このような遊びでは，通常，両手が関与しますが，それぞれ異なる動作をしています．片方の手はより積極的に使い，もう片方の手は支えたり，動きを補助するために用いたりします．

最も難しいのは，両手がそれぞれ異なる動作をする両手動作です．

ハサミで形を切り取る作業は，このような両手の協調動作の一例です．片方の手でハサミを持ち，操作している間に，もう片方の手で紙を持ち，回転させることで，形

を正確に切り取ることができます．着替えなどの多くのセルフケアにおいても，両手の異なる動きを協調させることが必要になります．

　子どもたちの片方の手が利き手として確立するのには，数年かかると言われています．幼稚園児が右利きのように見えても，新しい遊びの中で左利きになることはよくあることです．幼児期の探索遊びを通して，子どもはしだいに片方の手を「操作する側」，もう片方の手を「補助する側」として一貫性をもって発達させていき，利き手が確立します．

■ ダウン症のある子どもたちは，なぜ両手の協調性を身につけるのが難しいのでしょうか

　ダウン症のある幼児は，遊びの中で両手を協調させて使うことが困難な場合があります．これは，体の安定性が低いか，発達が未熟であることが原因であることがあります．

● 体の安定性が低い

　ダウン症のあるお子さんが両手の協調動作を苦手とする最も一般的な理由は，体の安定性の低さです．筋緊張が低く，体の安定性が低いために，バランスをとるために片手を使う必要があると，お子さんが遊びに使えるのは片手だけになってしまいます．このような状況では，お子さんは両手を使って体の真ん中（正中）でおもちゃを持ったり操作したりすることができません．

　片手をついてバランスをとる必要がなくても，体や肩の安定性が低いと手を伸ばす動作ができないことがあります．身体を安定させるために片方の腕を身体に固定してしまい，手遊びができる範囲が非常に狭くなることがあります．バランスと安定性が悪いと，体の正中（中心）を越えた半側へ手を伸ばすことができないことがあります．これは，利き手を発達させる能力に影響を与えることがあります(34)．

● 発達の未熟さ

　発達の遅れが，子どもの両手の動きを調整する能力の発達や利き手の確立に影響することがあります．ダウン症のある子どもの手の利き手が確立する発達年齢には大きなばらつきがあり，24カ月〜6，7歳までの間のどの年齢もあてはまります．

　幼稚園での活動で，特に塗り絵やハサミ操作など新しい技術を習得しているタイミングでは，子どもたちが活動中に操作する手を交換するのはごく普通のことです．こうした活動は，初めはとても難しいものなので，たとえあなたが，お子さんが本当は「右利き」または「左利き」だと思っていても，手を入れ替えて試してみることは正常であり適切なことなのです．

　ハサミや缶切りなどで，左利き用の道具が必要になること以外，左利きであることに不利益はありません．ダウン症のある子どもでは，左利きの割合が若干高くなりま

す(81).

手の利き手の確立の遅れ

私の経験では，ダウン症のある子どもたちは，手の利き手を確立することが遅れる傾向があります．手の利き手の確立が正常範囲を超えて遅れていたり，まったく利き手を獲得できないお子さんがいますが，それにはいくつかの理由が考えられます．遊びや活動中の子どもについて以下のことを観察することで，考えられる要因を除外することができるかもしれません．

1. **体の安定性**：お子さんは，両手が必要な活動でもバランスをとることに一方の手を使っているために，片手だけで行おうとしていませんか？あるいは，身体のバランスの問題から手が届かず，何かを取るために体の正中を越えた半側に手を伸ばすことができないのでしょうか？ もしそうなら，工夫して安定した姿勢にして活動を行い，それにより両手をより自由に使えるようになるかどうか試してみてください．

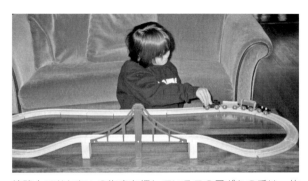

線路上でおもちゃの汽車を押しているこの子どもの手は，体の正中を越えることができている．このような活動は，利き手を確立するのが難しく，体の正中を越えるのを避けがちな子どもたちの助けになる．

2. **体の正中軸を越えるのが難しい**：片手が体の正中軸を越えることが難しいため，片手が体の正中軸に差しかかると，おもちゃや物をもう一方の手に持ち替える子どもがいます．例えば，鉛筆が左側にあれば左手で取り，左手で書き始め，そして紙の真ん中までくると，右手に持ち替えるということをします．もしお子さんが，慣れた活動のすべてでこのようにするのであれば，真に注目すべき観察ポイントになります．

3. **両手利き**：ある種の活動では片方の手を使い，別の活動ではもう一方の手を使う両手利きの子もいます．日常生活の中で機能するのに十分なスキルを身につけるのが難しい場合にのみ，いずれかのみを利き手として発達させることを考慮します．

4. **視覚**：弱視，近視，斜視などの視覚的な問題は，目と手の協調性の発達に影響を与えることがありますが，これはおそらく，利き手の発達には関与しないと思います．

■ 両手の協調性を高めるためにはどうすればよいでしょうか

● 姿勢調整（ポジショニング）を行う

　乳児の時は，必ず両手を体の正中上の，本人が見える位置に持ってこれるように姿勢調整しましょう（第4章参照）．幼い頃から，支えつきでのお座りで遊ぶ機会を作ってあげることが大切です．ダウン症のあるお子さんは，生後12カ月～18カ月頃まではバランス能力が育っておらず，支えがない状態では床にお座りができないことでしょう．しかし，自力でお座りができなくても，座った状態で遊び，重要な両手の使い方を身につける経験をさせてあげることはできます．幼児用シートとハイチェアを上手に利用しましょう！

● 手を伸ばす・持ち替える・持つ練習

　生後6カ月～12カ月くらいになると，おもちゃを片方の手からもう片方の手に渡す（持ち替える）ことができるようになります．自分でそれを始めようとしない場合は，おもちゃを持っている手を子どもの正面に持ってきて，もう片方の手でおもちゃをつかんで取るように誘導します．片方の手からもう片方の手への物の移動は，赤ちゃんが自分の手を見ることのできる体の正中上で行うようにします．

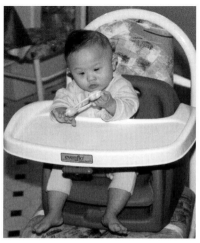

おもちゃを片方の手からもう片方の手に移動させているところ．

哺乳瓶・コップを持つ

　赤ちゃんは通常，1歳になるまでに自分で哺乳瓶を持つようになります．手を重ねるようにして，赤ちゃんが哺乳瓶を持つのを手伝ってあげましょう．もしかすると，赤ちゃんは哺乳瓶を持ち上げる十分な力を身につけていないかもしれません（サラも長いことそうでした）．それでも，哺乳瓶に手を添える動作をすることが，両手の協調性を養います．最終的には—サラの時はまさかとは思いましたが—赤ちゃんは哺乳瓶を持てるようになります！

　プラスチック製の哺乳瓶は，ガラス製のものよりも軽いです．小さなサイズ（120mLくらい）のボトルや，真ん中に空間があるタイプや，両側に持ち手があり，つかみやすいタイプのものを使うとよいでしょう．また，赤ちゃんが胸に近づけて持つことができるよう角度がついた哺乳瓶（Playtex社のangled bottleなど）もあり，まっすぐ持つ場合よりも力を必要としません．さらに月齢が進んだ赤ちゃん用に，乳首の代わりにストローがついたこぼれない仕様の哺乳瓶も登場しており，こちらもまっすぐ持つ必要がないタイプです．

6 手のスキルの2つめの土台：両手の協調性

安定性を養う活動

第5章の「安定性」で説明した活動の中には，両手を一緒に使って同じ動作をする協調運動の練習としても適しているものがあります．例えば，大きなブロックや箱を持ち上げて置いたり，風船や大きなボールをキャッチする活動などを子どもと一緒に行うとよいでしょう．

● くっつけたり離したりする遊び

手をたたくゲーム

「ケーキを作ろう(pat-a-cake)」などの手拍子の歌遊びは，両手を体の正中に持ってくるという初期の両手の協調運動になります．手拍子歌は「幸せなら手をたたこう」など，たくさんありますし，もちろん，あらゆるリズム音楽で手拍子をすることができます．

おもちゃのぶつけ合い

生後8～15か月ごろには，小さなおもちゃを2つ同時に手に取ることができるようになります．打ち合わせることのできるおもちゃ(例：おもちゃの楽器やブロック)は，両手の協調性を高めるのに役立ちます．

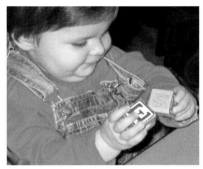

2つの物をぶつけ合うのは，両手の協調の初期のスキルである．

くっつけたり離したりするおもちゃ

くっつけたり離したりが簡単にできるシンプルなおもちゃは，両手の動きを正中で協調させるのを促進します．いくつか例を挙げます．

1. マーカーの上ブタをはずす．
2. 旅行用歯ブラシホルダーをはずしたり，はめたりする：これは歯ブラシを入れるプラスチック製の容器ですが，この容器の中にお子さんが開けたくなるような面白いものを入れておきましょう！
3. ベルクロ付きの食材おもちゃ(半分にカットされベルクロでくっつけられた食材おもちゃ．半分にしたり，またくっつけたりできます)
4. ポップパーツビーズ：大きなプラスチックのビーズで，ビーズの穴の中に小さなつまみをはめ込んで，ビーズ同士をつなげるようになっています．

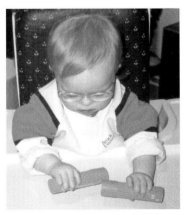

歯ブラシホルダーは，子どもが両手で持つ，分解する，はめ込むなどの練習をするのに便利なアイテムである．

75

ビーズをばらすにも，つなげるにもちょっとした力が必要なため，筋力が低下している子どもの場合，十分な筋力がつくまでイライラすることがあります．

5. マグネット・タイルやマグネット・ブロック：磁石でくっつくカラフルなタイルやブロックです．

6. ブリストルブロック：これは，プラスチック製の「ブラシ」が全体についたブロックで，ブロック同士を簡単にくっつけることができるようになっています．最初は 2 つのブロックを押しつけ合ったり引き離したりするだけでよいです．しだいに，子どもは，より多くのブロックを組み合わせ始めるでしょう．

以下に，大きさの識別に役立つ遊びを紹介しますので，学齢期のお子さんと挑戦してみてください．

■サイズ違いの樽のおもちゃ
■スタッキングカップ(積み重ねカップ)
■ロシアンドールズ(マトリョーシカ人形)
■メガブロック
■ディプロブロック，レゴブロック
■シャボン玉液の容器(泡立て棒を収容するスロット付きのタンブラー)
■線路セット

スポーツ・レクリエーション活動

野球のバットを振る，ホッケーのスティックやゴルフクラブを使うなど，両手を使うスポーツ活動は，両手の協調性や安定性を高めるのに役立ちます．

粘土遊び

粘土遊びは，さまざまな協調的な手の動きを促します．例えば，粘土を麺棒で押し伸ばして形を切り取る，転がしてボールの形にする，ままごとナイフで切る，などができます．

● 両手で異なる動作をする協調運動

楽器演奏

楽器を使っての演奏は，両手の協調性を高める機会になります．両手を使ってドラムを叩く，スティックを両手に持って同時に叩く，両手を使ってキーボードのキーを押す，などです．

本読み

片手で絵本を持ち，もう片方の手でページをめくることは，両手の協調を促します．幼児向けボードブックはめくりやすい絵本です．

最初のうちは一度に数ページまとめてめくってしまっても，心配しないでください．たとえボードブックであっても，1 ページずつ分けられるような手指の器用さは，この時期にはまだありません．

お子さんが大きくなり，普通の絵本を読むようになると，ページをめくるのが難しいと感じるかもしれません．そうした場合は，ページの端にツメをつけたり，ページの間にスポンジを挟んだりして，ページをめくりやすくしてあげましょう．

可動部のあるおもちゃ

地域のおもちゃ屋さんの棚には，両手で操作するおもちゃがたくさん置いてあります．例えば，以下のようなものがあります．
- 巻き上げ式のおもちゃ：「Jack in the box」といったびっくり箱やオルゴールなど，巻き上げるタイプのおもちゃは，片手で巻き上げ，もう片方の手で固定させる必要があります．
- 万華鏡：片方の手で万華鏡を目に当て，もう片方の手で鏡筒の先端を回すことで，鑑賞されるカラフルな模様を変化させます．
- See'n Say：人気のおもちゃで，片手でしっかりと持ち，もう片方の手でレバーを引き下ろして，回転ダイヤルとディスクを回し，流れる動物の鳴き声，アルファベットの文字などを当てます．
- プレイモービル社やフィッシャープライス社の人物フィギュア，人形など
- トランスフォーマー

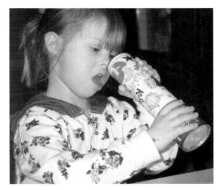

子どもは片方の手で万華鏡を持ち，もう一方の手で回転させている．手掌を開いて包み込むように持つ手のかたちは，親指のポジショニングとコントロールを発達させるのに役立つ．

自助スキル

自助スキルのほとんどは，両手の協調動作を必要とします．食事中に食器を持つ，サンドイッチやホットドッグを持つ，靴下を履く，手袋をつけるなどは，子どもが両手を協調して行う自助スキルの例です．

家事活動

家事活動には，両手の協調動作や微細運動発達の土台となる要素を発達させるものがたくさんあります．以下にその例を挙げます．
1. 掃き掃除，掃除機がけ
2. 手でかき集める動作
3. タオルや洗濯物をたたむ．
4. 瓶のフタを開ける．
5. サラダトングを使ってサラダを皿に

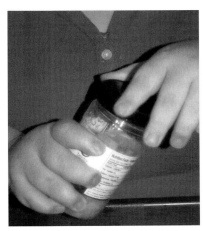

取り分ける．
6. 水切りかごを使用する．
7. ボウルを押さえながら，かき混ぜる．
8. パンにジャムを塗る．
9. ベルクロ（マジックテープ）のストラップをはずす（ランニングシューズの場合など）．

ひも通し

簡単なひも通しやひも結びの活動は，どちらの手が利き手かを試す機会になります．通常，利き手でひもを通し，もう片方の手でビーズを持ちます．もしお子さんがこのような遊びを始めた時に利き手を入れ替えることがあっても，これは通常の発達過程なので気にする必要はありません．子どもがより上手に手をコントロールするようになれば，ビーズを持つ手やひもを持つ手を統一するようになるでしょう．

ここでは，ひも通しやひも結びのスキルの発達の順序について説明します．

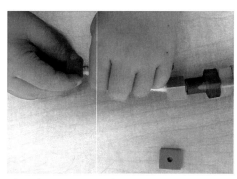

ビーズをひもでつなげる活動は，両手を協調させる必要があるので，手指の器用さを育てるためによく行われる作業である．

1. ストローやパイプクリーナに，大きな穴の開いたビーズを通す．
2. 硬い靴ひもにビーズを通す（端にマスキングテープを巻いて，硬い端の部分を長くする）．
3. 組みひもや靴ひもに小さなビーズを通す．
4. ひも通し遊び：動物の形に切り取られたプラスチックカードや段ボール紙に，その形状に沿って穴を開け，それにひもを通して遊びます．

運動とフィットネス練習

ヨガやダンス，武道（太極拳やテコンドーなど）は，腕や手をさまざまな位置に動かしたり置いたりするので，両手の協調性を高めるのに適しています．

紙と鉛筆を使った練習

絵を描いたり塗ったりすることは，子どもにとって利き手を経験する機会となります．初めのうちは（時には数年間にわたって），子

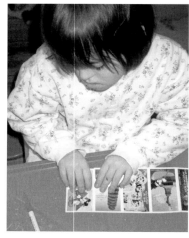

ミシン目の入った紙を切り離す時，両手はそれぞれ異なる動きをする．

78

6 手のスキルの2つめの土台：両手の協調性

どもはマーカーや筆，クレヨンを持つ手を何度も替えます．徐々に一方の手を優位に使用して道具を持つようになります．

シールブックの綴じこみのミシン目のシールを剥がすには，両手の協調性と手指の器用さが必要になります．この活動は7歳以上の子どもに適しており，それより下の年齢の子どもではうまくできず，ストレスになることがあるかもしれません．

ステンシルをなぞる活動も，紙と鉛筆の活動が好きな年長児に適しています．鉛筆を持つ利き手でステンシルの周りをなぞり，もう片方の手でステンシルを固定します．プラスチックのマーガリン容器のフタから形を切り取って，簡単なステンシルを作ることもできます．また，市販のステンシルセット〔例：Magna Doodle のお絵かきボード（磁気ボード）の文字ステンシル〕やステンシル付きの本もあります．お絵かきボードは，鉛筆やクレヨンで十分な筆圧を発揮するのが難しい子どもでも，濃い線を引くのに力をほとんど必要としないため，やる気を引き出すことができます．このほか，自分の手の周りをなぞるというのも楽しい活動です．

Profile　アマンダ

　生後22カ月のアマンダは，まだ自立歩行はできませんが，幼児用シートから体を起こして立ち上がることができ，立ちながら手を伸ばしてもバランスを保つことができます．ある日，食器洗い器から食器を片づけていたお父さんは，自身が作業しているところにアマンダを連れてきて，自分がしていることについて話をすることにしました．お父さんは，開いた食器洗い器の横に幼児用シートを置き，アマンダを座らせました．アマンダはすぐに幼児用シートの両脇を使って立ち上がり，彼女のプラスチック製のカップに手を伸ばし始めました．お父さんが渡すと，彼女はそれを開いた食器洗い機の扉の上に置きました．アマンダが再び手を伸ばすと，お父さんはプラスチック製のカップをもう一つ手渡し，別のカップの中にそれを入れてごらん，と言いました．

　アマンダは，片方の手で積み重ねられたカップを支え，もう片方の手でカップを入れていきました．積み重ねるカップがなくなると，お父さんが「バラバラにして，今度は赤いカップを一番下にしてタワーを作ろう」と提案しました．お父さんにとってはいつもより食器洗い機を片づける時間がかかるかもしれませんが，アマンダにとってはこの自発的な遊びが立位バランス，両手の協調性，手指の器用さを養い，お父さんにラベルの色を教えてもらう機会となりました．

サラダ用水切りかごを使ったアート

使わなくなった古いサラダ用の水切りかごを使います．水切りかごに丸めた色紙を入れ，いろいろな色のポスターペイントを垂らし，キラキラを振りかけて，かごにフタをします．子どもは片手でかごをしっかり持ち（少し手助けが必要かもしれません），もう片方の手でつまみを回します．紙を取り出し，乾燥させると，紙の上に美しい万華鏡のような模様が出来上がります．

発達を促すおもちゃリスト

- ☐ 握りやすい幼児用のおもちゃ
- ☐ 哺乳瓶：小型・軽量・握りやすい形状，角度のついたもの，ストロー付きのもの
- ☐ 小さな積み木セット
- ☐ マグネットブロック，マグネットタイル
- ☐ 両手を使わないと演奏できないおもちゃの楽器
- ☐ 旅行用の歯ブラシホルダー
- ☐ 粘土用の作業ツール：麺棒，形の切り抜き，プラスチックの成型道具など．
- ☐ 大型ブロック(靴箱で代用可)
- ☐ ブリストルブロック
- ☐ See 'n Say(知育おもちゃ)
- ☐ 星型リング
- ☐ デュプロブロック，レゴブロック
- ☐ スタッキングカップ(積み重ねカップ)
- ☐ サイズ違いの樽のおもちゃ
- ☐ マトリョーシカ人形
- ☐ おもちゃの野球・Tボールセット
- ☐ びっくり箱
- ☐ 万華鏡，立体鏡おもちゃ(View master)
- ☐ ひも通し
- ☐ シールブック
- ☐ 大きめのビーズ，ビーズ用パイプクリーナー
- ☐ ステンシル
- ☐ 砂遊び用のおもちゃ
- ☐ 人形
- ☐ プレイモービル社などの可動式フィギュア
- ☐ アクションフィギュア，トランスフォーマー
- ☐ ベルクロ式食材おもちゃのセット(ベルクロで食材をくっつけて組み合わせたり，分解したりできるもの)
- ☐ 電車セット
- ☐ 糸巻き用スプール付き凧
- ☐ おもちゃの釣り竿(または本物の釣り竿)
- ☐ フープ，輪投げ
- ☐ 道具セット

手のスキルの3つめの土台：感覚

■ 感覚は微細運動スキルの発達にどう影響するのでしょうか

　私たちの手は，体の中で最も敏感な部分のひとつです．手や指には多くの神経終末があり，私たちが感じた情報を脳に送ることで手を正確に動かすことができます．手には，腕や脚，足などよりも多くの神経終末が密接して存在しています．このような感覚を感じ取る能力によって，私たちの手は人間特有の協調性や多様な動きを身につけることができます．触覚，位置感覚，運動感覚は，腕や足，手の皮膚，関節，筋肉，靭帯にある感覚受容器によって感じ取られ，すべてが微細運動スキルの発達に影響します．感覚は，物を感じたり，感じたことを理解したりすることを可能にします．コインとクリップの違いを目で見ずとも感じることができます．また，自分の動きを見ていなくても，関節や筋肉の位置を知ることができます．私たちが常に物にぶつかることがないのは，感覚が自分の位置を教えてくれているからです．

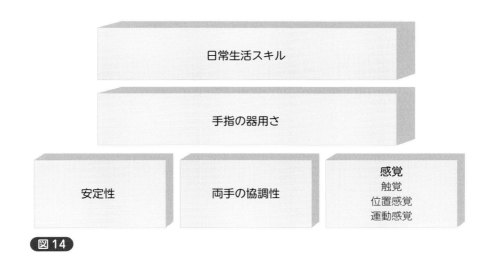

図14

以下の理由から，微細運動スキルの発達には，感覚による認識と識別が重要です．
1. 子どもたちは着替えや身だしなみを整えるのに必要な，自分の体に対する意識を身につけることができる．
2. 指の位置や動かし方を学習し，書字や食器の使い方，靴ひもの結び方などが自動的にできるようになる．

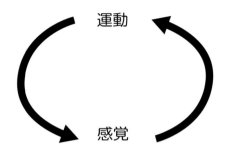

● **感覚 – 運動フィードバックとフィードフォワードのループ**

　運動と感覚は連続したループを形成しています．私たちの脳は，感覚情報を受け取ると，体に「動け」と指示を出し，体がいったん動き出すと，筋肉や関節のセンサーから常にフィードバックが行われ，それにより体の動きを正確に調整・改良することができるのです．

　例えば，大きな荷物を持っていて視界が遮られている状態で階段を下りている時に，実際より感覚的に 1 段多く予想していたり，反対に「階段が終わった」と思っても実際にはもう 1 段残っていたりすることがありますが，これらは脳による運動の自動調整・改良を示す例です．どちらの場合も，脳が実際には起こらなかった状況を想定して，筋肉を準備させていたため，一瞬は方向性を失いますが，脳が実際に起こった結果を基に瞬時に調整（フィードバック）することで，筋肉は適応します．階段が見えている場合は，このような感覚は経験しません．なぜなら，私たちは先に見えるものを予測して目の前で見えていることに基づいて次の運動を予測し，筋肉を準備させるからです（フィードフォワード）．

　同様に，私たちは手で物を取り上げる時，その物体の大きさや重さに合わせて，手や腕の筋肉を瞬時に調整します．手で取り上げる前の，物体を見ている段階から，その大きさや重さを予測し，筋肉を準備させているのです．もし，手に取ろうとしている物の姿が見えなければ予測することはできず，物体に実際に触れて持ち上げるまでは反応して調整することができません．感覚のフィードバックが制限されて調整力が低下するとどのような感じになるのかを想像するには，手袋をしていたり，手が冷え切っている時に，ボタンを留めたり外そうとした場面のことなど，手からの感覚のフィードバックが制限される状況を思い出してもらうといいと思います．子どもたちが手や指を正確に動かせるようになるためには，感覚の識別力を高めることがとても大切なのです．

私たちの脳は，周囲の世界について五感から常に情報を受け取っています．神経システムの発達において重要なのは，感覚からの情報を整理して，適応的に対応する過程です．このプロセスについては，第11章の「感覚処理」で詳しく解説します．

ダウン症のある子どもたちは，どのように感覚を養うのでしょうか

幼い赤ちゃんは，手よりも口の感覚のほうが優れています．そのため，彼らは何でも口に運びます．口で物を探索するのは，物を「感じたい」という欲求があるからですが，手の感覚能力はまだ唇や舌，歯ぐきほど鋭敏ではありません．生後1年の後半になると，目や手で物を見たり感じたりする時間が長くなり，口で物を探索する時間は少なくなります．神経システムが発達し，手の感覚をよりよく感じられるようになるためです．手の知覚はより正確になり，子どもは周囲の環境についてのより多くの情報を得るようになります．

ダウン症のある子どもの多くは，神経システムの発達が遅れています．それにより，手の感覚的な識別能力の発達も遅れます．そのため，通常よりもおもちゃを口に入れることをする期間が長くなります．ダウン症のある子どもでは，物を口に入れる行為が長期にわたって続くことがあります．手を使った感覚探索に移行することができないようです．これは，年齢が上がるにつれて管理が難しくなる可能性があります．保育園や幼稚園，学校では口に入れると危険なおもちゃがあります．

1〜2点ほど適切で小さな口で遊ぶおもちゃを決めて，子どもの服にクリップで取り付けておくと有用なことがあります（おしゃぶりを赤ちゃんの服に取り付けるのと同じ要領です）．このおもちゃは口に入れてもよいが，他のものはダメだよということを教えることができます．このようなお子さんに対しては，口ではなく手を使って探索する方法を学ばせるために，特に配慮が必要になるでしょう．

年齢が上がっても物を口に入れたがる場合は，手への感覚体験を重点化することで感覚的な認識力や識別力を高められ，口に入れたいというニーズを減らすことができるでしょう．おもちゃを噛むことを切望しているように見える子どもは，咀嚼時に得られる顎での感覚を求めているのかもしれません．この感覚欲求については，第11章で扱っています．

ダウン症のある子どもは，皮膚科学的な違い（皮膚の構造の違い）があり，それが感覚の感じ方に影響を与えている可能性があると指摘する研究もあります．ダウン症のある子どもは，物をつかむ時に過剰な力を使うなど，重さといった，物の特性の変化に容易に適応できないことが報告されています．これは感覚−運動ループにおける感覚の欠損によって起こると考えられています（24）．私は経験上，この必要以上に力を出してしまう要因として，以下を考えています．

1. 筋緊張が低いために，筋肉の動きを「段階的に調整」することが困難であることが考えられます．関節の安定性が低く，筋肉がふにゃふにゃしているため，ス

ムーズで効率的な手の動きに必要な微調整が難しくなるためです.

2. ダウン症のある子どもたちは，感覚情報の処理速度がゆっくりである可能性があります．そのため，何かを手に取ろうとする時，対象物を見て得た情報を基に，その物体の大きさや重さを筋肉が予測する時間が足りないのかもしれません.

　ダウン症のある子どもたちは，他の子どもたちと同じように，日常生活の体験を通して感覚を識別する能力を身につけていきます．多様な感触や動作を体験する機会があれば，入力される感覚を知覚，識別し，それに応じて手や腕の筋肉を調整させる能力を向上させることができます.

● 感覚遊びへの嫌悪感

　本章で紹介している感覚活動の多くを苦手だと感じる子どももいます．手が濡れたり，ベタベタしたりするのを嫌がるのです．これは，周囲からの指示（手を汚してはいけないと言われている）が理由であったり，あるいは，その感触が嫌いなのかもしれません．もし子どもが「濡れた」感覚遊び（例：水遊び，フィンガーペイント，粘土遊び）が嫌いということなら，「乾いた」感覚遊び（例：砂，乾燥豆，マカロニを使う遊び）には耐えられるかもしれません．子どもが何でも口に入れたがる場合は，チョコレートプディングでフィンガーペイントをしたり，固まったゼリーをすくう・注ぐ活動にしたり，粘土の代わりにコーンスターチと水をこねて遊ぶなど，食べられる物を使った感覚遊びを選ぶとよいかもしれません.

　子どもは最初，新しい感覚体験を嫌がるのが普通で，特に冷たい感覚を伴うものは嫌がります．神経システムの中でも，新しい感覚体験のすべてについて，それが有害か安全かを判断します．また，食べ物の匂いや見た目が美味しさに影響するように，触覚活動においては見た目や匂いも，その触覚への反応に影響することがあることを認識しておきましょう.

　しかし，時には，あらゆる触覚体験，例えば他の子どもから腕を触られるといった身近な体験でさえも，子どもは脅威と感じることがあります．この場合，子どもの神経システムが感触に過剰に反応している可能性も考えられます．この過剰反応は，触覚防衛，触覚過剰反応，感覚過敏とよばれます．お子さんが身近な触覚体験でさえも脅威に感じているようであれば，作業療法士に相談するとよいでしょう．作業療法士は，お子さんの感覚や運動の発達を評価し，支援プログラムを提案することができます．触覚防衛とそのほかの感覚処理障害については，第 11 章で詳しく説明します.

7 手のスキルの3つめの土台：感覚

■ 子どもの手の感覚認識と識別能力を高める

● 感覚認識と感覚識別の練習

Mouthing

乳幼児は何でも口に運びます．これは，初めのうちは，口の中の感覚受容器が手よりも発達しているからです．この時期には，赤ちゃんが口に入れても安全で清潔なおもちゃをいろいろと用意しましょう．第4章で示している提案に従って，赤ちゃんが手から口へ物を運ぶ活動がしやすくなるように姿勢を整えてあげます．手の感覚が発達するにつれて，赤ちゃんは口に入れることをやめ，手や目を使って物を探索するようになります．

赤ちゃんが口に入れるのに適したおもちゃとは，乳幼児向けに設計された，以下のような特徴があるものです．

■取り外し可能な部品や壊れる可能性のある部品がない．
■長く使っても壊れにくい丈夫な素材を使用している．
■有害物質（BPA など）を含まない．
■歯が生えた後も口の中に物を入れるお子さんが多いので，噛んだり吸ったりに耐えうる．
■さまざまな質感を楽しめる（例：凹凸がある，滑らか）．
■明るくカラフルで，視覚と聴覚の組み合わせなど，異なる感覚情報を提供する．
（例：中に鈴が入っているもの，さまざまな色や形からなるもの）

マッサージ

子どもの手や腕をマッサージすることで，感覚受容器や筋肉に刺激を与えることができます．微細運動活動をする前に，数分間，しっかりとした圧で子どもの手をマッサージしてあげると，動きの発動に備えさせることができるでしょう．ローションはマッサージをより心地よいものにするかもしれませんが，必須な物ではありません．

リズム・歌

幼児向けのリズムや歌には，自分の体や手について学ばせることを目的としたものが多くあります．第8章（p.111）で，乳幼児がよく楽しむ歌の歌詞とリズム動作を紹介しています．

フィーリングゲーム

物を見ずに感じるフィーリングゲームでは，楽しく手の感覚を養うことができます．サラが18カ月くらいの時，彼女の小さなおもちゃたちを布袋にまとめて入れておいたのですが，サラは袋の中をのぞくことをせずに手を入れ，最初に手にしたおもちゃで遊ぶということをしていました．もっとチャレンジしたい場合は，「Feely Bag Game」が楽しいです．これは布やプラスチックの袋に身近な物をいくつか入れてお

85

き，あなたかお子さんが見つけ出したい物の名前を言い，袋の中にあるその物を触覚だけで探り当てる遊びです．

　また，クッキーの袋を開けて手を中に入れ，クッキーを一つだけ取り出す，というのも，やる気が出て楽しめる遊びの一つです．

　同様に，子どもの服のポケットに小さなおもちゃを入れてあげれば，ポケットの中に手を伸ばして感覚を働かせてそれを取り出すということをするでしょう．

感覚遊び

　感覚遊びとは，手のひらに広く分布する感覚受容器を多く刺激するように，あらゆる身近な物質や材料で遊ぶことです．トレイのような大きな容器いっぱいに，以下に挙げる感覚刺激を与える素材を入れてください．ときどき，素材を変えていろいろ試してみるのもよいでしょう．

1．乾燥した感覚素材：すくう，注ぐ，入れる，空にする，などの活動．

　以下の感覚素材を用いると，未就学児は夢中になって楽しむでしょう．

- 砂
- 粉
- コーンミール
- ドライパスタ
- 乾燥豆
- 細切れの紙
- リボンや毛糸，綿のボール
- リボンまたは毛糸（子どもの指にゆるく巻きつけて，取りはずせるようにする）

2．濡れた感覚素材：

- 水遊び，バブルバス，バスフォーム
- フィンガーペイント，プリンやジャム，コーンスターチと水を合わせたもの，シェービングクリームや市販のホイップクリーム：子どもがこれらの感触を探求できるように，広い作業場（と，塗料用エプロンも！）を用意してあげましょう．
- 粘土：粘土や plasticine（訳者注：粘土に似た合成材料）を使った感覚遊びは，手や指の筋力を高め，想像力豊かで，創造性を高める感覚活動を提供してくれます．
　手作り粘土の作り方を次ページに記載しておきます．ここでは，感覚を養い，手の

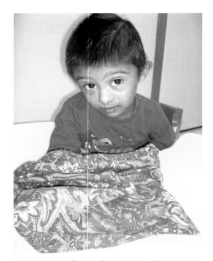

おもちゃを手渡す代わりに，袋に入れた状態で渡すと，袋の中に手を伸ばして取り出そうとするので，感覚認識を養うことができる．

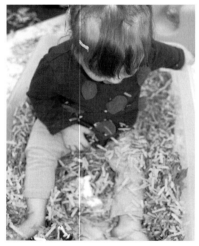

乾燥した素材で遊ぶ．

筋力を伸ばす粘土を使った活動例をいくつか紹介します．
- 粘土生地をこねて大きなボールを作る．
- 小さく分割して転がし，小さいボールを作る．
- 両手で転がして蛇の形を作る．
- 大きなボール状になった粘土を，開いた両手で平らにする．
- プラスチックマレット，型抜き，粘土用ナイフなどの粘土用の道具を使用して，手の強さと協調性を養う．

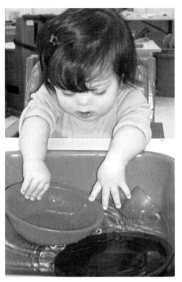

幼児や未就学児は水遊びが大好き．シャボン玉液を入れれば，よりいっそう，感覚を楽しめる．

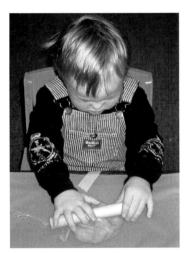

粘土を道具で平らにする．

手作り粘土の作り方

幼稚園や保育園に行けば，必ずといっていいほど置いてあるのが粘土です．子どもに感覚遊びや指先の動きの発達，創造性や想像力を育む機会をたくさん与えてくれます．

小麦粉　2カップ
塩　1カップ
ミョウバン(ドラッグストアで購入可能)小さじ2杯
油　大さじ1杯
沸騰したお湯2カップ(食紅で色づけしたもの)

材料をよく混ぜ，沸騰したお湯と油を加えてさらに混ぜます．十分に冷めたら生地のベタつきがなくなるまで手でこねます．ビニール袋または密閉の容器に入れて保管します．

シール遊び

幼児の意識を自分の手や体のさまざまな部位に向かせるようにするには，指，親指，手のひら，頬，額などに小さなシールを貼って，子どもに剥がさせましょう．シールを貼ることで，シールを貼った体の部位の感覚に集中できるようになります．また同時に，体の部位の名称を覚える練習にもなります．

財布・リュックサックを使った練習

多くの子どもたちは，自分の小さな財布やリュックサックに，宝物を入れて持ち歩くのが大好きです．これらでバックルやファスナーの開け閉めや，物の出し入れを体験することができます．

スカーフを隠すゲーム

これは，サラが3歳，4歳の頃に楽しんだゲームです．交互に小さなスカーフを丸めて，服の下(ズボンの裾，首の後ろ，袖の内側など)に隠し，隠し場所を当てっこします．当てられたら，彼女はスカーフを隠したところから引っぱり出さなければなりません．これは，彼女の身体認識と手の感覚認識を発達させるのに役立ちました．

モーションセンサー付きビデオゲーム

任天堂の Wii やソニーの PlayStaion など，いくつかのゲーム機では，プレイヤーの動きを画面上の動きや行動に変換するコントローラーが用意されています．また，キネクトモーションセンサーを搭載した Xbox のゲームでは，リモコンを持たずに自身の体を動かすだけで画面上の動きをコントロールすることができます．このようなバーチャル・リアル・ゲームはダウン症のある子どもたちの感覚運動機能を高める

ために有効であることが示されています(85).これらのゲームでは,ボーリング,ピンポン,ゴルフなどの動きをしながら,子どもは画面からの視覚的・聴覚的なフィードバックに合わせて自分の動きを調整します.長時間行うことや,繰り返し行う動作は筋肉を痛める可能性があるため,注意が必要です.

コンピュータマウスの使用

コンピュータのマウスを使う時,子どもは画面に目を向けたまま,手の位置や動きから得られる感覚のフィードバックを頼りにマウスを操作します.マウスを操作するためには,さまざまなレベルのスキルが必要です.コンピュータ,マウス,プログラムの種類によっても異なります(コンピュータの使い方については,第9章を参照してください).

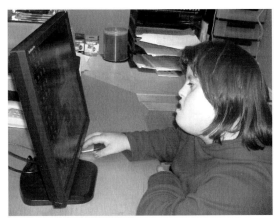

コンピュータマウスを使うには,手や腕の位置を感覚的に把握する必要がある(固有感覚).

● ヘビーワーク(固有感覚)の練習

押す・引く練習

腕で押す・引く活動(第5章に記載)は,筋肉や関節の固有感覚受容器にたくさんの

> **Profile　ダニエル**
>
> 　4歳のダニエルは毎朝キッチンのテーブルに座り,両親や兄・姉が急いでお弁当を詰めている慌ただしい動きを眺めています.今日,彼は手伝おうと手を伸ばしました.8歳の兄はクッキーの入った袋を彼に渡し,自分の昼食用に2枚取り出すように頼みました.そして,クッキーを包むためのホイルもダニエルに渡しました.お母さんは,ダニエルが手伝いたいと考えていることを察知し,家族の人数分のクッキーを取り出して2枚ずつホイルに包むように頼みます.さらに,お母さんはダニエルにサンドイッチを渡し,サンドイッチ袋に入れるように頼みます.
>
> 　ダニエルは,この毎日の慌ただしい活動に貢献できることを喜んでいるようでした.袋からクッキーを取り出し,サンドイッチを袋に入れる作業は,彼の感覚と手指の器用さのスキルを発達させます.クッキーの数を数えることで数を数えるスキルと,1と2が異なることを意識させることができます.最も重要なことは,ダニエルが,自分は日課の作業に貢献できるのだ,ということを,そして昼食の準備に必要な作業の一部を学んでいることです.

刺激を与えるため，子どもが自分の位置を認識しやすくなり，また筋肉の反応を促します．固有感覚系は，身体部位の位置や動きを感じ取ることができます．固有感覚系への入力を増やす活動の例としては，上る，腕を振る，ドアを押し開ける，ワゴンを引く，砂の詰まったバケツを運ぶ，人形のベビーカーやおもちゃの芝刈り機，掃除機を押す，が挙げられます．

食料品の片づけ

　食料品の片づけを手伝うのも，子どもたちが喜んで行うことの多い活動の一つです．子どもは大きさや重さの違う物を持ったり運んだりすることで，感覚情報を得ることができ，自分の動きやバランスなどを，作業内容に応じて調整することを学習します．卵のパックとジャガイモの袋では扱い方が違います．このような経験をさせることで，小さい筋肉や姿勢を調整する能力が向上し，日常生活における活動を，より効果的に行うことができるようになります．

屋外での遊び・ガーデニング

　土，草，葉，種などを扱うことは，手にとってすばらしい感覚体験となります．また，掘る，かき集める，シャベルを使うなどは，全身の関節に固有感覚を入力し，安定性と両手の協調性を高めるのにすぐれた活動です．小さい子どもには，子どもサイズの熊手やシャベルを用意してあげるとよいでしょう．

7 手のスキルの3つめの土台：感覚

発達を促すおもちゃリスト

　幼児が口に入れるのに適したおもちゃ（例：柔らかい歯固め，幼児用ガラガラ，スクイーズおもちゃ）
- ☐ 四つ這い移動用の布製トンネル
- ☐ シール
- ☐ 粘土，plasticine，造形粘土，フローム（floam；発泡ビーズ粘土）
- ☐ 粘土の型抜き，麺棒など．
- ☐ バブルバスまたはバスフォーム
- ☐ リュックサックまたは財布
- ☐ フィンガーペイント，フィンガーペイントペーパー
- ☐ ロッキングホースなどの揺れ動く乗るおもちゃ
- ☐ 裏庭用のブランコ，滑り台
- ☐ 砂遊び用おもちゃ〔例：squeezable sand（訳者注：スライミーサンドなど，砂と粘土を合わせたような遊び素材），砂絵アートキット〕
- ☐ 押すと振動するぬいぐるみ
- ☐ ファジーパズル（訳者注：紙製の柔らかい素材のパズル），発泡スチロール製のパズル
- ☐ 触って感じる本
- ☐ ボールプール
- ☐ プレイテント，アドベンチャープレイゾーン
- ☐ タクティールマット（触覚マット）
- ☐ 触われるシャボン玉（大きめの泡でゆっくり浮き，長持ちするシャボン玉）
- ☐ 盤面を少し傾けてボールを誘導するボード迷路
- ☐ ジェンガ，エアホッケーなどのゲーム

8

手指の器用さ

　前章で述べた土台は，子どもがより正確な手と指の動作を発達させるための基盤を提供します．そして，そのような技能性に満ち，正確で効率的な手の動作を可能にする能力を「手指の器用さ」とよびます．

　安定性と両手の協調性，感覚を育むための活動を行うことで，子どもたちは学齢期になってもこれらの基盤を発達し続けます．より細かく，より正確な動作は，この基盤をもとにしたコントロールや正確さ，スピードの向上とともに発達していきます．

日常生活スキル

手指の器用さ
握りとリリース
つまみと親指のコントロール
手首の動き
指の協調

安定性	両手の協調性	感覚
両腕や両手のポジショニング，コントロールと筋力に寄与する	より正確な動作ができるように両手を同時に使う	動作を誘導するために両手で触れるものを解釈する

図15

■ 手指の器用さとは

　手指の器用さとは両手を使う時の技術と容易さです．図 16 は，子どもたちが発達させていく，手指の器用さにつながる動作やコントロールの種類を示しています．

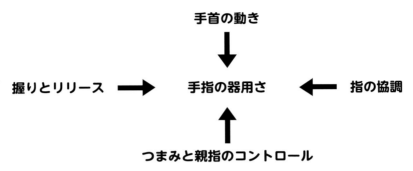

図 16

1. **握りとリリース**：握りとは，手を伸ばし，対象物を手に取り，保持することです．リリースとは，意図的にそれを手放すことです．
2. **つまみと親指のコントロール**：つまみとは，非常に小さなものをつまむために，親指と人さし指の先を対立させる能力のことです．これは握りの発達の最終段階であり，つまみ握りとよばれます．この段階に到達するためには，子どもは親指の動きのコントロールを発達させる必要があります．
3. **指の協調**：微細運動の発達が進むと，子どもは指を別々に動かして協調させることができるようになります．
4. **手首の動き**：手は，手首を動かして機能的肢位をとります．手首の関節は上下運動（伸展と屈曲），左右への運動，そして肘と一緒に前腕を回転させて，手のひらを上下に向ける運動を可能にしています．

　それぞれの領域について，順に説明します．

■ 1. 握りとリリースの発達

● どのように握りとリリースは発達するのでしょうか

握りの発達段階

　新生児があなたの指を握るのは把握反射によるものです．生後 3 カ月～6 カ月の間にその反射は弱まり，赤ちゃんは自分の意思で物を握るようになります．これは随意握りとよばれます．

　最初の数カ月は，赤ちゃんは，物をつまんで保持するのに手全体を使います（これ

は手掌握りとよばれます）．赤ちゃんは，おもちゃを周囲に移動させたり，両手の間を行き来させたり（持ち替えといいます），口に運んだり（mouthing といいます）しながら，自分の手や指に関する感覚情報を得るようになります．小さな物を手に取ろうとする時，最初は，すべての指を使って熊手でかき集めるように，手のひらにかき寄せます（熊手握りといいます）．しだいに，親指と最初の2本の指を使って物をつまむことを習得し〔3指握りもしくは橈側手指握り（手指回内握り）といいます〕，次に，親指と人さし指を使って物をつまむこと〔初期のつまみ握り（指腹つまみ）〕を習得し，最終段階として，親指と人さし指でほんの小さなゴミもつまめるようになります〔高度なつまみ握り（指尖つまみ）やピンチといいます〕．

リリース（手放し）の発達段階

赤ちゃんは最初，手で物を持つことをコントロールできず，意図せず手から離してしまいます．赤ちゃんが，おもちゃを持って口に運ぶと，視線が他の物に移動し，その瞬間におもちゃを落としてしまうというのがよくあるパターンです．乳幼児は物を手に取ったり保持したりするには，その対象物を注視していないとできないのです．徐々に，赤ちゃんは，注視せずとも物を手に取ったり保持する能力を発達させていきます．

リリースの次の発達として，赤ちゃんは片手に持っていた物を離して他方の手に移すことを始めます．これは両手の協調（第6章参照）の始まりです．そして次に，赤ちゃんは意図的に物を落とすようになります．

この段階では，食べ物がしばしばハイ

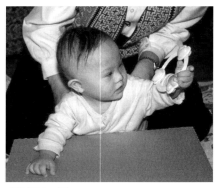

手掌握りの例

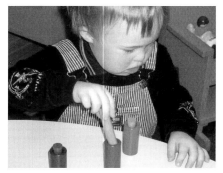

おもちゃを3指握りで持っている．親指，第2指，第3指で握りとリリースを行う．

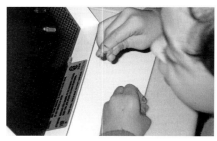

初期のつまみ握り（指腹つまみ）．親指が人さし指に近づくが，まだ先端と先端を接触させることができない．

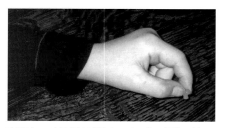

高度なつまみ握り（指尖つまみ）．親指が丸められているため，小さな物をつかむ時に人さし指の先端に触れることができている．

8 手指の器用さ

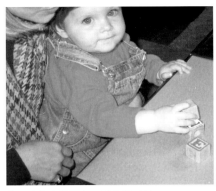

積み木を2個積んで塔を建てる.

チェアの端を越えて床に落とされます！赤ちゃんは落としたり投げたりを繰り返しながら，よりコントロールして行うようになっていきます．そして物を手渡したり，穴の中や固い表面の上に落としたりを楽しむようになります．最初のうちは，落とす際に，おもちゃや手首を支えて行う必要があります．ほとんどの赤ちゃんは，この段階をあっという間に通過してしまうので，気づかれないことも稀ではありません．いったん，赤ちゃんが自分の好きな場所から物を落とすことができるようになったら，物を容器の中に入れたり，積み重ねる練習を導入していきましょう．この練習を重ねることで，赤ちゃんは，さらに動きの正確さを増していきます．

握りの発達段階

1. 手のひらで反射的につかむ（把握反射）
2. 自発的な手掌握り
3. 手のひらを熊手のような形にして握る熊手握り
4. 橈側手掌握り（手掌の親指側で持つ）
5. 橈側手指握りもしくは3指握り（親指と他指で握る）
6. 初期のつまみ握り（指腹つまみ）
7. 高度なつまみ握り（指尖つまみ）

リリースの発達段階

1. 無意識的（不随意的）リリース
2. 落とすことによるリリース
3. 手から手への持ち替え
4. 手全体を使った意図的なリリース
5. 分離した3指握りでのリリース
6. 分離したつまみ握りでのリリース

● ダウン症のある子どもの握りとリリースはどのように発達するのでしょうか

ダウン症のある子どもたちは，握りのパターン獲得の遅れがあることや動作の質に違いがあることが，研究者たちによって明らかになっています（24）．

握りの発達の特徴

ダウン症のある赤ちゃんは，生後4カ月頃から生後10カ月頃の間に，把握反射が

消失し，その間は随意握りができるようになります．筋緊張が非常に低いので，物を保持するための筋力が発達するまでに時間がかかるでしょう．また，物へリーチするために両腕を持ち上げたり動かしたりすることはさらに難しくなります．これは，第4章と第5章で説明したように，筋緊張が低く安定性が低下しているからです．

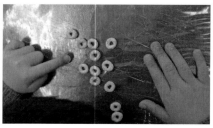

つまみ握りが発達する前は人さし指をチェリオスに近づけ，手のひらにすくい込む．

ダウン症のある子どもは，幼児期に，他の子どもよりも，すべての指を使って手のひらで物をすくって取り上げる段階（熊手握り）が長期化する傾向があります．また，親指と最初の2本の指を分離させるようになるまで，長い期間（1歳半〜3歳半頃まで）がかかり，物を保持する時は手掌握りを使います．親指を人さし指の先端に触れるように曲げることができないので，非常に小さい物を取り上げることが難しいのです．ときどき，親指と第3指を一緒に使いますが，それは，彼らにとって，第3指のほうが親指と先端どうしを触れさせやすいからです．人さし指と親指を使ったつまみは，通常，親指のコントロールと位置調整の上達（1歳半〜4歳頃）に引き続いて発達します．

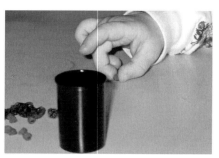

親指と第3指を使ったつまみ握りは，ダウン症のある幼児では珍しくない．親指を人さし指の先端に当てるのが難しいためである．

ダウン症のある子どもは幼児期に，ときどき，小さな物を取り上げようとした際，親指を手のひらの中に折り込みます．これは，正常な発達段階であり，親指のコントロールが発達し，親指を他の指先に触れる位置に持っていくことがで

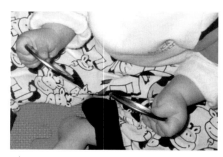

ダウン症のある幼児は，物をつかむ時に親指を手のひらに折り込んでしまうことがある．この赤ちゃんは，左手の親指は下に折り込んでおり，右手側は伸ばした状態で出している．親指を下にして握るのではなく，外に出して握るように促す．

きるようになると変化していきます．もし2歳半を過ぎても変わらず親指を折り込むようであれば，物を渡す時に親指の位置をそっと調整して，親指を折り込まないようにしてあげてください．

ダウン症のある子どもたちでは，各握りのパターンを獲得する年齢に大きなばらつきがあることが研究によって明らかになっています．例えば，レーズンをつまみ握りでつかめるようになるのは，月齢15カ月〜42カ月の間とされています．もしお子

8 手指の器用さ

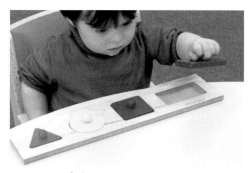

この子は，パズルのつまみを親指と人さし指の方向に向けることはできているが，まだ熊手握りでつまみをつかんでいる．

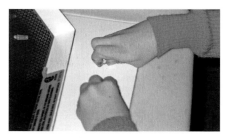

親指の筋緊張が低く，関節の可動性が高いため，多くのダウン症児は，親指を曲げて指尖つまみをすることが困難である．Benik のハンドスプリントやキネシオテープを使用して，親指の関節をサポートすることができる．

さんが，次のステップの握りのパターンに進むのに何カ月もかかっていたとしても心配する必要はありません．ただし，次のステップに進む機会は与え続けてください．

リリース（手放し）の発達の特徴

　物を落としたり投げたりすることは，微細運動の発達の正常な段階です．ダウン症のある子どもたちの中には，この発達段階が長く続く子もいます．手に取った物を何でも投げてしまう子どもの傾向は，親や介護者をいらだたせることがあります．通常，これは行動学的にダウン症のある子どもが長期間「つまずく」可能性がある段階であると説明されています．もし何でもかんでも投げてしまう場合，この段階で身につけることが推奨される認知スキル，例えば輪っかをかけたりはずす，パズルをする，といったスキルを習得することができません．

　物を何でもかんでも投げてしまうこの行動は，お子さんが物をリリースするための運動コントロールを欠いているために行われる，初期の発達パターンであるかもしれません．お子さんは，腕を振ると手首が下がり，自動的に指が開いておもちゃがリリースされることを学習しているのかもしれません．物を投げることを楽しんでいる場合も，物を投げることによって注目を集めたくて行う行動としてパターン化した結果である場合もあります．また，「投げられる」ものと「投げられない」ものとの区別がついていないこともあります．

　赤ちゃんのおもちゃには，底に吸盤がついていて，テーブルの上で動かないようにできるものもあります．大きなおもちゃやこうしたおもちゃを用いることで，何でも投げようとする気持ちを抑えることができます．また，「流れに身を任せる」という手もあります．すなわち，誰も傷つけない柔らかい投げられる物を用意し，投げるゲームを考案して，交互に投げたり落としたりします．例えば，発泡スチロール製のブロックを，高い椅子の縁から床に置かれたバケツに落とす遊びなどを行います．

　ペグに輪っかをかけたりブロックを容器に入れたりする微細運動の最中は，子どもがイライラしないように，より上手にコントロールして物をリリースする方法を教えてあげる必要があるかもしれません．子どもが物投げをする段階は，親にとって非常

にがっかりさせられることが多い時期ですが，これは段階であり，いずれは過ぎ去る
ものであることを忘れないでください．次に，子どもが「握り・リリース」のスキルを
身につけるための具体的な活動について説明します．

■ 握りとリリースの発達を援助する

● 握りの練習

おもちゃを握る

乳幼児に最適なおもちゃは，握りやすく，両手で持ち替えしやすく，赤ちゃんの口
に入れても安全なもので，例えば，取っ手やリングのついた柔らかいガラガラなどで
す．スクイッシュ (Skwish) のガラガラやオーボール (O ball) がその一例です．ベ
ビーカーやチャイルドシートに取り付けるタイプのおもちゃは，リングで連結されて
おり，それ自体が握る力の発達によいものです．お子さんの年齢が上がるのに合わせ
て，さまざまな形，大きさ，重さのおもちゃを与えて，さまざまな把持パターンを練
習させてください．

力強い手掌握り（パワーグリップ）

子どもは，物の表面につかまって身体を引っぱり上げて立ち上がる際や，家具の上
を這ったり，上ったりする際に，手を力強い掌握握り（パワーグリップ）（訳者注：包
丁を持つ時のグーの形の手を想像するとわかりやすいです）にして行っています．子
どもは，この力強い握りを使って，円筒形のハンドルやおもちゃを手指で取り囲んで
持つことができるようになります．こうした握り動作は，親指の関節を強化し，親指
と他の指との分離（指が別々に動くこと）を促し，小さな物を手に取れるようになるた
めの準備がなされていきます．手のひらに物をのせた時に，親指と人さし指の間に物
が置かれているか確認しましょう．前述したように，ダウン症のあるお子さんの中に
は，手のひらで物を持つ時に，親指を人さし指の横に折り込んでしまう子がいます．
これは親指の関節のコントロールや，親指の先端と人さし指の先端を合わせる能力
（指尖つまみ）の発達の遅れにつながることがあります．

親指と他指で取り囲むように持つのに適した物品の例として，以下のようなものが
あります．

1. 取っ手のないカップ：親指はカップの周りに沿わせて持つ必要があるタイプ
   です．
2. プラスチックハンマーやそのほかのおもちゃの道具
3. プラスチック製の旅行用歯ブラシホルダー
4. 小さなボール
5. 粘土や plasticine（シリコン素材の粘土）で作られたボール
6. 取っ手がついたおもちゃ

8 手指の器用さ

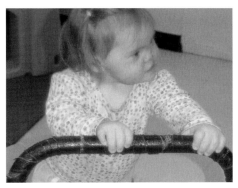 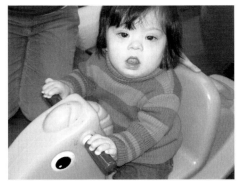

（左）トランポリンのバーを握るためにパワーグラップを使用している．（右）パワーグリップでハンドルを握ることで，子どもの手の形を整えたり，強化することができる．

7. おもちゃの車や芝刈り機，初期の歩行用手押し車などの押すおもちゃ

持って叩く

手のひらをしっかり握ることができるようになったら，おもちゃを持って叩くことを通して腕の動きをコントロールすることを学ばせつつ，握る能力を強化します．ハイチェアに座っている時におもちゃでトレイを叩いたり，大人の膝の上に座ってテーブルの上を叩いたりします．叩くのに適している物品は，スプーンやガラガラなどです．おもちゃの打ち込み台（→ p.66 の写真）は，子どもがプラスチックのハンマーでペグやボールをはめ穴に打ち込むもので，持って叩く練習にもなります．

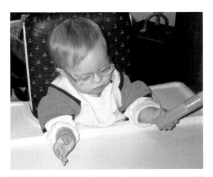

子どもがおもちゃを持って叩くのは正常な発達段階であり，これにより握力を強化し，手首の動きを発達させることができる．

容器から物を取り出す

子どもとは，物を元の場所に戻すことよりも，取り出すことのほうが好きです．私たちの誰もが，家の中の引き出しや戸棚，財布の中が空っぽになっていて，その中身が床に散らばっているのを見つけることのほうが，元の場所に戻されているのを目にすることよりも多いことを知っています！　この「空っぽにする」段階で，子どもは，さまざまな大きさや形のものを把握するパターンを身につけます．私は，プラスチック容器をすべてキッチンの低い戸棚に置いています．幼児期のサラは，これらの容器をすべて取り出しては，丁寧に分別するのが大好きでした．1つずつ分けて収納することで，親指や指先の器用さが養われることがわかったので，キッチンの床が散らかっても我慢しました．ときどき，レーズンの小箱などの小さいものを容器の中に入れておいて，サラに取り出してもらうということもしました．

家庭には，お子さんが物を取り出す練習となる活動が数え切れないほどあります．赤ちゃんは通常，入れ物から中身を取り出すことから始めます．例えば，瓶からブロックを取り出す，おもちゃのスクールバスから小さな人形を取り出す，といったことです．ここでは，未就学児向けの活動に発展させられそうないくつかのアイデアを紹介します．

1. 型はめおもちゃを入れ物のビンから取り出す．
2. バケツからブロックを取り出す．
3. ドールハウスや，フィッシャープライス社のおもちゃのバスなどから，人形を取り出す．
4. ペグボードからペグを取る．
5. スタッキングリング（積み重ねリング）を支柱からはずす．
6. つまみのあるパズルピースをパズルボードから取り出す．
7. 裁縫箱から糸巻きを取り出す．
8. 下駄箱から靴を取り出し，ペアを揃える（靴を履いてみるのも忘れずに―これも楽しいことです！）．
9. 小物入れの引き出しを開け，物を取り出し，カテゴリーごとに再分別する（年長児向け）．

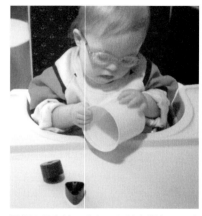

最初のうちは，赤ちゃんは容器をひっくり返して中身を空にする．その後，手を容器の中に伸ばして，1つずつ物を取り出すことを身につける．

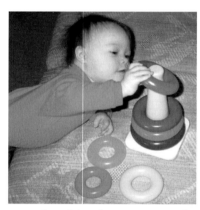

スタッキングリングは，はめたりはずしたりができるようになり始めた頃におすすめのおもちゃである．

3指握り（橈側手指握り）を促すおもちゃ

上記のような活動を通して，子どもは徐々に手の動きを洗練させていき，親指と2本の指（示指と中指）を分離させて，物を取ったり離したりすることができるようになっていきます．この段階では，この「3指握り」を促進するおもちゃで遊ぶと効果的です．もし，子どもがおもちゃに近づいて遊びたそうにしている場合は，おもちゃを握って持ち上げることを教えてあげてください．私は，握って持ち上げる時には3指で握るという子どもをたくさん見てきました．

3指握りを促すためのおもちゃや活動には以下があります．
- スクエアブロック
- 大型ペグ
- 大きなツマミのあるパズル
- デュプロブロックや同様の連結式組み立ておもちゃ

- 小さなおもちゃの車やトラック
- ビーズテーブル
- フィッシャープライス社の小さなフィギュア
- マーカーペンのフタを戻す（マーカーのフタは3指握りで外すにはきつすぎるので，ダウン症のある幼児はマーカーのフタを手全体を使って外すことが多いです）．
- プラスチック製の調味料入れ（お米など楽しい音の出る物を入れます）
- 冷凍ジュースの缶のフタのような平らな円盤状のものは，3指握りを促すので，つまみ握りの準備をさせるのに適しています．缶のフタに布を貼り付けて，異なる質感を持たせることもできます．それを使ってプラスチック容器の上部に開けた切り込み（スロット）に入れる練習をさせることもできます．

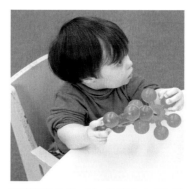

写真のおもちゃは，親指と人さし指の間を開いたり丸めたりすることを促すリングがついており，3指握りを習得中の幼児に適している．

● リリース（物を離す動作）の練習
落とす練習

落とすことは，自発的なリリースの第1段階です．子どもは，手を一気に開いて離す，という落とし方をします．まだ，精度をコントロールするのに必要な正確な手の動きができていません．落とす活動の例をいくつか紹介します．

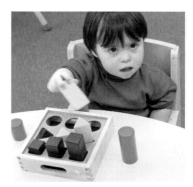

ペグとブロックは3指握りを促進し，より正確さが求められるつまみ握りへの準備となる．ブロックを穴に入れたり，テーブルの上に置くことを通して，リリースのコントロールが磨かれる．

1. 浴槽におもちゃを落とす：バスタイム中に行う，やる気の出る楽しい活動です．ゴム製のアヒルや類似のおもちゃ，スポンジなどをお湯に落として水しぶきを上げます．そしてお子さんに同じことをさせます．
2. ゴム製のおもちゃをハイチェアのトレイの上に落としたり，ハイチェアの縁から下に落としたりする：赤ちゃんは椅子の横から物を落とし，それがどこに行ったかを探すことが楽しいものです（この時，物体の永続性（→ p.11）についても学習しています）．
3. 金属製のボウルにおもちゃを落として音を鳴らす，または落とすと音が鳴るおもちゃで遊ぶ．

"Give it to Mommy/Daddy"（"パパやママにちょうだい"をする）

赤ちゃんが，コントロールしながら物を置く方法を学ぶのに役立つ活動です．赤ちゃんは自然に「ママやパパにあげる」という段階を経ていきます．親の要求に応じて

自分のおもちゃを親に手渡すことに大きな喜びを感じるのです．安定性が必要な動作なので，まず親の手におもちゃを下ろし，それからおもちゃをつかんでいる手を離すというステップを踏みます．ダウン症のあるお子さんがこの時期にきたら，一緒に練習して，子どもが手渡した時のあなたの喜びようを見てもらいましょう．すぐに手渡しで返してあげて，同じことを繰り返します．

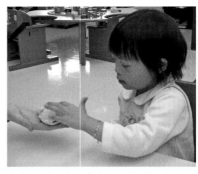

大人の手の中におもちゃを置いたところ．

このルーティンが確立されたら，お子さんに「ママ・パパのために，テーブルの上にそれを置いてごらん」と声をかけてみます．子どもがテーブルに物を置く時に，親はそのおもちゃを握る準備をします．徐々に，テーブルがお子さんとあなたとの間の移行場所となり，お子さんは，テーブルの上におもちゃを置けば，あなたがそれをテーブルの上に置き返してくれることを学びます．最初のうちは，おもちゃから手を離す際に，安定のためテーブルの縁に手首をのせて手首を支えるということが必要かもしれません．

物を下に置く練習

次のステップとしてコントロールしながら垂直に物を置くということをします．上記のお子さんに物を手渡しで渡してもらう活動は，この活動のための準備にもなっています．多くの子どもにおいて，手渡す，落とす，容器に入れる，下に置くというリリースの各ステップは，ほぼ同

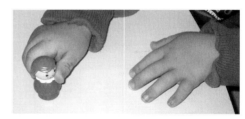

物をまっすぐに置く動作は，子どものコントロール力を高める．

時期に行われるものであるため，通常はそれぞれのステップごとに練習のための活動を計画する必要を感じていないことでしょう．しかし，リリースのコントロールに細かい調整が必要で，段階を追って具体的な指導を必要とするお子さんもいます．このことは，特に，筋力が非常に低く，安定性が低いために腕の動きをコントロールすることが難しいお子さんに当てはまります．

物を下に置く際のリリースのコントロールを習得する方法は，何ページにもわたって提案できるほどたくさんあります．総じて，お子さんが興味をもつようなおもちゃや日用品を使う活動をおすすめします．具体例としては，以下のようなものがあります．

1. 飲んだらコップをテーブルに置く：コップの中身の量を少なめにしたほうがより成功しやすくなります．必要に応じて，重みのあるカップ（Tommee-Tippee cupなど）を使用すると，子どもが平らに置かなくても，自然とバランスをとっ

てまっすぐの位置に戻ります．
2. 浴槽におもちゃを落とし，拾って浴槽の側面に置く方法を子どもに実演する．そうすると，そのおもちゃは再び"ダイブ"する準備が整うわけです！
3. おもちゃのガレージセットなどを使って，傾斜のある場所でミニカーを放し，転がり落ちる様子を見る．
4. フィッシャープライス社の人物フィギュアをテーブルや床の上に立てて置く．
5. 塩・コショウ入れをまっすぐに立てて置く．
6. ボウリングゲームをするために，おもちゃのボウリングピンを床に立てて置く．

物を容器や穴の中に入れる練習

物を手に取り，容器に入れることは，子どもたちが正確にリリースすることを学ぶための正常な発達段階です．おもちゃを使い終わったら片づけるなどの日常生活活動の中で取り入れることができます．また，以下のような活動で，物を容器に入れる作業を行うことができます．

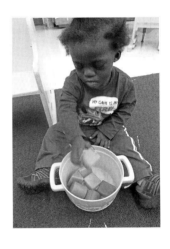

1. お子さんが落とすことを覚えたのと同じおもちゃを使って，箱や袋，ボウル，容器に落とすことを実演します．例えば，ブロックをいつも置いてある箱に落としたり，あるいは金属製のボウルに落とすと，音が鳴るので，よりやる気が出るかもしれません．
2. プラスチック製の食品容器やテニスボール缶の上部に丸い穴を開け，ピンポン玉や小さなプラスチック玉を落とします．振ると面白い音がします！ 穴の大きさはボールより大きくして，ボールを入れやすいようにします．
3. おもちゃの中には，リリースの練習になるものがたくさんあります．例えば，わが家にあったフィッシャープライス社の煙突のある家は，人物フィギュアを煙突に落とすと反対の下側から出てくるようになっていて，サラは大喜びしていました！
4. ペグボードの穴に大きなペグをはめるのも，この段階に適したアクティビティです．
5. 型はめおもちゃ（訳者注：さまざまな形のパーツを適合する形の穴に差し込むことで形などが学べるおもちゃ）は，差し込んだパーツが穴の中に落ちていく時に音が鳴るタイプのものも含め，物を穴の中に入れる

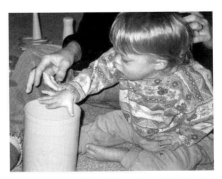

女の子は，手首を容器の縁で支えて，ブロックを手放す準備をしている．これは，正確なリリースを学ぶための正常な発達段階である．

ことを学び始めたばかりの子どもにとっては，難しすぎるのが普通です．型はめおもちゃは，形を合わせたり，向きを変えたりする必要があるので，もう少し大きくなって，形を合わせるという概念を学ぶ準備ができた時に行うとよいでしょう．音が鳴る型はめおもちゃは，おおいに子どものやる気を引き出します！円形のものは最も簡単なので，子どもたちが最初にマッチングできるよ

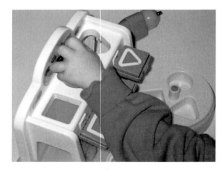

コントロールしながらのリリースを習得するための次の段階は，特定の形の穴に差し込むことである．

うになります．次に，正方形や三角形，そしてより複雑な形の順です．お子さんは，おそらく，穴の形に合わせて正しく差し込めるようになる前でも，形の識別はできるようになっているでしょう．三角形のブロックは三角形の形の穴にフィットすることはわかっていますが，それを回転させて調整しながら穴の中に入れるのには手助けが必要かもしれません．イライラしないように，必要なら手伝ってあげてください．

物を積み重ねる練習

正確なリリースの習得に必要な次の段階は，物を積み上げることができるようになることです．ブロックタワーをどれだけ積み上げることができるかは，多くの発達検査で評価される定番項目です．典型的な発達では，14カ月ごろに2個，2歳までに6個，3歳までに10個のブロックを積み上げることができるようになるといわれています．

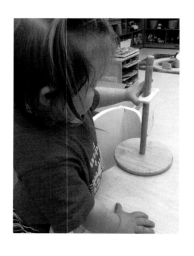

お子さんのブロックを積み上げる能力をみることで，肩，腕，手首，手の動きのコントロールの達成度や，課題に対する認知的理解力の程度を知ることができます．

ブロックを積めるようになるための準備として，以下のような活動を行います．

1. ペグにリングを積み重ねる：フィッシャープライス社のスタッキングリングなどのおもちゃや，手作りの代替品（付録2参照）を使用します．
2. 床に大きなブロックやティッシュ箱，靴箱などのタワーを積み上げる：もちろんタワーを倒す楽しみも与えてあげましょう！
3. 文庫本を重ねる．
4. フルロールのトイレットペーパーを積み重ねる．
5. マグネット・ブロックを積み重ねる：磁石でブロックが固定されるので，子ども

がイライラすることがありません.

6. Bat-tat Sort and Stack セットなどのスタッキングカップ(積み重ねカップ)を積み重ねる：お子さんが大きさの区別がつくようになり，順列に重ねることができるようになるまでは，カップを1つずつ手渡してあげるとよいでしょう．
7. 小さなブロックを積み重ねる．

パズルをする

パズルでは，子どもは正確にリリースすることが求められます．また，パズルをすることで，マッチングの概念や視覚的な認識も身につけることができます．以下に発達過程の順序に沿って，利用可能なパズルの使用ガイドを記載します．

1. ピースが大きめで，数が3〜4個しかない木製または発泡スチロール製のはめ込みパズル：木製のものには，ピースを取りはずしたり戻したりする時につかむための大きなつまみがついています．1つのピースを取りはずして，また元の同じ場所に戻すことを教えます．次に，2つのピースを取りはずして元の位置に戻す，ということを行っていきます．パズルの形に名前をつけ，「バナナを入れているね」など，何をしているのかを説明してあげます．
2. 発泡スチロール製や木製のパズルで，数個のピースを組み合わせて1つの絵を作るパズル．
3. ピースの数が多めで，つまみが小さめの木製のはめ込みパズル(Simplex社製など)：子どもたちはこのタイプのパズルを最初に経験することが多いです．しかし，初めて行うには難しすぎるパズルかもしれません．まずは最初に紹介した2種類のパズルを試し，お子さんがそれぞれの形のピースがはまるのは1つのスペースだけということ，また，きちんとはめ込むには少し動かしてみないといけないということを理解できるようにしましょう．その後，小さめのつまみのあるパズルに進みますが，これはつまみ握りの練習にもなります．
4. 木製，厚紙製，発泡スチロール製のパズルで，パズルボードにパズルのピースと同じ絵が描かれ，ピースと同じかたちの縁取りや枠があるもの．
5. 枠や縁取りのないピースが組み合わされたパズル：発泡スチロール製，木製，厚紙製などがあり，難易度もさまざまです．

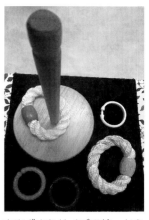

さまざまなサイズの輪っかをペグに積み重ねる．

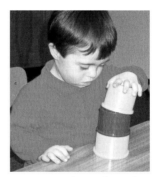

スタッキングカップは，大きさの識別，正確なリリース，親指のコントロール，そして楽しさを学べる．

| Profile | エミリー |

　エミリーはバブルバスが大好きな活発な3歳児です(何事にも夢中になり，毎晩のようにバブルバスが必要なようです！)．バスタブにお湯を入れながらバブルバス液を入れるのが大好きなのですが，ついつい入れすぎてしまうので，お母さんはバブルバスの瓶のフタを，シャンプー瓶のフタに付け替え，フリップトップと小さな穴があるものにしました．お風呂に入るたびに，エミリーはフタを跳ね上げ(指の力を強化します)，容器を絞って浴槽の中に少しずつ入れていきます(手と指の力を強化します)．そして，手でお湯をかき混ぜてもっと泡を作ります(手首の運動となり，肩や体を安定させながら手首や手を動かします)．お風呂に入っている間，彼女はカラフルなスポンジを使って浴槽の側面や縁を"掃除"するのを楽しみます．彼女はスポンジから水を絞り出して雨を降らせることもできます(手の筋肉を鍛えます)．また彼女は，お風呂の中で片手でボトルを絞って(手と指の筋力を向上させます)，ボトルの中身を手に持っている注ぎ用のカップや容器に入れます(手首の動きと安定性を向上させます)．

■ 2. つまみと親指のコントロール

　最初，赤ちゃんは物を握ったり離したりする際に手全体を使います．成長するにつれて，正確さとコントロールが必要なほとんどの活動において，親指，人さし指，中指を使い始めます．最も難しい握り方はつまみ握りで，これは親指と人さし指を対立させて非常に小さな物をつかむ能力です．

　子どもたちは最初に，親指と人さし指の側面または付け根を寄せてつまむ方法を学びます(これは指腹つまみとよばれます)．指先同士を使って，例えばテーブルの上のまっすぐなピンをつかむ時のような動作は，指尖つまみとよばれます．この握りは，ダウン症のある子どもたちにとって特に難しいものです．なぜなら，このつまみ肢位では親指の関節が過伸展となる(後ろに反る)ため，握りが不正確になりがちだからです．前段階の力強い手掌握り(パワーグリップ)と3指握りのための活動を行い，親指の関節の正しい位置とコントロールを発達させることで，つまみ握りを使用する活動に必要な親指の強さを構築することができます．

● おすすめの練習

手づかみ食べ

　サラが，つまみ握りを発達させるための活動で最もやる気に満ちて取り組んだのは，小さな食べ物をつかむことでした．ブルーベリーやチェリオスが彼女のお気に入りでした！　練習に使用できる食べ物の例には，柔らかいパンの小さな切れ，柔らかい果物を小さく切ったもの，炊いたごはんの粒などがあります．もし子どもがテーブ

ルの上の食べ物をつかむことができない場合は，その一つを手に持ち，必要に応じて子どもの親指と人さし指を導いて，それを取る手助けをしてあげてください．実際，最初は，私はサラのためにチェリオスを半分に割り，それを少しの牛乳で柔らかくしてあげる必要がありました．彼女は小さな物をつかむ微細運動スキルを発達させる準備はできていましたが，丸ごとの乾いたチェリオスを何とか食べるだけの口腔運動スキルは未発達でした．一部の小さな食べ物は窒息の危険があるため，使用すべきではありません．これにはピーナッツ類，丸ごとのぶどう（小さなピースに切り，種を取り除くとよいです），そしてホットドッグのスライスが含まれます．あなたが判断する必要があります．もし子どもが，小さな食べ物を食べるのに難しさを感じる場合は，この活動を行わないでください．

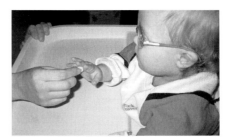

小さな食べ物を手に取って差し出すと，子どもの指先でつまもうとする動作を誘導しやすくなる．

小さい物をつまむ

子どもが口に入れるべきでないものを口に入れてしまう時期を過ぎたら，小さくカラフルなクラフト素材やビーズなど，つまみ握りが必要な小さな物体で遊ぶことが始められます．この遊びは，お子さんが，もはやおもちゃを口に入れなくなる3歳レベルの発達年齢に達するまではお勧めできません．

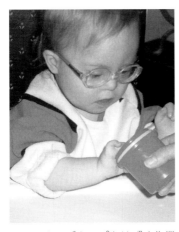

スタッキングカップをはずす作業は，親指と指を使った3指握りを促す．

スタッキングカップ（積み重ねカップ）

お子さんに対して，スタッキングカップやプラスチック容器を投げるのではなく取り外して分けるように促します．これらを積み重ねる活動が難しい場合は，まだ行う必要はありません．積み重ねることがまだ難しい場合でも，カップどうしを入れたり出したりする練習をすることによって，サイズの違いについて学ぶことができます．異なるサイズのプラスチック容器やプラスチックカップを組み合わせて，自分だけのスタッキングカップを作ることもできます．

スロットに挿入する

スロット（細長い穴）に物を放り込むためには，子どもは対象物を親指と指でつまみ，手首を安定させる必要があります．子どもにとっては最初は，対象物を垂直なスロットではなく，水平なスロットに入れるほうが簡単でしょう．なぜなら，垂直なスロットでは手首を回転させる必要があるからで

す．別の動作が加われば，通常，その活動はそのぶん，難しくなります！　以下の活動を試してみてください．

1. ジュース缶のフタ（または類似の円盤形のもの）を，容器の中に重ねて入れる．
2. ポーカーチップやコインを貯金箱に入れる．
3. 駐車メーター，公衆電話，新聞販売ボックス，または地域にある他のコイン式機械にコインを入れる．
4. コネクトフォーというゲームをする．

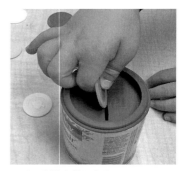

コインを貯金箱に入れる．

可動部のあるおもちゃ

小さなパーツを操作したり移動させたりできるおもちゃは，子どもたちに 3 指握りやつまみ握りの使用を促します．ただし，これらのおもちゃの多くは窒息の危険性があるため，お子さんが口に入れる心配がないなど，安全に遊べる年齢になっている必要があります．以下は，そうしたおもちゃの例です．

- 組み立てるおもちゃ（ティンカー・トイ，レゴブロック，Mechano Junior，K'nex，または Construx）
- 手足が動く人・動物のフィギュア（Playmobil，Little Tykes など）
- 小型ペグボード（Lite-Brite がその例ですが，ペグをはめ込むのが難しく，子どもはイライラしてしまうことがあります）
- 戦艦ゲーム
- ミスター・ポテト・ヘッド
- 操作レバーがついたおもちゃのトラックや車（ダンプトラックなど）

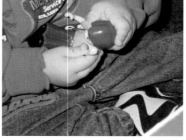

写真の手足の動くフィギュアは，遊びの中で子どもの個々の指の動きを促進する．

手の力をつける活動

子どもがつまみ握りで小さな物をつまんで離せるようになって，この動作が安定してできるだけの力がつけば，のちに書字などの活動に役立つようになります．以下は有効な活動の例です．

- かりっとしたパンやベーグルから小さなかけらをちぎり取る．
- 粘土や Plasticin を指先で小さく引きちぎる．
- プチプチ（気泡付き梱包材）をはじく（子ども一人で行わせないでください！）
- レゴブロックの分解

8 手指の器用さ

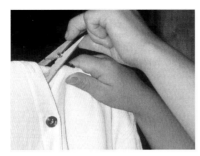

洗濯バサミを絞ることで，年長児のつまみ握りを強化することができる．

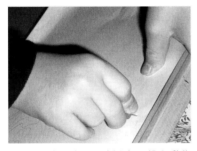

コルクの掲示板に画鋲を押し込む動作は，つまみ握りを強化する．

- 洗濯バサミを絞る（物干し竿に服をかけたり下ろしたりするのを手伝う）．
- ペンやマーカーのキャップをはめたりはずしたりする．
- 楊枝をチーズやマシュマロ，粘土などの固いものに刺す．
- ポップアダイス（押すとサイコロが振られるプラスチック製のドーム）が使われているゲーム：「Frustration」「Trouble」など．
- バンドエイドの裏を剥がして，人形や自分に貼る．
- ファスナーをつまみ，上げたり下げたりする．
- スプレーボトルと水鉄砲を用いた活動：親指と指で絞る動作は，親指と手の小さな筋肉を鍛えます．スプレーボトルで泡を吹いて飛ばすのも楽しい遊びです．窓や鏡を掃除したり，植物に霧吹きをかけたりをお手伝いとして行うこともできます．

3. 指の協調を発達させる

赤ちゃんが，手について学ぶ方法の一つは，指を別々に動かすことです．赤ちゃんは指を突きだしたり，指さしたり，熱心に見つめたり，といった指遊びをします．第7章で説明しているように，感覚遊びは，子どもが指を別々に動かす能力を発達させるのに役立ちます．また幼児や就学前児童は，動きや指遊びを伴う歌やリズムを楽しみます．本章の後半でいくつかの指遊び歌を載せてあります．この段階は，子どもが指の動きを発達させるという，すばらしい段階です．

各指を別々に動かす能力は，靴ひもを結ぶことや缶切りを使うこと，コンピュータキーボードを使うことなどの，多くの自助スキルで重要です．指の個々に分離した動きと指どうしの協調により，作業療法士が使う用語で，一つの手の中で物を操作すること（指で鉛筆の位置調整をする，など）を指す「インハンド・マニピュレーション（手の内の操作）」ができるようになります．

第5章では，体と肩の安定性について説明しました．微細運動の発達において，**手指の器用さ**がこのレベルまでくれば，先に紹介した3つの安定性の一つである**手の安定性**を発達させます．手指の器用さと指の協調を必要とする多くの日常活動では，手の小指側は固定に働き，手の親指側が協調運動を行います．鍵をかけること，書くこと，缶切りを使うことなどを考えてみてください．これらの活動を行う

109

際，通常，私たちは第 4 および第 5 の指を動かさずに安定させたままにして，親指，人さし指，中指を動かします．

● おすすめの練習

指さしをする・指で突く

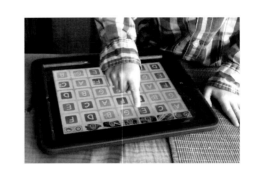

指さしと指で突く活動は，手の協調性をより複雑なものに発達させるための第 1 歩です．指さしをする際，子どもは人さし指を単独に使い始めます．人さし指だけで指さしをし，手の残り部分は固定させています．子どもがすべての指を伸ばして指さしをしていたり，親指を使って指さししている場合は，やさしく誘導して，人さし指以外の指を曲げて，人さし指だけで指さすようにさせます．体の部位や本の中の物や人物を指さす（例：「ママはどこ？」，「犬はどこ？」）といった行動に加えて，年齢に適した iPad ゲームで指さしを使うこともあります．これには非常にやる気を出すことがあります．子どもが指さしている対象や人物に名前を付けることが，共同注視と言語発達を促進します．

指さしで指を個別に使えるようになると，子どもは指を穴や開口部に突っ込むようになります．子どもたちは，指を穴に突っ込むことに非常に興味を持つので，通常，多くの励ましは必要ありません．安全に指を突っ込むことができる機会の例として，以下があります．

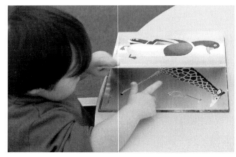

ダウン症のある子どもは，このように親指と人さし指の両方を使って指さすことも，親指だけを使って指さすことも珍しくない．親指を閉じるように促すと，ダウン症のある子どもによく見られがちな手のひらが平らになってしまうことなく，手のアーチを作ることができる．

- フィッシャープライス社のおもちゃのフィギュアは，底に小さな穴が開いていて，小さな指で突くのに最適です．
- デュプロブロックの穴
- 指遊び絵本
- 指人形
- おもちゃの電話ダイヤル（の穴）
- 衣類のボタン穴
- ペットボトルのフタ

感覚活動を行う

第7章で説明した感覚活動は，感覚認識と感覚識別を育て，それに基づいて子どもは手のさまざまな部分から入力される感覚情報を認識できるようになります．これらが，手の異なる部位を，一体化させてではなく，別々に動かす能力を身につける基盤となります．

1. シェービングクリームなどの感覚素材で遊んでいる時，子どもに指を広げたり，寄せたりするように促す．
2. リボンや糸の一部を子どもの指の外側や内側にすべらせ，個々の指を感覚的かつ視覚的に意識させる．
3. 砂やとうもろこしの粉を手いっぱいにすくって，それをゆっくりと指の間からこぼれさせる．

ボタンやスイッチを押す

ほとんどの子どもたちは物のスイッチをオン・オフすることが好きです．家庭でこれを行うと，お子さんが個々の指の動きと親指のコントロールを発達させるのに役立ちます．家庭での活動の例として，以下のようなことができます．

- 電気のスイッチのオン・オフを行う（おそらくお子さんを持ち上げてスイッチに手が届くようにしてあげる必要があります）．
- 家に入る時に玄関のドアフォンを鳴らす（楽しみとして）．
- エレベーターのボタンを押す．
- 電話のボタンを押す．
- テレビやDVDリモコンのボタンを押す．
- 押すと飛び出すおもちゃで遊ぶ．

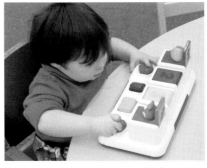

子どもは親指と指の動きで，飛び出すおもちゃのつまみを押したり回したりしている．

物まね歌と手遊び歌

就学前児童は，物まね歌と手遊び歌が大好きです！ 子どもたちは楽しく動作を模倣したり，指の協調を発達させることができます．「Wheels on the Bus（「バスの車輪」）」「If You're Happy and You Know It（「幸せなら手をたたこう」）」「Eensy Weensy Spider」など，就学前プログラムで歌われるおなじみの物まね歌から始めてみましょう．これらの歌を通して，子どもは動作の模倣を学びます．

模倣が理解でき，お子さんが多くの動作を自分で覚えたら，手遊び歌を歌えるようになるでしょう．手遊び歌は，指を別々に動かすことを強化します．以下に手遊び歌の例を，発達レベルの流れにほぼ沿った順序で記載します（訳者注：ここで紹介されて

いる手遊び歌は YouTube で検索して見ることができますが，日本でおなみじみの手遊び歌もたくさんあるので試してみてください）．

1. Round and round the garden
庭をぐるりと一周して
テディベアのように（子どもの手のひらであなたの指をぐるぐると回す）
ワンステップ，ツーステップ（指を子どもの腕の上へと歩かせる）
この下をくすぐってあげる！（お子さんの脇の下をくすぐる）
（※子どもの番としてあなたに同じことをしてもらいます）

2. I have ten little fingers
私は 10 本の小さな指をもっている
それらはすべて私の一部（すべての指をくねらせる）
私は指にさまざまなことをさせることができる
強く閉じさせたり（握りこぶしを作る）
大きく開かせたり（指を伸ばして手を広げる）
組ませたり（両手を組む）．
そして，隠れさせたり（両手を背中に回す）
高くジャンプさせたり（両手を挙げる）
低い位置でジャンプさせたり（両手を下げる）
転がすことができる（手をくるくる回転させる）
そして，ちょうどいい具合に折りたたむ（手を重ねて膝の上に下ろす）

3. Two little blackbirds【2 羽の小さな黒鳥】
2 羽の小さな黒鳥が
壁に腰掛ける（両手の人さし指を持ち上げる）
1 羽の名はピーターで
もう 1 羽の名はポール（両指を順番に小刻みにくねらせる）
飛んでいけ，ピーター（片手を背中に回す）
飛んでいけ，ポール（もう片方の手を背中に回す）
戻ってこい，ピーター（最初の手を戻し，指をくねくねさせる）
戻ってこい，ポール（もう片方の手を戻す）(23)

4. Where is Thumbkin【おやゆびさんはどこだ】
おやゆびさんはどこだ，おやゆびさんはどこだ（両手をグーにして拳を背中に隠す）．
ここにいるよ，ここにいるよ！（両手の親指を立て，前に突き出す）
今朝の調子はどう？．
元気だよ，ありがとう（片方の親指をくねらせ，もう片方の親指もくねらせる）．
逃げろ，隠れろ，逃げろ，隠れろ（親指を折り曲げて再びグーの形に戻す）

（※続けて，各指も同様に行っていき，それぞれ立てて，くねくねと動かします．歌では，人さし指はポインター，中指はミドルマンまたはトールマン，薬指はリングマン，小指はベビーまたはピンキーと名付けられることが多いです）

5. Here is the beehive
これが蜂の巣（拳をかざす）
ミツバチはどこにいる？
誰も見えないところに隠れている
いま，彼らは巣の外に出てくる
1匹，2匹，3匹，4匹，5匹！（指を1本ずつ立てる）
ブーンブーンと！（指をくねらせ，（相手を）くすぐる）

6. One, two, three, four, five Once I caught a fish alive
1，2，3，4，5（こぶしから指を1本ずつ離す）
ある日，生きたまま魚を捕まえて
6，7，8，9，10（もう一方の手の指を1本ずつ持ち上げる）
そしてまた逃がしたんだ
なぜ逃がしたの？
私の指を噛んだから，
どの指を噛んだの？
右手のこの小指（小指をくねらせる）

本を持つ・指さす・めくる
　本が子どもにももたらす多くの利点は，よく知られています．早い年齢から本と触れ合うことは，言語能力，認知概念，そして世界認識を発達させるのに役立ちます．本は，子どもが微細運動スキルを発達させるのにも役立ちます．
  1. ボードブックは，ページが破れるということがなく，子どもたちが手に持ちやすく，めくりやすいので，赤ちゃんや幼児に最適です．
  2. 両手で本を開いて持つことは両手の協調に適した活動です．
  3. 絵を指さすことは，指さしや絵の認識を発達させます．
  4. 就学前児童は，『Spot the dog』などのめくるしかけ付きの本を楽しめることでしょう．これらは，子どもたちに次に何が起こるかを予測させるのに役立ちます．私は，本のしかけがダウン症のある幼児には持ち上げにくいことがあると気づきました．その場合，お子さんに代わってしかけを持ち上げてあげるのではなく，しかけの端を折り返すか，しかけにディバイダータブ（学校のバインダーの分類用シール）をつけて，持ち上げやすくしてあげます．
  5. 押したり引いたり，回したりするタブがついている絵本も簡単に手に入ります．タブを引きすぎて破れることがありますので，セロハンテープでタブを補強してみてください．

6. 子どもは成長するにつれて，紙の本を見るようになります．左手で本を開いて持ち，親指で次のページがめくれてこないように押さえることで，親指のコントロールの練習になります．

カードゲームをする

カードを手に取ったり保持したりすることは，手の安定性と指の協調を発達させるのに役立ちます．カードを使った活動の例は以下のとおりです．

1. カードを1枚ずつ拾って，箱にしまう．
2. カードを1枚ずつ拾って，もう片方の手に持っているカードの列に加える．
3. カードを配る：お子さんが配るのが遅くても(サラもそうです！)，辛抱強くなるように努めてください！ カードを配ることは，学童期の児童にとって高度な微細運動活動になるだけでなく，順序立てや数を数える学習にも適しています．
4. ゲームをする際にカードを扇状に広げて持つ：これが難しい場合は，プラスチック製のカードホルダー(主に高齢者が使用することがあるもの)を使用してみてください．これはオンラインでの購入のほか，おもちゃや補助器具の販売店で入手できるかと思います．

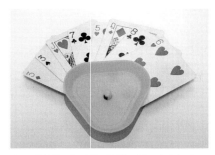

カードホルダーがあれば，ゲーム中にカードを持ったり離したり，足したりするのが難しい子どもでも，簡単にできることもある．

ゲームプレイ

多くの市販のゲームは，指の動き，特に人さし指の動きを使用してプレイする必要があります．一部の例を挙げると，「Don't Wake Daddy」「Ants in the Pants」「Rebound」「Kerplunk」「Hungry Hungry Hippos」といったゲーム，およびスピナーを使用するゲームなどがあります．

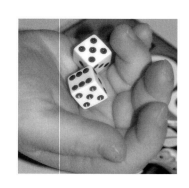

家事に参加する

家庭でのあらゆる日常的な活動は安定性と両手の協調性の発達の機会を提供するだけでなく，手指の器用さや個々の指の動きとコントロールを促します．サラは8歳くらいの頃，鍵でドアを開けることやドアの取っ手を開けることなどに夢中になっていた時がありましたが，こうしたことが手指の器用さの向上に貢献しました．あまり急いでいない時には，彼女が自分のパンやトーストにバターを塗ることもありました．バターを塗ることは手の安定性を発達させ，これは，のちに靴ひもを結ぶことや

缶切りを使う時に役立ちました．子どもが使用するナイフは，安全な先の丸い小型のナイフにしてください．

電子レンジのボタンを押すことは，指の協調だけでなく，調理スキル，数の認識，そして時間感覚を発達させます．同様に，テレビのリモコンを使用したり，電話番号を入力することは，指のコントロールと数字を用いたスキルの学習に役立ちます．ビデオゲーム（適度に使用された場合）は，子どもの指の動きのコントロールとスピードの向上に役立つことがあります．

着せ替えゲーム

子どもが大人用の手袋を試着するという，着せ替えゲームを行います．これにより，子どもは各指を別々に動かして，それぞれの指穴に入れることができるようになります．ファスナーやボタンを留める動作では，指を別々に動かし，手の残りの部位を安定させる能力が必要です．着替えや自助スキルに関する具体的な戦略は，第10章で解説します．

手の内の操作

手のひらに集める（スクィーリング）

片手でいくつかの小さな物を一つずつ拾って手の内に取り込み，さらに保持することは難しいことです．なぜなら，手で2つのこと（つまむことと保持すること）を同時に行うからです．小さな物を手のひらから指先に移動させることを，作業療法士は「トランスレーション（移動）」とよんでいます．これらの活動は，良好なつまみ握りのできる年長児に適しています．初めは他方の手による補助が必要な場合もあります．活動の例は以下のとおりです．

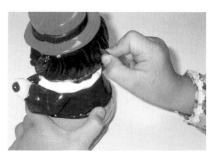

写真は，つまみ握りで手の中に保持する時の母指の丸め方を示している．垂直の溝（スロット）にコインを入れるためには，写真で示されているような手首のポジショニングが必要になるため，通常，水平の溝にコインを入れる場合よりも難度が上がる．

1. ゲームやおもちゃの小さな部品を片付ける際，部品を1つずつ拾って，手の中に取り込む：手から部品があふれ出る前にどれだけの部品を拾えるかに挑戦するゲームにしてみてください．
2. おつりを数えるのを手伝わせるために，子どもに一度に1枚ずつ硬貨を拾わせ，手に持たせる．
3. レーズンを1粒ずつ拾って片手いっぱいに集め，はじける匂いを楽しんでもらう．
4. 子どもが小さな物を拾って手の中に複数持てるようになったら，もう片方の手を使わずに，それらを一度に1つずつ手から取り出してもらう：これは，片手いっぱいに持ったコインを駐車メーターや自動販売機に1枚ずつ入れたり，ビー玉をビー玉転がしに一つずつ放す際に行う動作です．

5. 「Don't Spill the Beans（ビーンズをこぼさないで）」といった，複数の小さな部品を手のひらに持ちながら一つずつ置いていく動作が含まれたゲームを行う．

手の内で回転させたりずらしたりする

インハンド・マニュピュレーション（手の内の操作）には回転（指で手の中の物体を回す）や移動（指で手掌上の鉛筆などの物体を上下に動かす）も含まれます．以下はその一例です．
1. 箸を指の間で調整する．
2. 指を使って鉛筆を取り上げ，調整する．
3. 両端の色が異なるフリップクレヨンを使用する：子どもは片手だけでクレヨンをひっくり返して，もう片方の端に切り替えるということを試します．

Profile　アレクサンダー

9歳のアレクサンダーは，家族の公認の「パン焼き係」です．毎朝，彼はトーストを作る責任があります．まず，パン袋のツイストタイをねじって，袋を開封します（指の協調を発達）．そして，パンをトースターに入れ，レバーを下げます（指の力の発達）．トーストが焼けると，彼はそれにソフトバターやマーガリンを塗ります（手の安定性の発達）．トーストにはちみつをつけたい人がいれば，彼はナイフをはちみつ瓶に浸したのち，はちみつが垂れなくなるまで指でナイフを振ります（個々の指の動きの発達）．最初は少し散らかしましたが，アレクサンダーは毎日の練習によって，指のコントロールがかなり向上し，それが学校のいくつかの課題（例えば，切ったり貼ったりする作業など）にも反映されているようです．

■ 4. 手首の動きの発達を促す

私たちの手首は手を機能的にまた精密に動かすため，手の位置を決め，また手を安定させます．肘は内側・外側にしか動かないのに対し，手首は左右方向や上下方向に動き，また手のひらを上に向けたり下に向けたりするのにも寄与しています．自分の手のひらが上向きになるようにひっくり返して，砂が手に注がれているかのようにかまえてみると，手

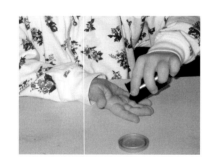

はくぼんでいくつかのアーチを作り，少し「お椀の形」になるのがわかります．

ダウン症のある幼児では，前腕を回旋（外旋）させて手のひらを上向きにして「お椀」

の形にすることが難しいことがあります．手が"アーチ"を形成せず，そのため，手は見た目に平らであることがよくあります．これは手の筋緊張が低い場合に珍しいことではありません．

私たちはペンを持って書く時，通常，手首を上に曲げて（伸展させて），手を最も書くのに効率のよい場所に位置付けます．手首をこのように配置することは発達上の進化であるため，非常に幼い子どもでは，手首はまっす

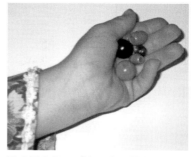

手の甲をテーブルの上に置くことで，手のひらに物をのせることができる．

ぐになっています．ダウン症のある子どもでは，微細運動の活動中，自動的に手首を伸展させた肢位にしない子もいます．手はこの肢位において最も効率的に動くことができるので，子どもに手首を伸展させることを身につけさせれば，スピードとコントロールが向上する可能性が高まります．

● **おすすめの練習**

遊ぶ・食べる

幼児は遊びや食事の中で手首の動きを発達させ始めます．手に持っているものをよく見ようとしたり，口に運ぼうとしたりして手首や前腕を動かします．スプーンで食事をする際も手首の動きが必要です．もしもこれが幼い子どもにとって難しい場合，手首の動きが発達するまで傾斜のあるスプーンを使用すればよいでしょう．成長するにつれて，子どもはおもちゃ（特に組み合わせ可能なピースを持つおもちゃ）やパーツを配置するのに，手首を回転させて行うようになります．

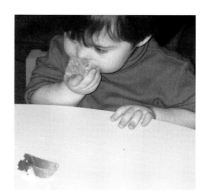

手首の回転は，通常，遊びや食事の最中に自然に行われる．

"Give Me Five"

これは手首を回して手のひらを差し出すと"5"がもらえる（訳者注：タッチしてもらえるという意味です）という，なじみ深く楽しい挨拶遊びです．タッチの位置を「上，下，横」とバリエーションを取ることで，腕の動きの正確さを向上させます．

感覚遊び

砂や乾燥した豆，マカロニなどを子どもの手のひらに注ぐことは，子どもに手首を回し，手のひらを「お椀」の形にするのを促すことになります．子どもが両手を合わせてお椀の形を作るようにすれば，より簡単にできます．

粘土・plasticine 遊び

粘土遊びには手首の動きを鍛えるさまざまな方法があります．たとえば，粘土の玉を手のひらでつぶして平らにすることは，手首の伸展を促進します．同様に，粘土をめん棒で伸ばすことも手首の伸展を促します．

イーゼルでお絵かきをする

イーゼルや黒板などの垂直な表面を使用すると，色塗りをしたり絵を描く時に手首の伸展を促進します．表面は子どもの目の高さに設定するのが理想です．同じ手首の動きを，壁に絵の具を塗ることで練習することもできます（これは試みるかどうかはあなた次第です！）．

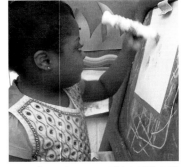

イーゼルに座っている時の手首の機能的肢位．

自助スキルの練習

日常のさまざまな活動で，子どもに手のひらをくぼませ，手のひらを上に向けることを教えましょう．

1. 子どもが毎日ビタミン剤を摂る場合，ビタミン剤を子どもの手のひらに注ぐ（または自分で注がせる）ようにする．
2. 髪を洗う際に，シャンプーを手のひらに絞り出す．
3. 液体石鹸やローションを手のひらに絞り出す．
4. キッチンで手伝っている場合，鍋に入れるための塩を子どもの手のひらに注ぐ．
5. Smarties のキャンディや M & Ms のマーブルチョコを分けてもらいたいということほど，手のひらを上に向けるモチベーションとなるものはありませんね！

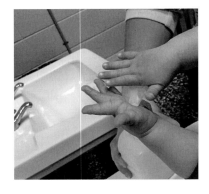

年少の子どもの中には，手のひらで物を持つことができない子もいます．この場合は，ビタミン剤を摂るといった日常活動であれば，薬瓶のフタを子どもの手のひらに持たせてみましょう．これにより，子どもの手はビタミン剤をキャッチするのに適した位置（ポジション）に配置されます．このポジションを日々行い，強化することで，自分で手のひらをくぼませて物を持つ能力が発達します．

水筒を使う

子ども向けに，さまざまなカラフルでフタ付きの飲み物用コップがあります．フタの中にストローがあり，ストローを露出させるためにフタを回す必要があるタイプを検討しましょう．子どもはフタを回す際に手首を左右に動かすことが求められます．

家事活動

手首の動きを促進するものをいくつか下記に記載します．
- 瓶のフタを開ける．
- 鍵を回してロックする（例：Chicco社のおもちゃの鍵）．
- ドアノブを回す．
- つまみを回す（例：食器洗い機や洗濯機のつまみ）．
- かき混ぜる（例：グラスに入ったチョコレートミルクを混ぜる）．
- 振る（例：サラダドレッシングやフルーツジュースの瓶，または「開封前によく振ってください」と書かれたあらゆる瓶を振る）．
- 振りかける（例：スパゲッティにパルメザンチーズを振りかける）．
- 少量の魚の餌を手に取り，金魚鉢に振り入れる．
- 生地やパイクラストを伸ばす．
- コンピュータマウスを動かす．
- 携帯タイプの鉛筆削りを使う．
- 歯磨き，髪の毛のブラッシング，ペットのブラッシングを行う．

おもちゃとゲーム

手首の動きを促進するゲームの例として，以下があります．

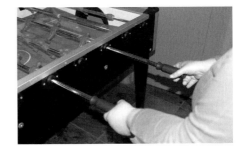

- ゲーム中にサイコロを振り，カードを持つ：これは手首を回すことを促進します．
- フリスビーを投げる（子どもは手首を下にひねり，そして上にひねります）．
- 小さなお手玉を片手からもう一方の手に投げる（それをキャッチするために手のひらを上に向け，投げるために手のひらと手首を下向きにします）．
- スリンキーで遊ぶ：手のひらを上に向け，スリンキーを両手で持ちながら片側からもう片側に滑らせます．
- タコ糸を糸巻きに巻きつけたり，ほどいたりする．
- ラケットゲーム（卓球，バドミントン，テニス）をする．
- Foosball（訳者注：サッカーの盤ゲーム）をする．
- 磁石のダーツゲームで遊び，手首を後ろに引いてダーツを放つ．

楽器の演奏

シェイカー，マラカス，ベル，ドラム，タンバリンはいずれも手首の動きを使います．お気に入りのCDに合わせて，自分の楽器で演奏するのはとても楽しいことです！

■ 手指の器用さについてのまとめ

　　子どもたちが手指の器用さを発達させる過程には主に4つの発達パターンがあります．

1. 手首でのコントロールが増え，手首を回して手のひらを上向きにすることが可能となり，手首を手の機能に合わせた位置に保ちながら，精密な手技を行う能力が向上します．
2. 物を握る動作とリリース（物を離す動作）のパターンは，手のひらで握ることから親指と指先を使って握る段階へと発展します．
3. 親指のコントロールが高まり，親指を人さし指と対立させる能力が向上します．
4. 指の運動コントロールが向上し，指がお互いに分離して動くようになり，子どもは手のさまざまな部位を使って多様な動きを行うことができるようになります．

発達を促すおもちゃリスト

握りとリリースの発達
- ☐ お風呂のおもちゃ
- ☐ アクティビティセンターやフロアジム（いわゆるベビージム）
- ☐ 積み木，発砲スチロールのブロック
- ☐ 積み重ねリング／積み重ねカップおよびそのほかの積み重ねるタイプのおもちゃ
- ☐ 型はめおもちゃ
- ☐ 作業台または工具のおもちゃセット
- ☐ パズル（子どもの発達レベルに応じて大きなつまみがあるもの，スポンジパズル，小さなつまみがあるもの，組み合わせ可能なピースのパズルなど）
- ☐ おもちゃのショベル
- ☐ Baby Discovery toy（フィッシャープライス社）（訳者注：赤ちゃんがつかんだり押したりすることで，さまざまな感触，音，動きを楽しめるおもちゃ．日本にも同様の知育玩具がたくさんあります．）
- ☐ フィッシャープライス社の小さな人物フィギュア（例：スクールバスのおもちゃ）
- ☐ ボール迷路（幼児用には大きなボール，年長児用にはビー玉）

つまみと親指のコントロールの発達
- ☐ ペグボード（発達年齢に応じて大きなペグまたは小さなペグ）
- ☐ Battleship や Lite Brite といった盤ゲーム
- ☐ ブタの貯金箱
- ☐ Etch-a-Sketch などの描画おもちゃ
- ☐ ビーズのひも通しセット

□ 粘土，plasticin
□ スタンプ台
□ デュプロブロック，レゴブロック，ティンカー・トイ，Mechano やそのほかの組み立てセット
□ ビーズテーブル(カラフルなビーズを有色ワイヤーに沿って移動させるもの)
□ Tweezer games(ピンセットでビー玉をつまみ，動かすゲーム)
□ Squirt guns(水鉄砲)；絞ると泡のボールが飛び出すおもちゃ

指の協調の発達
□ アクションフィギュア(トランスフォーマーなど)
□ 動かせる人や動物のフィギュアやリトルタイクス社，プレイモービル社，フィッシャープライス社などの人形
□ 着せ替え人形とその服
□ 簡単なカードゲーム
□ 楽器(おもちゃまたは本物)：ピアノ，リコーダー，サックス，ギター，またはバンジョー(弦楽器)
□ パペットおよび指人形
□ 本：ボードブック，めくる絵付きの本，飛び出す本，タブのついた本や絵本など
□ おもちゃのダイヤル電話，折りたたみ式の電話
□ 子ども用のテーププレーヤー
□ Connect 4，Ants in the Pants，Ker-Plunk，Mr. Potato Head などのゲーム
□ 糸工芸
□ 手袋
□ おもちゃのキャッシュレジスター
□ 着せ替えパズル

手首の動きの発達
□ フリスビー
□ レインボーキャタピラー(動く歯車)
□ スリンキー(Slinky)
□ お手玉
□ 飲み物入れ
□ バレル・オブ・モンキーズ(Barrel of Monkeys)
□ ラケットゲーム
□ 楽器(ベル，シェイカー，マラカス，タンバリン)
□ 磁石のダーツゲーム
□ おもちゃのサッカーボール
□ バブルワンズ(大きなシャボン玉を作るおもちゃ)

■ ハンディバスケット：用意しておきたいおもちゃと活動

　サラが幼かった頃，私は，プラスチックかごにさまざまな活動物品を入れて，手近に用意しておくことが役立つと感じました．下に表で示した活動は，サラが，「彼女のかごで遊ぶ」機会があればいつでも，取り出せるように用意しておいたものです．これらの一覧表をコピーして貼り付けておけば，親御さんは子どもの手指の器用さの発達を助けるのに役立つ活動の一般的なアイデアを，すばやく参照することができます．

ハンディバスケット：誕生～2歳

手の発達指標	おもちゃ・活動	発達するスキル
手を見る	手の届くところに吊るされたおもちゃ	手を振る，視野内で手を動かす
手を伸ばす	ガラガラ，握って振るための取っ手があるおもちゃ	握って保持する，腕全体を動かす，安定性
手のひらで握る	口に入れても安全なおもちゃ	感覚探索
両手で持ち替える	両手で簡単に握れるおもちゃ	両手を連動させる
手首の親指側で握る	ブロック，容器，大きなペグボード	親指のコントロール，指を使って握る
おもちゃを置く	ペグリング	正確な配置とリリース
遊びに両手を使う	シンプルな操作用おもちゃ（例：分解できるビーズ，デュプロブロック，アクティビティボックス）	両手を協調させて引き離す，組み合わせる
指の分離した動き	リボン，毛糸，糸，ボードブック，突っ込む穴のあるおもちゃ	指の感覚認識，指さし，指で突くこと
手で物を動かす / 回す	はめ込みパズル，型はめおもちゃ	指の協調，手首の動き

ハンディバスケット：2歳～4歳

手の発達指標	おもちゃ・活動	発達するスキル
正確な配置とリリース	ブロック，積み重ねリング，ペグボードのペグ	物を正確に整列させる，位置づけ（ポジショニング）およびリリース
親指と人さし指を使ったつまみ握り	小さな物を握って離す（例：レーズン，チェリオス，つまみのついたはめ込みパズルのピースを取りはずす）	つまみ握りおよびリリース，親指の強さ
手首の回転	注ぐ活動（水遊び，手のひらに物を注ぐ活動）	前腕と手首を回して，手の位置決めをする
クレヨンの手掌握り	マーカーやクレヨンを使った文字を使用しない活動	クレヨンの初期の発達段階の握り
クレヨンの橈側回内握り	描くこと，色塗り，絵を描くこと	鉛筆の握りパターンの次の発達段階
一側手の優位的使用が増える（ただし，持ち替えは頻繁にする）	両手を必要とする活動，ただし，両手は互いに異なる動きをする（例：ティンカー・トイ，パイプクリーナーに大きなビーズを通すなど）	両手の協調，利き手の発達
指を分離させて物を操作する	粘土（転がしてヘビやボールを形作る，小さくちぎる），絵本，指人形，ハサミを使う	手の小さな関節の動き，手の感覚
クレヨンの3指握り	書くための準備活動	手に視覚運動のスキル（書字，鉛筆のコントロールと移動など）を学ぶための準備をさせる

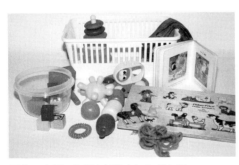

月齢5カ月～2歳を対象としたおもちゃ

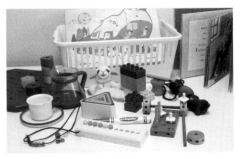

2歳～4歳を対象としたおもちゃ

ハンディバスケット：5歳～8歳

手の発達指標	おもちゃ・活動	発達するスキル
3指握り	チョーク，マーカー，クレヨン，絵筆を使った塗り絵やアクティビティブック	3指握りで筆記具を持つこと，線を引いたり色を塗ったりすること
手首の回転	財布の使用，コインを手に取り出す，小瓶や瓶の使用，おもちゃの鍵を回す	物の受け皿として手のひらを「お椀」状に形成すること，手首の回転と速さをコントロールする能力
正確でスピードが向上したつまみ握りおよびリリース	小さなビーズをつなげる，貯金箱にコインを入れる，洗濯バサミ，小さなレゴパーツ	親指と人さし指の力，より速く，より自動的な動き
一方の手を優位的に使い，もう片方の手は補助として使用する	縫物活動，ビーズをつなぐ，ステンシルをなぞる，シールブック，万華鏡，組み立てるおもちゃ（例：レゴブロック）	利き手の発達，両手を協調して動かす，補助手は微細な調整ができるようになる
小さな関節の運動コントロール	粘土を転がして小さなボールを作る，鉛筆を削る，小さな動くおもちゃを操作する（例：プレイモービル社の人物フィギュア），スナップボタンを留める，ボタンを留める，ファスナーを上げ下げする，小さな円を描く，ハサミで角や曲線を切る	手の小さな関節の動きの感覚認識，指の力，異なる指を使って異なる動きをする，物を体で支えずに手の内で回す能力

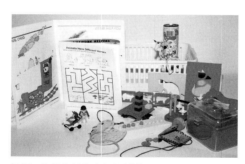

5歳～8歳を対象とした活動

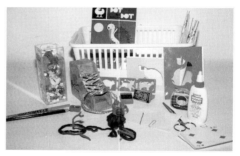

9歳～12歳を対象とした活動

8 手指の器用さ

ハンディバスケット：9歳〜12歳

手の発達指標	おもちゃ・活動	発達するスキル
個々の指の自動的で迅速な動き	ボビーピンをカードにつける，大きな安全ピンを開閉する，スカーフの結び目をつくる，硬い靴ひもを結ぶ，パイプクリーナーをねじる，ビニールのワイヤーをしばったりほどいたりする，テープの一部をちぎりとる，カードに輪ゴムを二重に巻きつける，ペーパークリップをカードにつける	手の機能的活動のための小さな動きの精密なコントロール
手の内での操作（インハンド・マニュピュレーション）	手のひらにコインを持ち，同じ手で，1枚ずつ手のひらからコインを取り出し，貯金箱に入れる，カードをシャッフルする，硬いひもやパイプクリーナーを編む，反対の手を使わずに消しゴムを使うために，鉛筆を手の中で回す（他の手を使わずに）	手のあらゆる筋肉の発達
自動的な視覚運動スキル	点結びの本，書字，お絵かき，または色塗り，ハサミを使って小さな形を切り取る，工作活動	視覚運動スキルの洗練が，文章表現のスキルの発達に役立つ．

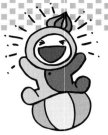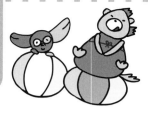

9

日常生活スキル：
学校で行う課題

　微細運動スキルの「家モデル」の図を見ていただくと，あなたのお子さんが学校に通い，新しい課題に取り組む際に，それまでに積み上げてきた土台の構成要素や手指の器用さの能力を活かしていることがわかるでしょう．学校に関連する活動では，発達中の手指の器用さを用いるだけでなく，手指の器用さを視覚スキルや知覚スキルと協調させることが子どもたちに求められます．視覚情報と運動情報の協調は，視覚−運動の統合，あるいは目と手の協調とよばれます．

学校の課題：視覚運動スキル
ハサミで切る／
書くための準備／文字を書く／
描画／色塗り／
筆記体を書く／
コンピュータの使用／
電子機器の使用

手指の器用さ
鉛筆や他の筆記具を握る／
ハサミを持つ／協調動作／
手の小さな関節の動き／
指の協調／
手首の動き

安定性
身体をまっすぐに伸ばす／
両手を見るのに適切な
位置に頭部を位置づける／
肩，肘，手首で
手の安定を保つ

両手の協調性
片手が利き手となり，
他方の手が補助手となる

感覚
形や文字を書く際の
手の動きの感覚記憶

図17

9 日常生活スキル：学校で行う課題

　視覚運動スキルは眼球運動や視知覚，微細運動スキルの協調を必要とする課題や活動です．本章では視覚運動活動として，ハサミで切る，書く準備，絵の具で書く，色を塗る，書く，文字を書く，コンピュータや個人用電子機器を使用する活動について述べます．

　微細運動スキルのモデルが視覚運動スキルにどのように適用されるのかを見ていきましょう．積み上げられてきた土台の構成要素と手指の器用さの能力が，視覚運動の発達を促進します．

ハサミで切る

　ハサミで切るスキルは，以下に示すように多くの下位レベルのスキルによって遂行される高次の微細運動スキルです．

- 両手の協調性：補助手は紙の位置を調整し，利き手がハサミを調整して紙から形を切り取れるようにします．
- 安定性：全身や肩の安定性によって，子どもは両手を正確に動かすことができます．
- 感覚：関節や筋の受容体からの感覚フィードバックによって，正確に切るために必要な細かい調節がなされます．
- 手指の器用さ：手首の回転によって，手を親指が上にくる肢位にして，体の正中に配置することができます．親指をコントロールして，ハサミの刃を開くことができ，手全体を動かすことなくハサミを操作できます．手を安定させることによって，親指を人さし指に向かって押し当て，手の残り部分を固定させてコントロールを提供し，ハサミの刃を開閉することが可能になります．

　子どもたちは幼い頃からハサミを経験し始めます．その後の数年間にわたって土台の構成要素と手指の器用さのスキルを発達させていき，効果的で，効率的なハサミの持ち方や使い方を習得していきます．

ダウン症のある子どもたちのハサミで切るスキルはどのように発達するのでしょうか

　ダウン症のある子どもたちは，通常，他の子どもたちと同じ順序でハサミの使い方を学んでいきます．しかし，低緊張（ヒスポニア）や親指の動きが困難なことが理由で，ハサミの操作の習得が難しい子もいます．

　ハサミを初めて使う時，子どもたちはよく両手でハサミを持ちます．これは正常なことで，物の探索段階です．片手でハサミを持つようになると，通常，手掌と親指を下に向けて体から離して持つ，回内位の握り方をします．その際，指を広げて持つこともあります．この手指の位置ではチョキンと切ることさえ困難です．もしあなたの

127

お子さんがこの発達段階にあるのなら，角や曲線，あるいは直線を切り取ることができると期待しないでください．単に難しすぎるのです．

お子さんは徐々に手首を回転させ，腕を正中上に持ってきて，親指を上にして手掌をもう片方の手のほうに向けることを学んでいきます．この肢位では，ハサミを閉じる際，親指が人さし指に向かってより効果的に動くことができ，よりコントロールしやすくなります．正中上の位置でハサミを持てるようになるにはまだ時間がかかるでしょうし，たとえ正しい位置に手を置いたとしても，親指の動きのコントロールがまだ成熟していないために，ハサミの刃の開閉が難しいかもしれません．ダウン症のある子どもは親指の力とコントロールが発達するまでは，手全体を使って開閉動作を行うかもしれません．ハサミの指穴に人さし指と中指を一緒に入れようとする子どももいますが，安定性が増すので問題ありません．この段階では，自動で開くハサミを使用するのも有効です(後述)．

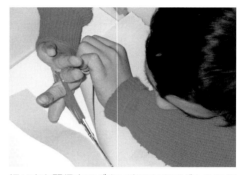

切り方を習得中のダウン症のある子どもたちによく見られるハサミの握り方．親指の動きをコントロールできず，ハサミの開閉操作をすべての指を使って行っている．腕が回転(回内)しているので，紙の下側ではなく横側から切り始めている．

最初は肩と肘の動きを使ってハサミを操作します．子どもたちはこの動きを徐々に洗練させ，大きな関節を固定して，手首と手の小さな関節でハサミを動かすようになっていきます．

ハサミで切ることにおける補助手の役割は重要ですが，よく見過ごされます．あなた自身で複雑なパターンの切り抜きをやってみて，どれだけ補助手で紙を回転させたり位置取りしているかに，注目してみてください．補助手による紙の位置調整がなければ，ハサミで切ることは非常に難しいと理解されることでしょう．最初は，ダウン症のある子どもたちにとって，片手で紙を保持したり位置調整することは困難な作業です．お子さんがイライラしないように，紙を持つのを手伝ったり，紙の両端をテープで止め，残りの部分はテーブルから浮かせるなどして，ハサミを入れやすいようにしてあげてください．

■ ハサミで切るスキルの発達を促す

微細運動スキルの発達の章で紹介されている活動は，お子さんがハサミで切ることを学ぶための準備として役立ちます．ハサミで効率よく切るためには，身体と肩を安定させ，両手の動きを協調させる必要があります．さらに，第8章「手指の器用さ」で紹介している活動は，お子さんの手首の回転や親指のコントロール，手の安定性といった，ハサミで切るために必要な動きの発達を促します．

● おすすめの練習

パペット遊び

ハンドパペットで遊び，パペットの口を動かすことで，ハサミで切る動作をする時の指の開閉動作を子どもに教えることができます．布製のパペットや紙袋で手作りしたパペットがよいでしょう．

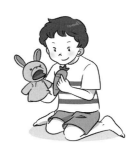

はさむ活動

ピンセットやトングを使って物をはさんで取るゲームをすることで，ハサミで切る動作に必要な親指の動きやコントロールの発達を促すことができます．活動例としては以下のようなものがあります．

1. カットしたスポンジの小片をトングやピンセットでつまみ，水の入ったボウルやお風呂に落とす．
2. 市販の「ギグル・ウィグル (Giggle Wiggle)」のようなピンセットを使うゲームを行う（ギグル・ウィグルは小球をつまみ，くねくね動くイモムシの（手の）上に置くゲームです）．
3. ピンセットを使ってレーズンやマシュマロなどの食べ物をつまむ．
4. バスターやパフブロワーをギュとしぼることも，親指の動きや強さの発達を促す．例えば：
   - バスターを使って水中で泡を作る．
   - バスターやパフブロワーからの空気でボールを動かし，ピンポン玉競争をする．
   - ハサミ操作での親指と他の指の動きを必要とするスプレーボトルや水鉄砲で遊ぶ．

引き裂く活動

紙を細長く切ってお子さんに小さくちぎらせます．多くの子どもたちは，これに興味をそそられるでしょう．なにしろ紙を破ったら，たいていは叱られるのですから！紙の種類によっては（クレープ紙やティッシュペーパーなど）木目があり，一方向にちぎりやすいものがあります．両手で紙片の上部をつかみ，それぞれの手を反対の方向へ動かして紙をちぎる動作は，お子さんが手を正中に持ってくることを誘導し，ハサミで切る操作に必要な手首の動きを促します．

● ハサミと紙の選択

ハサミの選択

ハサミの選択では，お子さんに合うものを見つけるまでに試行錯誤が必要かもしれません．ハサミを選ぶ際のポイントをいくつか紹介します．

1. お子さんの手は小さいと思われるので，ハサミの刃を開くために大きな動きを必要としないハサミを見つけてください．

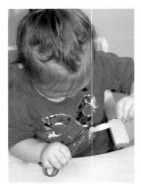
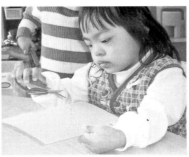

写真のような子どもには,セラプロ(Therapro)社の自動で開くハサミを最初に導入する.

2. ダウン症のある子どもにとって,子どもサイズのつまみのハサミや自動で開くハサミは,初めてハサミを使って切る時に適しています.これらのハサミでは子どもの手は自然と親指を立てた肢位(正中位)になるようになっていますので,子どもはつまむだけで切ることができます.そして,ハサミは自動的に再び開きます.フィスカーズ(Fiskars)社の小さなつまみのハサミや,未就学児用のハサミは一部の子どもたちに有効です.セラプロ(Therapro)社は赤いループ状のハサミを販売しており,小さな手にぴったりで,フィスカーズ社のものより多少つまみやすくなっています.

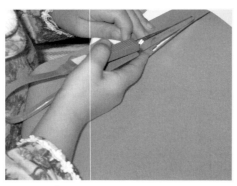
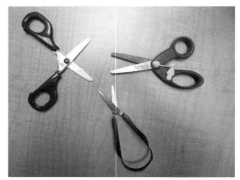

(左)ループ状の(自動で開く)ハサミは,子どもの手を,親指を上側にした肢位に誘導し,自動的に開きやすくするので,切ることを習い始めた時期の操作を簡単にしてくれる.(右)3種類の自動で開くハサミ.

3. 指を入れるループが2つ付いたハサミは,大人が子どもの手の上から自分の手をかぶせて,切るのを補助することができます.
4. プラスチック製の刃よりも金属製の刃のほうが切りやすいのですが,子どもが小さいうちは安全のために先端を丸いものにする必要があります.
5. 子ども用のハサミよりも小さな裁縫用のハサミのほうが切りやすいことがありますが,先が尖っているので注意が必要です.
6. 自動で開く(ループ状の)ハサミは右利き,左利きにかかわらず使用することができます.通常のハサミに移行したら,もしお子さんが左利きであれば左利き用のハサミを見つけなければいけません.右利き用のハサミでは切りづらく,イライラすることがあるからです.

9　日常生活スキル：学校で行う課題

紙の選択

普通の原稿用紙（薄すぎる紙）やポスターボード（硬すぎるもの）よりも，少し重めでコシのある紙のほうが，子どもにとって最初は扱いやすいでしょう．画用紙はよく使われます．私は絵の具の色見本紙やトランプ程度の厚さの紙を好んで使っています．

● ステップ・バイ・ステップで学ぼう

もし，お子さんがハサミや紙の持ち方を習得し始めたばかりであれば，まだ，実際に何かを切り取ることができると思ってはいけません！他のスキルを習得する時と同様に，子どもたちは，発達の過程を一歩ずつ着実に習得していく必要があるのです．

1. **切り取る：短く切る，個々に切り取る．** 子どもに，ほんの少し切るだけで，小さな紙片になるくらいの短い紙を渡します．それだけでも十分意欲的に取り組むかもしれませんし，切った小さな断片を山ほど集めて，あらかじめ描いた絵の上に糊付けしてモザイク画のように仕上げたがるかもしれません．小さな紙片を拾い集めることはつまみ握りにも効果的です．そのほか，一つずつ線に沿って紙を切る活動例には，紙でライオンのたてがみを作ったり，紙のランチョンマットの角を切って形をととのえたり，などの活動があります．ハサミを正確な位置に置く必要があるため，小さな断片を切るよりも難しい活動です．

2. **細い紙（例えば2.5 cmくらい）から始めて，徐々に切る紙の幅を広げる．** 細い紙に同じ方向に2～3回切り込みを入れさせます．小さな四角い紙が出来上がるので，それを糊で貼って形作ったり，描いた絵に貼りつけしたりすることができます．絵の具の色見本紙（ホームセンターで入手できます）は，初めてハサミで切る人に，ちょうどいい大きさです．

3. **紙を半分に切る．** サラと私は，スクラップ紙を半分に切り，ホッチキスで留めてメモ用紙にしていました．これは，サラがハサミで紙を切り取る練習をするのにもってこいでした．

4. **直線に沿って切る．** ハサミをコース上に留まろうとするレーシングカーに見立てて直線を切ります．コース上に留まることは，速く走ることよりも重要なことです！

5. **向きを変える：例えば，図形を切り取る時に斜めに切る．角を切る．** ここでも車の運転を例えとして使うとわかりやすいです．ハサミを道の上を運転する車に例えて，角を曲がる時にハサミを止め，ハサミを回転して向きを変え，紙の位置を調整してからハサミを進ませます．

6. **曲線を切る．** 曲線を切るためには，ハサミと紙の位置を少しずつ調整しながら行わなければなりません．例えば，紙の角から半円を切り取って「紙のパイのピース」を作る活動などを行いましょう．そのパイに飾り付けをしたり，何枚か貼り合わせてホールパイを作ったりすることもできます．

7. **完全な円を切り取る．** 円を切り抜くには，もう片方の手で紙を動かしながら，曲線状に切り進めなければなりません．子どもたちは，曲線や円の切り方の練習を始めると，最初はたいてい2，3本直線を切り，次に紙を少し回して，また

131

直線を切るということをくり返して切り進めます．この切り方では，円形というより八角形のような形になってしまいます．徐々に曲線に沿うようにハサミと紙の位置を調整して切る方法を習得していきます．完全な円を切るための準備として，紙を半分に折り，その折り目から半円を描いてもよいでしょう．紙を折ったまま，半円を切り取ると，開いた時に完全な円になります．

8. **角，線，曲線，円が組み合わさった，複雑なものを切る**．ダウン症のある子どもたちを含め，多くの子どもたちにとって，複雑な切り方は難しいものです．学校の美術の授業やプロジェクトでこのようなハサミで切る動作を行う場合，必要なハサミで切る動作のいくつか，あるいはほとんどを，あらかじめ行っておきます．子どもが，数回のハサミ操作で切るパターンを完成できるようにしておきます．そうすることで，お子さんはイライラすることなく，切る活動ができます．形を切り取る時に，余分な紙を切り取る方法を教えてあげると，非利き手で紙を持ち，位置を調整しやすくなります．

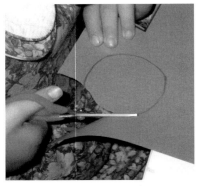

円形を切り取ることのほうが，直線や角を切るよりも，通常は難しい．

書く準備に必要なスキル

■ 鉛筆を握る

　本書では，クレヨン，マーカー，ペン，絵筆など，すべての筆記用具の持ち方を指して「鉛筆の握り方」と表現します．子どもたちは，物のつまみ方の習得と同じ過程で，鉛筆の握り方を習得します．第8章で説明しているように，子どもは手掌とすべての指を一体化させた握り方から，親指と他指，特に人さし指を中心とした非常に細かい指の動きを使った握り方へと移行し，徐々に握り方やリリースの仕方を洗練させていきます．子どもは，これと同じ経過をたどりながら筆記具の持ち方を習得していきます．

　最初は，子どもは鉛筆を手掌で持って書きます．これを**手掌握り**とよびます．鉛筆の先を親指側に近づけて持つ（手掌回内握りとよびます）子どももいれば，小指側を近づけて持つ（手掌回外握りとよびます）子どももいます．

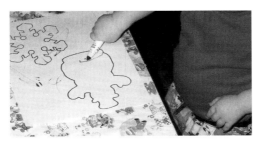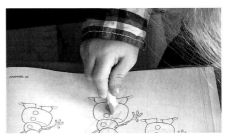

(左)手掌握り．鉛筆使用の習得における最初の発達段階である．(右)手指回内握り．子どもはマーカーを手掌で保持しているが，マーカーの位置決めは親指と他指が行っている．

　徐々に手掌で鉛筆を握ったまま，指を伸ばしていき，指と手掌で鉛筆を支えます．これを「橈側握り」または「手指回内握り」とよぶこともあります．

　次に，鉛筆を手掌から親指と他指の間に出し，親指と指を使ってぎこちない感じで握ります．ほとんど手首と腕の動きを使って動かします．これを静的3指握りまたは初期の3指握りとよびます．

　最終段階として，鉛筆を親指と最初の2本の指先の間に置き，手関節の小さな動きで鉛筆を動かす，熟練した握りを使い始めます．これは動的3指握りとよばれるものです．

　『ダウン症の管理における臨床的展望(Clinical Perspective in the Management of Down Syndrome)』では，ダウン症のある子どもたちが，各鉛筆の握り方を達成する平均年齢範囲を次のように説明しています(76)．
- ■手掌回外握り……………………13〜36か月
- ■手指回内握り……………………24か月〜5歳
- ■静的3指握り……………………4〜8歳

- 動的3指握り……………………5〜12歳

　裏付けとなる正式な研究はしていませんが，私の観察からは本書で紹介しているスキルを発達させる機会が多く与えられれば，私が関わった子どもたちの多くが3歳までに静的3指握りを身につけていることがわかりました．

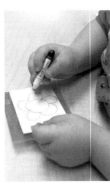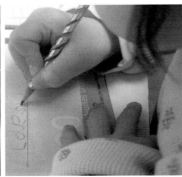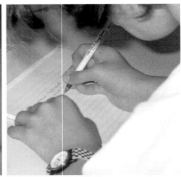

(左)幼児はクレヨンを静的3指握りで持っている．(中央)就学児は，対立した親指と人さし指の細かい動きを使って鉛筆の位置を変えたり，動かしたりする動的3指握りをするようになる．(右)写真の子のように，親指と3本の指を使って鉛筆を持つ4指握りとよばれる握り方をする子どももいる．この子どもにとってはこの握り方が合っている．

■ 発達に合わせて鉛筆の握り方を教える

　幼児期になると，子どもは，クレヨンやマーカーを自然と手掌握りで持つようになります．色塗りをする際は，手掌握りで親指を下にして塗る(手掌を回内します)か，あるいは親指を上にする(手掌を回外します)か，もしくはその両方を交互に行います．この時期で大切なことは，クレヨンやマーカーを使う活動を楽しむことです．お子さんが，どのようにクレヨンを持っているかや，何を描いているかは気にしないでください．子どもがマークしたりなぐり描きしたものに関心を示したり喜んだりすれば，子どもはそれを続けようという気になります．

　その後の1年ほどで，お子さんは鉛筆を持ったままで指を伸ばし始める準備をするでしょう(手指を回内します)．これと同時に，親指と指をより協調的に使うことに集中し始め，遊びにおいて3指握り(橈側手指握り)で物を握るようになります．第8章で紹介している3指握りを促すおもちゃなど，いくつかの活動を遊びの中で行い，このような協調性を促すことができれば，クレヨンの把持もできるようになることでしょう．

　鉛筆の握り方の次の発達段階は，手掌内に鉛筆を置く手指手掌握りから，3指握りに切り替えることです．これは，鉛筆の位置を変えるということです．鉛筆は手掌から離れ，親指と第1指，第2指によって保持・コントロールされ，手の側面に添えられるようになります．これは，鉛筆の握り方の発達において，最も大きな変化です．

お子さんが新しい感覚を試しているうちは，この2つの鉛筆の握り方が頻繁に入れ替わるのは，ごく普通のことです．お子さんは，3歳半くらいから，さまざまな場所で3指握りを使うようになるでしょう．未就学児や学齢期の子どもたちに，鉛筆を手掌から離して3指で握るよう誘導するうえで，私が有効と感じた方法をいくつか紹介します．

1. 手掌に何かをのせて，子どもに感覚的な手がかりを与えることが必要な場合があります．そんな時に役立つのが，「フィンガークレヨン」です．このクレヨンは，手のひらで握る丸い球の部分と，3指で握る尖った端で構成されています．
2. クレヨンやチョークは，長いものよりも短いものを使います．通常の長さのものであれば，手掌で握れてしまいますが，短くて手掌にフィットしないものを与えられると，子どもは親指と指を使った3指握りをします．
3. 三角形またはそれに類する形状のクレヨンは，3指握りで持つための手がかりを与えます．
4. 細いマーカーよりも太いマーカーのほうが，お子さんの3指握りを促すかもしれません．

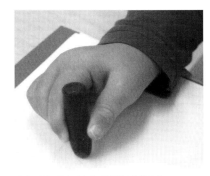

太いクレヨンは3指握りを促す．

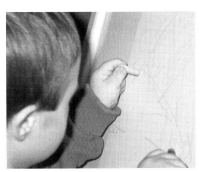

小さなクレヨンやチョークを使うと，子どもは指や親指をより活発に使うことができる．

一般的にダウン症のある子どもたちでは，親指の先端を使うのではなく，親指の付け根を手の側面に対して押し当てて鉛筆を固定します．これは「サムラップ握り」としても知られている握り方で，多くの子どもたちに3指握りの初期で見られるパターンです．ダウン症のある子どもでは，低緊張，親指の靱帯の弛緩，親指を折り込む傾向があるために，親指の先で鉛筆を固定することが難しいので，この握り方が持続することがあります．

模写を習う最初の数年間は，この初期の3指握りは適切です．サムラップ握りは多くの人にとって適切ですが，通常，動的3指握りよりも書くスピードがゆっくりです．迅速な模写や読みやすい筆記体を書くために必要な指と親指の小さな動きは，動的3指握りで可能となります．

お子さんが，指尖つまみ（指の先端と先端を対立させた握り）で小さな物をつまんで離すことができれば，鉛筆の動的3指握りを身につけられる可能性があります．第8章のつまみと親指のコントロールのページで紹介している，つまみと親指のコントロールを発達させ強化する活動をすることは，お子さんが動的3指握りで鉛筆を細かにコントロールする準備となるでしょう．

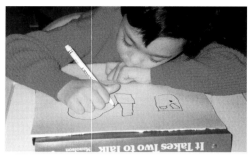
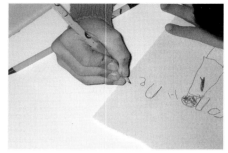

(左)ダウン症のある子どもによく見られる鉛筆の握り方．鉛筆が親指で手の側面に固定されるパターン．(右)この子どもは鉛筆グリップを使用することで，鉛筆を4本の指で握ることができている．

　鉛筆の握り方の各発達段階は，すべてのダウン症のある子どもに自然におとずれるとは限りません．鉛筆の「新しい」握り方を実際に教えてあげる必要があることもあります．すなわち，持っている鉛筆を手掌上で置き直してあげることも必要です．最初は，新しい持ち方を拒否して，以前の，下位の発達レベルの握り方を好むかもしれませんが，よくあることなので心配いりません．子どもがせっかく新しい握り方で鉛筆を持とうとしても，初めのうちは鉛筆をうまくコントロールできないかもしれません．手掌握りで円を描くことができていた子どもが，親指と他の指で鉛筆を持つ方法を初めて教えられた時は，なぐり描き程度しかできないかもしれません．しかし，「新しい」方法で鉛筆を持つように一貫して手助けし，試した後に再調整してあげれば，やがて心地よさを感じて，新しい持ち方をいつも採用するようになります．鉛筆グリップを使うと，3指握りで鉛筆を握れる子もいます．鉛筆グリップについては，p157で詳しく説明しています．

　作業療法士は，子どもたちが鉛筆の持ち方を維持できるように，さまざまなテクニックを駆使します．例えば，2本の輪ゴムやヘアゴムを手首にかけたあと，交差させて鉛筆の上からくぐらせて，親指と人さし指の間に鉛筆を固定します．

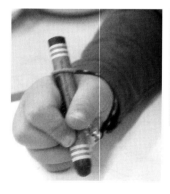
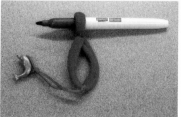

2本のヘアゴムをつなぎ，1方にヘアボブルをつける．この輪を手首にかけ，ヘアボブルを手のひらにのせ，薬指と小指で押さえる(手の安定性が得られる)．もう1つの輪に鉛筆をくぐらせれば，自然に鉛筆の位置が保持される．

　一般の小学校の教室を見渡すと，子どもたちは模写や書字をする時に，さまざまなバリエーションの3指握りを使っているのがわかります．模写や書字をするのに，子どもたちは完璧な3指握りで鉛筆を持つ必要はありません．小学校1年生までに，

鉛筆を完璧な動的3指握りで握れなくても心配しないでください！子どもには時間と練習が必要なのです．

本書で紹介したすべての領域の能力は，模写や書字，そして最終的には筆記体での書字における鉛筆の細かい操作を習得するために必要なものです．これらは，ダウン症の有無にかかわらず，多くの子どもたちが困難を感じる非常に精密なスキルなのです．

鉛筆を持つことに抵抗がある子どもたち

ダウン症のある子どもたちの中には，手に何かを持つことが苦手な子どもがいます．このことは，学校に入学し，クレヨンや鉛筆，ハサミや絵筆を持つことが求められるようになるまで，課題として認識されにくいことがあります．このような子どもは，手掌で物を持つのを避けたくて，指先で物を持つことがよくあります．もし，お子さんが他の回避行動（手を使って探索しない，何も触りたがらない，握りたがらない，あらゆる感覚遊びを避ける）も示すなら，触ることに過剰に敏感になっている（感覚過敏）可能性があります．感覚過敏があると，この種の行動に繋がることがあります．子どもの感覚過敏－このケースでは手の触覚に対する感覚過敏－に対処するための援助戦略については第11章で紹介します．

書字を学ぶための準備をととのえる

書くための準備を促すスキル

未就学児の子どもたちは，紙の上での色塗りやなぐり描きを行い始めますが，通常，何か特定のものを描いているようには見えません．子どもたちは，自分の手を動かす能力を試しているのであり，描かれたものはあまり重要ではありません．この時期の子どもたちは，イーゼル（訳者注：絵を描くキャンバスをのせる直立した台．画架）上で紙に描いたり，冷蔵庫に貼られた紙やメモ用紙に描いたり，黒板に描いたり，テーブルや床に貼った大きな紙に描いたり，と，たくさんの経験をすることが大切です．

この時期になると，壁に絵が描かれているのを見つける親御さんもいらっしゃいます！お子さんのために，いつでも使える場所を用意し，そこであれば絵を描いたり色を塗ったりしても構わない

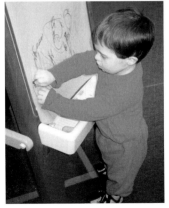

イーゼルで絵を描くことは目と手の協調や肩の安定性を高める．

が，壁や家具などには描いてはいけないことをはっきりと伝えましょう．道具は使いやすい状態で手近いところに置いておくとよいでしょう．通常，子どもがこうした活動をして過ごす時間はほんの数分であり，全部を取り出して，数分後にまたそれを全部片づけなければならないことに，親はイライラするものです．

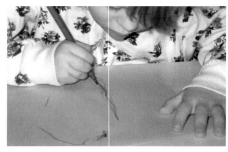

紙と鉛筆の作業では，利き手でないほうの手が自動的に紙を安定させる必要がある．

　私は，紙を目の高さに置く（イーゼルや黒板，あるいは冷蔵庫に貼る）ことをよく勧めますが，それにはいくつかの理由があります．第1に，目の前に手がくるようにするので，紙の上での鉛筆の動かし方を学んだばかりの子どもが，目と手を協調させるのに効果的だからです．第2に，肩の安定性と手首の位置を調節することを覚えるからです．子どもは，腕全体を使った大きなストロークを使い始めます．

　テーブルや床の上で紙を使う場合は，紙が動かないようにテープでとめるとよいでしょう．お子さんのコントロール力が上がれば，もう片方の手で紙を安定させることができるようになります．

　以下に模写や色塗りの能力の発達段階を示します．

1. なぐり描き：紙の上にランダムに描く．
2. ある方向（縦／横／斜め）を向いている線を描く．
3. 方向の異なる線を書く：縦線と横線
4. 円：連続した円形の線を描く．
5. よりコントロールされ正確になった線（例：閉じた円）を描く．
6. 円，線，点のシンプルな組み合わせ（例：ページ上にさまざまな形が描かれる，縦線と横線を組み合わせて十字を作るなど）を描く．
7. 塗り絵の線の形をあまり気にせず，主に1色だけを使って色を塗ることができる．
8. 斜めの線を描く．
9. 方向転換を伴う線（角など）を描く．
10. 形を意識して色を塗るが，線からはみ出し，色も適切でないことがある．
11. 簡単な図形（例：四角，三角）を描く．

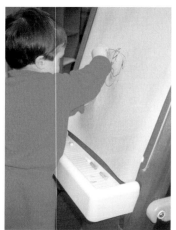

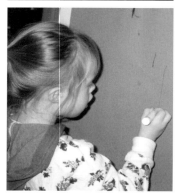

書くための準備スキル．線と円を描くことは，子どもたちが文字を模写したり，表象的な絵を描いたりするための準備となる．

9　日常生活スキル：学校で行う課題

12. 単純な絵（例：顔，人，太陽，木，虹など）を描く．

13. 線の形の細部にまで気を配りながら塗る，線の内側に収まるように塗る，適切な色の選択に，多少気を配りながら色塗りをする．

14. 最初の文字：通常，子どもはまず自分の名前を大文字で書き写すことを学ぶ．最初のうちは，文字や数字を鏡文字に模写することがよくある．

15. 絵の細部にまで気を配って，適切な色を選びながら色を塗り，線からはみだすことが少なくなる．

16. 文字：子どもたちは通常，大文字を最初に書き写すように教わり，次に小文字の順となる．私の経験では，最初は単純な直線を組み合わせた文字が書き写しを習得しやすいと思います．曲線や直線，対角線などを組み合わせた文字は，最初は最も難しいです．例えば，I，L，T，O，E，H は，R，S，M，N，B，W，K，Y よりも模写を学ぶのが簡単です．

　下の書くための準備の発達チャートでは，視運動の発達段階，それらと同時に発達してくるスキル，そしてそのスキルを強化するために推奨される練習をまとめています．

書くための準備の発達チャート		
視運動の発達段階	発達スキル	書字の準備のために推奨される練習
1. クレヨンを口に入れる，紙をクシャクシャにする 2. 紙にクレヨンを激しく打ちつける 3. ランダムになぐり描きをする，他人を観察する	● 物を中に入れたり外に出したりする ● 本に興味をもつ ● クレヨンを手掌握りで持つ ● 一人で座る ● お絵かきをしている他人に興味を示す ● 親指を使ってつまみ上げる ● 物を指さしする	● 感覚認識のための感覚遊びや手拍子 ● 本の中の絵を指さす ● クレヨンやマーカーを探させる ● 腕を自由に動かせる状態でのバランス活動 ● 因果関係のある遊び ● 物をつまむ時に親指の使用を促す
紙の上でクレヨンが動く方向を観察する 4. (a) 自発的に縦方向の線を書く 　　(b) 自発的に横方向の線を書く 5. 自発的に円い線を書く	● 両手のコントロールが良くなる（いくつかのブロックを積み上げることができる，ペグをはめることができる） ● 簡単な形のマッチングができ始める ● 単純で親しみのある歌で動作模倣をし始める ● 上下を理解する ● 小さなものをつまむ時に親指を人さし指と対立させる ● 身体部位を自覚し始める ● 視覚運動遊びで両手を頻繁に持ち替える	● テーブル遊び（パズル，デュプロブロック，積み木）で，空間における形状や，上，下，頂点など，書字を教える時に使う言葉を学習する ● 歌の振りや単純なサインの模倣を促す ● つまみ握りを促す手づかみ食べ ● 手首のコントロールを促すためにスプーンを使って食べ始める ● 視覚運動遊び（例：フィンガーペインティング，絵筆やチョークを使ったお絵かき，色塗り）

6. (a) 縦方向や横方向の模倣 (b) なぐり描きの円の模倣 7. (a) 縦線と横線の模倣 (b) 円の模倣	● 指を伸ばした状態での手掌握り，もしくは雑な 3 指握りでクレヨンを握る ● 単純な分類活動やパズル活動を完遂する ● 両手でハサミを持つ，ハサミで切ろうとする ● 1〜2 つの方向性を理解する ● 振り付きの歌や歌うことに積極的に参加する	● さまざまな面(イーゼル，テーブル，床)で視覚運動遊びを行う ● 分類活動で視覚による識別スキルを促す ● 子ども用ハサミを提供する(最初のうちはループタイプのハサミもしくはつまむタイプのハサミ) ● 手の力をきたえる感覚遊び(粘土遊び，乾いた感覚素材をすくう，など) ● 手遊び歌やリズム遊び
8. 縦線と横線の模写 9. (a) 円の模写 (b) クロス(✚字)の模倣 10. 右から左への斜め線の模倣	● お絵かきで積極的に線や円，点を描き加える ● 上・下，くっつく・離れる，中・外を理解する ● 確かめたり操作したりするために物に触れる ● ごっこ遊びに参加する ● ハサミでチョキンと切る(しばしば親指が下側になる) ● 利き手が出現し始める ● 文字を認識する ● 単純な表象的な絵を描く	● 視覚運動活動やゲーム活動における模倣 ● 必要に応じてクレヨン・チョークの小片を提供して 3 指握りを促す ● 握りの力を強くする遊び(ビーズのひも通し，発泡スチロールのパズル，デュプロブロックなど) ● 粘土やストロー，重い紙(例：塗料片，カード)をチョキンと切る遊び ● 『Handwriting without Tears』プログラムの木片のように，実物へのお絵かきを促す ● 運筆のための補完的なワークシート(本書に掲載している付録 1 の類のもの) ● 個人の電子機器(タブレット)やコンピュータで単純なゲームをする
11. 右から左への斜め線の模写 12. 四角の模写 13. 左から右への斜め線の模写 14. X の模写，三角形の模倣 15. 三角形の模写	● 形のあるものを描くようになる ● いくつかの文字の模倣に取り組む(名前が多い) ● 文字の名前を呼ぶ ● 単純な方向性(上から下，左から右)を理解する ● ハサミで連続して切る ● 3 指握りで握る ● 絵の形状に，より注意して色を塗る	● お絵かきボードやカーペットにチョークでお絵かきをする，砂に指でお絵かきをするといった多感覚の視覚運動活動 ● 重たい紙の上の，長めの線を切る．できそうであれば，角や曲線を切ることも加える ● コンピュータ上で選択するためにマウスを使う ● 書字プログラムを導入する

段階は，Dunn Klein, Marsha. Pre-Writing Skills. San Antonio, TX: Therapy Skill Builders, 1990. より改変引用

子どもが書く準備のための活動に取り組むタイミングを判断する

お子さんに以下のサインが見られたら，書く準備のための活動に取り組む準備が整っているとみてよいでしょう．

■おもちゃや操作性の高いものに対し，叩いたり，投げたり，□の中に入れたりする

以上の興味を示す.
- 簡単なワンステップの指示に従うことができる（例：「手を挙げて」）.
- 他者を観察する.
- 真似をしようとする.
- 紙になぐり描きしたり，印をつけることに興味をもつ.

書くための概念の発達を促す

上記で説明した発達の順序に基づき，インクルーシブ保育園における書く準備のためのプログラムの中で，私が活用したアイデアをいくつか紹介します．これらの活動を通して，文字を書くことに関わる基本的な知覚の概念が育まれます．楽しい動きやリズミカルなゲームを通して導入・強化される概念は以下のとおりです．概念の概略についても説明します．

- 空間的注意と定位：マーカーで的をポインティングしたり手で触れたりする（「的当て」）
- 上下の概念
- 落書き：紙とクレヨン・マーカーの感触を得る
- 縦の概念：高く立てる
- 頂点：頂点から始める，上から下へと向かう
- 横の概念：横になる（「寝ている線」）
- 同じ・違う
- 左から右へ
- 頂点；中間；底辺
- 円
- 開始・停止
- 線を組み合わせる（例：十字）

空間的注意と定位：子どもに，特定のものに視覚的注意を集中させる方法を習得させます．これは，書字を習得する際に，書かれた文字を真似したり書き写したりするために必要なことです．このスキルは，非常に早期の段階から芽生え，お子さんに向けて物を指さし，その物の名称を述べている段階で始まります．お子さんが自分で指さすようになったら，あなたも同様に指さして，指された物の名前を言い，お子さんの視覚的注意を強化します．例えば，「ボール．それはボールだよ．ボールがほしいの？」といったように，です．指さしはとても重要です．子どもの視覚的注意を対象物に向けさせ，あなたの注意も対象物に向けさせることができるからです．

次に，お子さんと一緒に，写真や本の中の特定の人物や物を指さしてください．お子さんの視覚的注意が向けられている物の名前を言い，それについてちょっとした会話をすることで，絵や写真の一部分に集中する能力を高めることができます．

指さしの代わりに，ページや絵の中の1つのものを対象として，マーカーでさし示すことを始めてみましょう．例えば，簡単な塗り絵本の場合，ウサギの絵にクレヨ

ンやマーカーを当てて色を塗り始めれば，お子さんの手を，そのページのお子さんが視覚的注意を向けている特定の場所に向かわせることができます．これが上達するになると，ウサギの口や目など，少しずつより細かい部分も塗る対象とすることができるようになります．

　この段階では，マーカーの握り方よりも，自分の手を特定の場所に向かわせることができているかということが重要です．使う筆記用具はマーカー，クレヨン，チョーク，絵筆など，どんな種類のものでも構いません．このスキルのための活動提案としては，他に以下のようなものがあります．

- 大きな紙にシールを散りばめる：最初は指でシールに近づき（飛行機のように），次にクレヨンやマーカーで近づきます．
- Jan Olsen が開発した『Handwriting without Tears』プログラムのワークブックには，目で見て狙いを定めるスキルのページがあります．

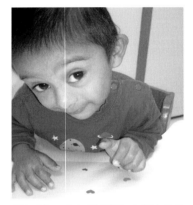

紙上のシールに指で狙いを定めることで，目と手の協調を促す．

上下の概念：赤ちゃんは，抱っこをしてほしくて腕を上げると，あなたが抱き上げてくれるということを学びます．抱き上げたり降ろしたりする時に「高い」「低い」と言うだけで，紙と鉛筆で言葉を覚えるよりもずっと早く，その言葉を覚えることができます．膝の上で上下に跳ねたり，空中で上下に高い高いをされたり，「The Grand Old Duke of York」という童謡に合わせて上下に跳ねたりするような簡単な遊びは，お子さんが空間的に上と下の意味を感じるのに役立ちます．

　「Hands up, Hands down」は，保育園で，子どもたちが今やっていることをやめて次に移るためのチャント（かけ声）です．「上」「下」は，保育園で子どもたちが最初に言う言葉の一つです．「高い」と「低い」は，階段の上り下りを覚えた子どもにとってわくわくすることで，親御さんは，子どもが，何度も何度も上り下りを繰り返すことをよく知っていますね！子どもは粗大運動スキルの練習をしながら，同時に，空間での上下の動きを感じているのです．

　そのほかの，未就学児を対象とした活動を以下に紹介します．

- 立って大きく手を上に伸ばし（例えば，ぶら下がっている長い紙，布や風船に手を伸ばす），その後，低くしゃがんで地面に触れる．
- 高く飛び上がって，次にしゃがむ．
- 台の上に上り，飛び降りる．
- 大きな黒板やイーゼルで，チョークや絵筆を上下に動かす．

落書き：落書きは，お絵かきや色塗りといった視覚運動スキルの重要な最初のステップです．すべての子どもは，落書きのプロセスを経てから，紙の上で行うストロークを分離することを身につけていきます．たとえ描いたものの見た目はそれほど

でなくても，お子さんは落書きを通して，腕や手の動きのコントロールや視覚的注意を発達させています．紙に落書きで色をつけることは，とてもワクワクすることです！

　最初は，一貫性がなくでたらめな落書きをしていたお子さんが，成長するにつれて，縦書きと円形あるいは縦書きと横書きなど，違いのある，明確な方向性をもった落書きをするようになったと気づくでしょう．これは，方向性のあるストロークを発達させる前段階です．子どもたちは通常，最初は落書きで色を塗りたくりますが，しだいにページ上の絵に定位して塗るようになります．最初は，多くの子どもたちが，うまくコントロールできず，腕を大振りに動かして色塗りをします．床やテーブル，壁に跡がつかないようにしたい場合は，大きな紙を用意する必要があります．徐々に，お子さんは腕の動きを洗練させ，より小さなスペースに落書きをとどめることができるようになります．

　縦の概念：ほとんどの書き文字には，垂直方向の線が1本または複数本あります．書字を習う準備が整うずっと前から，ゲームや活動の中で「縦書き」の認識を強化することができます．
- 指や小さな筆，小さなおもちゃなどで，子どもの背中に（上から）縦線を引き，「垂直」を感じさせる．
- フェルトボードの上に長いフェルトの短冊を縦に並べる．
- ストリーマーを空中で上下に動かす．
- 壁に縦長の短冊をテープで貼り，お子さんの身長を測る目安にする．
- 長方形のブロックを縦に置き，「高くなったね」と言葉で説明する．
- フェルトやカーペットのボードに，裏面にベルクロの付いた木の棒を縦向きに置く（棒は「背伸び」している状態）：私がこの活動で使用している木の棒は，Jan Olsenの『Handwriting without Tears』プログラムのものです．他の棒（アイスキャンデーの棒など）を使っても，同じように縦の概念を教えることができます．

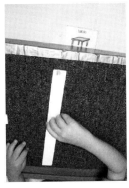

写真の子どもは棒を縦向きに置いている．

　頂点を教える：頂点は，子どもたちが字を書くために重要な言葉です．なぜなら，私たちは多くの文字を頂点から書き始め，鉛筆を下に移動させるからです．この概念を教育するためのゲームや活動をいくつか紹介します．
- 子どもに頭の上に何かをのせてもらう（鏡で見ることが有効な場合もあります）．
- 裏面にベルクロのついた木の棒を，フェルトボードに縦向きに貼ってもらう．次に，木の棒の上部にステッカーを貼ってもらう．
- 細長いブロックを垂直に置かせて（立たせて），その上に小さなおもちゃをのせさせる．

- 壁に大きな紙を掛けて，縦線を描かせる：上から線を描き始めることを子どもに意識させるために，上部に視覚的な手がかりを置くことができます．
- 壁に描いた棒人間に髪の毛を描いてもらう．
- 物を上にのせることをする活動：お子さんが縦の概念を理解するのに役立ちます．

　横の概念：お子さんのなぐり描きが，時には横方向のものが多かったり，ある時には縦の方向が多かったり，また，ある時は円形が多かったりとさまざまであることに気づくかと思います．横方向を強化する方法はたくさんあります．ここでは，いくつかのアイデアを紹介します．

- 子どもの背中に横長の「寝ている線」を引く．
- 子どもに長いブロックを端から端まで並べさせて，横に長いブロックの道を作らせる．次に，その道に沿って歩く．
- 長方形のブロックを，横向きに置く(寝かせて置く)．
- 横線は床に寝転がる(寝ている)と表現する．子どもたちは「十字」を描く時，横線を「床に寝転がる」という言葉で説明したほうが理解しやすくなります．

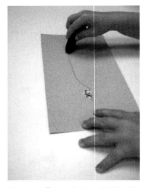

点つなぎは，左右，開始・停止，横の概念を教えてくれる．

- 裏面にベルクロが付いた木の棒を，フェルトボードの上に横向きに置く．
- 腕を水平方向に前後に動かしながら，ストリーマーで遊ぶ．
- 床や壁に細長い短冊を水平に置く．子どもはその紙に対し水平な線を描く．
- ネームカードは横長であることを教える．子どもたちはネームカードを横に並べて貼ることができる．

　同じか違うか：子どもが上記の活動に参加するようになると，縦と横の違いを認識しているかどうかを判断することができるようになります．お子さんが真似して行うことを説明する際に，同じであることを強調します．例えば，長方形のブロックで遊んでいる時に，それらを縦に立てて並べて指さし，「みんな，立っているね」と言葉で表現します．

　マッチングは，対象物が「同じ」か「違う」かを理解することで発達する概念です．幼稚園や小学校の低学年の間に，子どもたちは同じ色，同じ形，同じ写真などを一致させることを学びます．これは視覚的な識別と認知能力で，お子さんの準備が整えばできるようになります．もしお子さんがこの面の理解をもっているのであれば，以下の活動を通して視覚運動スキルとの関連を強化することができます．

- 交互にフェルト片を同じ向きでボードに置く(例：すべて水平に置く)．
- 交互にお互いが描いたものを模写する．
- 文字と数字のマッチングをさせる．
- 大小の区別：子どもが聞き慣れた言葉(大きい・小さい)を使用する(大きさを揃えたり，大きさで分類することで，文字を書く際に行う大きなストロークと小さなスト

ロークを理解するのに必要な概念を導入する).
◖ページ上の 2 つの同じ絵や形を見つける.

　左から右へ：英語では，読み書きがページの左から始まり右に向かっての横書きになっています．子どもたちは左から右に向かって書き，読むことを学ぶ必要があります．また，ほとんどの文字は左から始まり右に進みます．子どもたちが左右の両方向に向かって書くことは普通のことで，常に左から右へ動かさなければならないと言っているわけではありません．左利きの子どもは，右から左へ横線を書くほうが自然な動作になるので，最初はそのようにしていることが多いでしょう．しかし，私たちの文化における読み書きで必要となる，左から右への方向に書くことをお子さんに認識させる方法があります.
◖読み聞かせをする時に，ページ上の単語を指さす.
◖子どものお絵かきや塗り絵の作品に子どもの名前をあなたが書くところを，子どもに見せる.
◖ネームカードに記載された名前を発音したりスペルを読み上げながら，子どもの指をネームカード上の文字に滑らせる.

　下・中間(真ん中)：縦書きを始めたら，上から始めて下に降りていくように話します．縦長の木片の一番上にステッカーを貼ったように，一番下にもステッカーを貼ってもよいです．書字を学び始めたら，上から始めるという概念を強化すれば，下という概念も自然に身につくでしょう．真ん中はより抽象的な概念で，上や下の概念のあとに発達すると思われます．E，H，F，P，A，B，R のように，水平または曲線のストロークが垂直のストロークの中間で開始 / 停止する文字を形成する時に，中間の概念が重要になります．下記のようなゲームや活動を通して，中間という概念の導入を図ることができます.
◖部屋の真ん中(床にマークをつけておく)へ走る.
◖フープの中に入って，体の真ん中(おへそ)まで引っぱり上げ，みんなでフラダンスをやってみる！
◖輪ゴムを木の棒の真ん中にしっかりと巻き付け，それを転がして上へ上げ，真ん中へ戻し，下へ下げ，また真ん中へ戻す，ということをさせる.
◖「モンキー・イン・ミドル」で遊ぶ：キャッチボールをしている 2 人以上の人の中央に 1 人(モンキー役)が立ち，ボールを横取りし，ボールを取られた人が次に中央に立つ番となる.
◖壁に貼った縦長の木の棒や縦長の短冊の真ん中にシールを貼る.

　円：子どもは，視覚運動の発達の初期にグルグルと円形をなぐり描きするようになります(円錯画)．しかし，閉じられた 1 つの円を描くまでには，それからさらに 1 ～2 年かかることもあります．この視覚運動の発達の初期段階において，円を取り入れることで，物や紙の上の筆跡が直線か円かを識別する力を養います．円の活動に

145

は，次のようなものがあります．
- 小さなリングや穴の開いたディスクを覗き込む．
- 手や足にブレスレットや指輪をつける．
- 這ったり跳んだりしてフープを通る．
- トンネルを這って進む．
- 紙に描かれた大きな円の中に，丸いシールを貼る．
- 丸いシールを紙の上に置き，シールの周りに円を描く．
- 腕をぐるぐる回して，円を描くように動かす．
- チェリオス，丸い形のシリアルや穴あきキャンディなど，丸い円の形のお菓子を使って創作遊びをする．
- 未完成の顔の絵に目を描く．

開始・停止：鉛筆のストロークを決められた位置から始め，決められた位置で止めるというのも，子どもが発達させる概念です．例えば，お子さんがぐるぐると円を描き続けるストロークから，描き始めの位置に戻ってくる軌跡で1つの円を描くようになったら，この概念が発達し始めているといえます．単純な図形についても同じことがいえます．例えば，正方形や三角形の角を描こうとする場合，筆を一度止めて方向を変えなければなりません．お子さんが文字や数字を書けるようになるには，これらの概念の理解が前提となります．開始・停止の概念を身につけるための活動を以下に記載します．
- 命令に従って行進したり止まる遊びや，音楽に合わせて踊り，音楽が止まったら止まる遊びをする．
- 視覚や聴覚の合図で走ったり止まったりする．
- 歌に合わせて鈴を振り，歌の最後に振るのをやめる．
- タッピングや手拍子を，合図でやめたり始

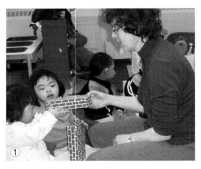

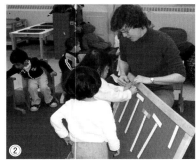

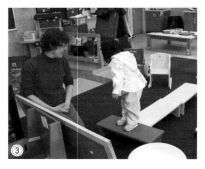

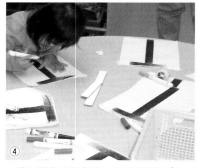

一連の写真は保育園の書字の準備グループで行われた活動の一部である．Tの文字の習得に向けたブロックを使った「T」文字探索（①），『Handwriting without Tears』の木片を使った探索（②），ベンチを使った粗大運動での探索（③），そして最後に紙でTの字をなぞるという流れを示している（④）．

9 日常生活スキル：学校で行う課題

めたりする．

このような運動を通して，お子さんが開始・停止の概念を理解したら，以下のような視覚的な運動に開始・停止の活動を導入することができます．
- 垂直または水平の緑色の点線の上を追っていき，赤色の点まできたら止まる．
- マッチングワークシートで，同じ絵同士を線で結ぶ．
- 点つなぎ活動で開始点・停止点を明確にさせ，数字や文字の書き順の認識を強化する．
- 視覚運動ワークシートを行う（付録 1 参照）．
- 迷路をなぞらせ，子どもがストロークを開始し，停止して方向を変えることを学ばせる：視覚運動発達の初期段階であるこの時期には，スタート地点とゴール地点を明確に示したシンプルな経路で，方向転換が 1〜2 回程度の迷路を用意します．

線を組み合わせる（例：十字）：定型発達の段階にある子どもたちは，3 歳頃から 1 本の縦線と横線を組み合わせて十字を形作るようになります．この時期には，異なる方向に向かう線を組み合わせるという概念を導入し，その線の動きを運動で模倣することを促します．
- 紙の上に置いた 2 つの長いブロックをなぞって十字の模様を描きます．そのなぞり描きの上にあなたがブロックを 1 個置き，子どもに，もう 1 個のブロックを十字の別方向の線上に置いてもらい，十字を形成させます．この時，実演して見せてから，ブロックを正しい向きで手に取らせると，ほとんどの場合，十字になるようにブロックを置いてくれるので，成功体験を得ることができます．これがスタートです！次は，両方のブロックを置いて十字にするところを実演します．
- 両手に 1 本ずつ木の棒を持たせ，2 本の棒を打ち合わせて，リズムよく叩いてもらい「タップ，タップ，タップ…，ストップ」と，棒を交差させた状態でストップさせ，2 本の棒で十字を作ることを体験させます．
- 低いベンチやバランス棒を使って床に十字を作り，それの上を歩いてもらいます．
- フェルトボードにフェルト片を置いて十字を書いてもらいます．その際，縦長のフェルト

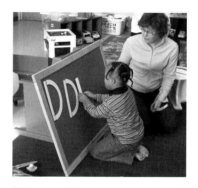
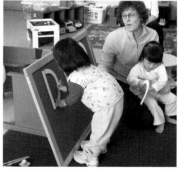
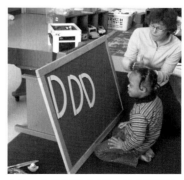

木片で文字を形づくる一連の活動は，文字の書き順を学ぶ準備となる．

147

片から配置します．

この段階になると，子どもたちは通常，紙の上でさまざまなストロークやフォームを組み合わせます．もちろん，そうするように促す必要があります！円や線を組み合わせたり（太陽，棒人間，動物），違う方向に向かう線を組み合わせたり（家，車），また通常は点をつけたりするようになります．いくつかなら大人がモデルを描くのもいいのですが，お子さんがあなたの描いたものを真似できるということだけでなく，本人がやってみて，その組み合わせが何を表現することになるのか，自分自身で発見することが大切です．

● **鉛筆で絵を描く・絵の具で絵を描く・色塗りをする**

絵を描くことは，子どもにとって，考えや発想を紙の上に表現する最初の体験となります．紙の上で形を組み合わせて，現実のものを表現することができることを，子どもに教えてあげましょう．例えば，丸の周りから線が生えたものは太陽を表しています．一緒に試して，お子さんにどんどんアイデアを与えましょう．アイデアを紙の上に絵で表現することは，考えや情報を言葉で表現するための準備になります．

子どもたちが描く絵には人物も含まれるのが一般的で，人物画には発達段階上の原則があります．まず顔が描かれ，目，鼻，口は単純な円形または直線で表現されます．身体は棒人間で描かれ，胴体は線か円で，手足は1本の線で表現されます．年齢が上がるにつれて，体や手足に立体感や形が加わり，顔の特徴がより細かに描かれていきます．

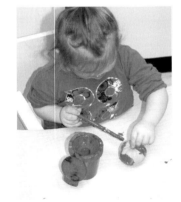

絵に色を塗ることを学び始めた子どもは，ページ全体を横切るように腕を大きく振り動かして，スペースを色で埋めます．多くの場合，色の選択はあまり考慮せず，1色しか使わないこともあります．また，クレヨンの描く方向が急に変わることもあります．最初は腕を垂直に動かしていたのに，急に水平への動きにスイッチするといったようにです．お子さんが成長するにつれて，異なる色を使って絵のさまざまな部分を区別しようとするようになりますが，まだ線からはみ出さずに塗ることはできないでしょう．肩，肘，手首の安定性が徐々に向上してくると，クレヨンを動かすために手の小さな関節を使うようになり，色塗りがより洗練されたものになります．より上手に線の中に塗れるようになり，また絵の輪郭に沿って手を動かせるようになります．色の選択も，より多様で適切なものになっていきます．

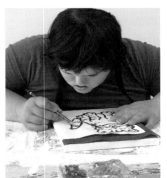

絵を描くことは，あらゆる年齢の子どもたちが大好きな，鮮やかな感覚体験を提供します．筆先

148

9 日常生活スキル：学校で行う課題

についた絵の具の質感や感触は感覚的なフィードバックを与え，時には子どもは絵筆で描くほうが，他の色塗り道具を使う時よりも，ストロークを思いどおりにコントロールできることもあります．イーゼルを使って絵を描くことが多く，これにより目と手の協調，手首の位置決め，把持力の発達が促進されます．ダウン症のある若者や大人の多くが，それぞれ独自のスタイルで，絵画を通して創造的な表現を続けています．

付録1には，私がサラや他の子どもたちと一緒に使うために開発した視覚運動ワークシートを掲載しています．これは，鉛筆のストロークをより洗練させるための楽しい練習として，書くための準備から筆記体の段階まで使用することができます．

文字を書く

書くための準備練習で紙の上で鉛筆を操作する能力を発達させることは，子どもが文字を書くことを学ぶ準備となります．先に説明した書くための準備の活動は，お子さんが文字の「部分的要素」を形成する方法を学ぶのに役立ちます．これらの活動で，線や円を描く動き（両方向への動き），また斜め線を描く動きをたくさん練習します．また，始点と終点の概念を理解し，文字や数字の意味も理解できるようになります．お子さんの次のステップは，鉛筆の運動能力と視覚的な知覚の発達を統合させることです．すなわち，形は概念（文字や数字）を表す，ということを理解することです．

模写の習得は，視覚，感覚，運動の学習が統合される複雑なプロセスで成り立っています．すべての子どもは，他の人が文字を書いているのを見ることで，書く動きを観察から学んでいます．そのうちに，脳の中で経路が確立され，その動きが自動的にできるようになります．見本やコーチングがないために，間違った文字形成を学習してしまうと，誤学習した動作パターンを「元に戻して」，正しい文字形成を再教育することはとても難しいこととなります．また，発達段階が整わないうちに書字を学ぶと，視覚運動の基礎スキルの不十分さの代償として，誤った文字形成のパターンを身につけてしまう可能性があります．ダウン症のあるお子さんには，習字前の基礎スキルをしっかりと身につけることを重点的に行うことで，子どもの準備が整った時の，書字を学ぶ際の基盤が作り上げられます．

● 書字を学ぶ準備ができているかを見極める

では，子どもはいつ準備ができるのでしょうか？子どもが書字を学習する準備ができている段階にあるかどうかを判断する際，私は以下の質問事項を確認しています．

1. 子どもは筆記用具（できれば鉛筆）を持つことができますか？鉛筆の握り方の発達については，本章の前半で説明しました．書字には，手の小さな動きのコントロールが必要です．もし，子どもが手のひらで握っているのであれば，通常，書字を学ぶ準備はできていません．しかし，例外もあります．書字のための知覚と認知の準備はできていても，細かい動きの制御が遅れている子どももいま

149

す．ほとんどの子どもにとって，初期の3指握りで鉛筆を持つことが，ワークブックやワークシートに機能的に字を書くために必要な，鉛筆のコントロールを習得する出発点となります．

2. 視覚運動活動において，子どもは真似ができますか？例えば，あなたが描いた横線を真似ることができますか？十字，閉じた円，斜めの線など，より複雑なパターンを真似ることができますか？もし子どもがまだ書字のための準備で行うこれらの動きをすべて模倣することができないのであれば，おそらく書字を学ぶ準備はできていません．私は通常，斜めの線や四角の模倣が安定してできるようになるまでは，最も簡単な大文字から始めます．この方略にはさまざまな意見があります．

3. 子どもは視覚運動活動に対し関心と注意を示していますか？マーカーやクレヨンで絵を描いたり，色を塗ったり，ペンキや絵の具で描いたり，鉛筆を使ったりすることに意欲的でしょうか？意欲的であれば，書字を学ぶのに必要な注意力を備えていると思われます．

4. 子どもは，方向性のある線，円，点，ジグザグ線，およびこれらを組み合わせたものなど，書くための準備で行うこれらの一部または全部を自発的に描きますか？つまり，絵を描いたり，色を塗ったりしている時に，大人の指示がなくとも，自分でこうした図を描き始めますか？

5. テーブルの椅子に座って，鉛筆を持つ手の動きを操作できるだけの体の安定性がありますか？

6. 子どもは，書字の意味を理解できる認知レベルを持っていますか？文字が言葉を形成し，言葉が物や人を象徴することを理解していれば，子どもの書字プログラムへの参加意欲は高まります．そうでない場合は，意味のもたない微細運動の練習になってしまいます．子どもは音と文字の認識力（それぞれの文字の発音を理解すること）を，読み書きを学習していく中で，時間をかけて発達させていきます．

自分の名前を書く

通常，子どもが最初に書く言葉は自分の名前です．前述のように，自分にとって意味のある言葉であれば，お子さんは書く気になります．

Profile　サラ

　5歳になったサラは，斜めの線をマスターするのが困難でした．私はカレンダーを利用するのがよさそうだ，と気づきました．彼女は毎日，画鋲を抜いて掲示板からカレンダーを取りはずし，日付に×印をつけていたのです．私は，×印の代わりに各日付の一番上の角から始めて，反対側の角まで斜線を引く方法を教えました．斜め線を引くのは左上から右下への1種だけにしました．その線が安定して引けるようになったら，左下から右上への斜めの線も追加しました．カレンダーを画鋲で掲示板に再び取り付けることは，彼女のつまみ握りの強化にもつながりました．数カ月間この活動を行ってみたところ，彼女はどこにでも斜め線を描けるようになりました．この活動は，曜日，数の認識，そして月を覚えるのにも役立ちました．

　まず子どもは自分の名前の音を認識し，次に書かれた自分の名前を認識し，そして自分で名前を書くという順に学んでいきます．実際には書字プログラムを始める準備ができていない段階でも，自分の名前を書くことを教えられることがよくありますが，それはかまいません．子どもがやる気に満ちているなら，たとえ正しくできなかったとしても，その試みに本人は満足するものだからです．

● 書字時のポジショニング

　書字時のポジショニングはとても重要です．ポジショニングにより鉛筆のコントロールの発達を支える土台の一つである安定性を得ることができるのです．しかし，研究者たちの中には，ダウン症のある子どもたちの多くは，この安定性を欠いていると指摘する人もいます．研究者たちが，ダウン症のある子どもたちが手書きをする様子を観察したところ，ほとんどの子どもたちが短時間で腰がずり落ちた円背姿勢になっており，安定させようとして，筆記具を持っている側の肩を机に「ひっかけている」子もいたそうです(5).

　お子さんがイーゼル等を使って大きめの紙で書くための準備で行う初期の動きができるようになっているのであれば，机やテーブルでの書字

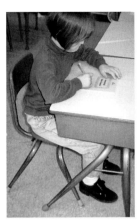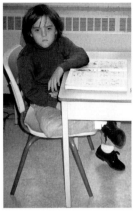

子どもが快適に作業できるテーブルや机を用意することが大切である．左の写真の机と椅子は適切な高さといえる．右の写真の机は高すぎる．椅子が高すぎると，足を床につけようとして，椅子の上で体をひねることがある．

151

を開始することができますが，その際，ポジショニングについて以下の点に注意してください．

1. 椅子や机のサイズは，子どもに合ったものを選びましょう．これは基本的なことですが，しばしば見落とされがちな点です．膝は腰と同じ高さか，やや高めで低くならないようにし，足は膝の真下の位置で床と平らになるようにします．椅子が高すぎる場合は，足の下に丈夫な踏み台を置いてください．肘は楽な姿勢で机の上に置き，肩が上がったり（机が高すぎる），猫背になったり（机が低すぎる）しないようにします．

2. 筋力が低下している子どもは，机のサイズが合っていても，長時間机に向かって背筋をまっすぐにしていることが難しく，片方の腕に頭を預けて作業してしまうことがあります．製図台や傾斜台など，傾斜した面で作業することが有効な場合もあります．私は，背幅が 5 cm 以上ある空のバインダーを，子どもから離れるにつれて傾斜がつくように机に置いて活用したことがあります．これを使ったところサラは，書字中によりまっすぐな姿勢を保つことができるようになり，顔を下げて作業物に近づけることもなくなりました．また，すぐに疲れてしまう低緊張の子どもでは，書字の姿勢や方法を多様化させることも効果的です．作業をコンピュータ，机，イーゼルや黒板，床など，さまざまな場所で分配して行い，それぞれの作業時間を短くすることで，書く作業をより多く達成できることがあります．

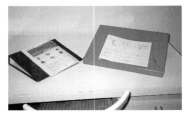

筋緊張が低下している子どもに，傾斜台を使うことで，書字時に背筋を伸ばした姿勢を保てることがある．また，バインダーを活用してもよい．

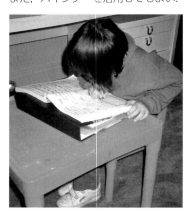

傾斜台としてバインダーを使用中

3. 教室や家庭でのお子さんの机の位置について検討してみましょう．照明，先生との位置関係，気が散るものが近くにあるなど，すべての要素が子どものデスクワークの仕方に影響します．

4. クッションを敷いてその上で体を動かし，感覚刺激を入力することで，正しい姿勢を維持するための筋肉を活性化させることができます．以下はその例です．

   ■空気をほんの少し入れた小さなビーチボールを子どもの座る椅子の上に置いてみる．

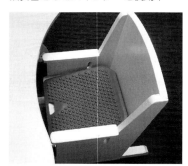

バランスクッションの使用例（Movin' sit のクッション）

- 椅子にバランスクッションまたはドーナッツ型のクッションを置く．
- 子どもをセラピーボールの上に座らせ，足を床につけさせる：セラピーボールは，転がらないように台座が付いたものも購入できます．セラピーボールは，机の椅子の代わりに使うこともできます．

書字の習得プロセス

ダウン症のある子どもたちは，通常，以下に説明する順序で書字を学びます．
1. 模倣
2. トレース（なぞり書き）と模写
3. お手本なしでの書字
4. 線に沿って書く

模倣

お子さんは，あなたが文字を書くのを見て，その上をなぞったり，自分でも書いたりします．あなたを観察して，お子さんは文字がどのような要素で形成されているか，そして，どのように文字を構成要素に分解していくかを学びます．あなたが行っていることを口頭で説明してあげながら実演するのも効果的です．例えば，大文字のＤの場合，「まず下にまっすぐな線を描いて，次に上にジャンプして戻って大きく曲線を作りながら下に戻るよ」と説明します．手を添えて教えてあげるよりも，お子さんに語りかけるほうがうまくいくかもしれません．声かけをすることで，別の感覚（聴覚）からも情報が入力されるので，記憶に残りやすくなります．また，手を添えて教えてあげる場合よりも，自立心を高めることができます．

トレース（なぞり書き）と模写

トレース（なぞり書き）は，子どもが上記の模倣や，他者が文字を形成するのを見る経験をしてから行うのがよいでしょう．トレースする時は，見本の線どおりになぞります．模写の場合，見本は目に見えるところにありますが，書き方を覚えておかなければなりません．文字をパーツに分解し，それを組み合わせるプロセスを覚えなければばなりません．これは明らかにトレースよりも難しいことです．また，黒板を書き写すことは，机の上に置かれたアルファベットの印字紙など，目の前にある見本を書き写すことよりも難しいです．

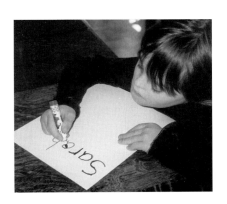

マーカーには，なぞると色が変化するものがあります．あなたが書いた文字の上をお子さんがマーカーでなぞると，色が変わるなど，おもしろい効果が表れますので，子どものモチベーションが上がります．

私は，子どもに書字を教える最初のステップとしては，なぞり書きを推奨しませ

ん．すべての子どもは，文字の筆順を教えられてから，監督下で正しいパターンを使って書字の練習をしたほうが，よりよい書字の習慣を身につけることができます．文字の成り立ちがわからないうちに，なぞり書きワークシートをさせると，文字のパターンがバラバラになりがちです．そうなると，お手本なしの書字に移行するのが難しくなります．なぞり書きは，お子さんが文字の正しい書き方を知ってからであれば，書字の練習法の一つとして行ってもよいでしょう．

　ダウン症のある子どもたちに，教室で模写をさせることがよく行われています．通常，教育アシスタントや教師が見本(お手本)をプリントアウトし，子どもはその下に模写します．これは"アンダーライティング"とよばれています．このワークシートも，子どもが模写の仕方を十分に学び，文字を自動的に書けるようになってから使用する必要があります．大人は，見本の単語と単語の間に必ず広いスペースを空けるようにします．そうすれば，字を大きく書きがちな子どもでも，最後まで大人が書いた見本の真下に模写することができます．高学年になり，書く課題が大量にある日は，ダウン症の子どもは何ページものプリントを模写することもあります．こうした書字作業は，子どもにとって意味のあるものにしなければなりません．模写するだけでなく，内容を読んで理解させることが大事です．模写スキルにおける目標は，以下のとおりです．

　1. 1文字ずつ見て，一文字ずつ書き写すことができる．

　2. 単語全体を見たあと，再び単語全体を見返すことなく，模写できる．

　3. 短い文章を見て，何度も見返すことなく模写できる．

　このような段階を進めていけるかどうかは，微細運動スキルよりも，むしろ読み書き能力の発達に大きく依存します．

お手本なしの書字

　文字や数字を書くための次の段階がお手本なしでの書字です．子どもは，文字の視覚的なイメージを思い浮かべることができ，それをページ上に再現するために手をどう動かすかを覚えている必要があります．

　特に難しい文字や数字については，想起を促す逸話を考えてあげると，お子さんが字形を覚えるのに役立つかもしれません．その際，お子さんが興味をもつような手がかりや話にしてあげると，最も記憶に残りやすくなります．例えば，サラが数字の「5」の書き方を覚えられるように，私は「小さな人(下に直線)，大きな丸いおなか(半円)，帽子(上に横線)」という視覚的なイメージを使いました．サラが「5」の書き方を思い出せない時，「小人」を想起させることで，書き出しを思い出させることができました．

　文字や数字の中には，最初に書き始める方向を除いて(運筆の)パターンが似ているため，混同しやすいものがあります．サラは長い間，自分の名前を書く時，鉛筆が動く方向に任せて「S」で書き始めたり「3」で書き始めたりしていました！そのほかの混同しやすい文字が，MとW，bとd，pとq，nとuです．もしお子さんがそれぞれの文字のパターンを覚えていれば，反転や逆順の問題も少なくなるはずです．例え

ば，bは上から下へ向かう縦線で始まるので，同じように始まる他の文字（h，k，l，p）と同時に学習することができます．もしdも下に向かう縦線から書き始めてしまうと，混乱を招くかもしれません．曲線のストロークから書き始めるよう指導すれば，そのように始まる他の文字（a，g，q）を同時に教えることができます．本章の最後に，書字を学ぶための文字のグループ分けの例（案）を掲載しています．教育者やセラピストの中には，同様に書字を教える時に文字のグループ分けをしている人もいることでしょう．

紙と鉛筆の代わりになるもの

書字発達の最初の3つの段階では，さまざまな練習方法を提供することで，子どものモチベーションを維持し，楽しく行うことができます．多感覚的なアプローチを使うことで，文字の形をより簡単に覚えられる子もいます．以下にいくつかのアイデアを紹介します．

- ☐ 文字，数字，図形をフィンガーペインティングで書く
- ☐ 指で画像の絵に色をつける塗り絵アプリ
- ☐ 指を使って文字をなぞるように指導する「Learning to Print」アプリ
- ☐ 棒で砂に描く
- ☐ 粉チョーク
- ☐ お絵かきボード
- ☐ 黒板用の色のついたチョーク
- ☐ 水筆（水に浸したペンキブラシ）で外壁やフェンスなどに文字などを描く
- ☐ 指で小麦粉，粉，粉末飲料の素または粉末ゼリーの素に描く
- ☐ 茹でたスパゲッティ麺で文字などを作る
- ☐ Wikki Stix（ロウを染み込ませたカラフルな紐）で文字などを作る
- ☐ 粘土を転がして細長い形にして，文字を形作るなどする（最後の3つの活動を最初に行う時は，大きく印字された文字の上にのせて文字を作るようにすると，子どもが行いやすい）

子どもが文字の模写を練習する準備ができたなら，解説と練習の入った市販のワークブックはたくさんあり，ページが外せるタイプもあります．これらの本の多くには，子どもがどの方向に文字の線や曲線を書けばよいかを示す矢印が書かれています．しかし，ダウン症のある子どもは，矢印に従うことが難しいことがあります．監督者がいないと，無造作に文字をなぞって写そうとすることがあります．一般的に，書字の習得では子どもは，運筆の方向を常に一定させて学ぶのが最善と考えられています（59）．お子さんが一貫して正しい方向に文字を書けるようになるまでは，模倣（どのように文字が形成されるかの確認）を続け，指導を受けながら進めたほうがよいでしょう．文字を書くための動作パターンが確立されたら，書字ワークブックを使ってさらに練習することができます．ジャニス・Z・オルソンは著書の『Handwriting without Tears』の中で，多くの子どもたちを成功に導いた，書字と筆記体を教えるための一つのプログラムを紹介しています．このプログラムには，ワークブックも含まれています(59).

　ここでは，文字や数字の視覚的なイメージを覚えてもらうために，子どもに与える言葉による手がかりについて，さらにいくつかの例を紹介します．これらはほんの一例にすぎません．お子さんに合うかどうかは，お子さんのもつ興味にもよるでしょう．例えば，電車が好きなら，「n」は電車のトンネル，「m」はダブルトンネルといった手がかりを使ってみてもいいと思います．このような手がかりを用いても，書字の習得には多くの時間と練習が必要です．

- ◾h：膨らみのある背の高い線
- ◾r：屋根のある小さな線
- ◾s：つるつるした蛇
- ◾w：激しい波
- ◾j：水中に降りていく釣り糸と釣り針

● 線に沿って書く

　お手本なしで文字を書けるようになると，徐々に，行線に沿った大きさや間隔を保てるように，書字に磨きをかけていきます．この段階は，文字そのものを書けるようになることと同じくらい難しいものかもしれません．すべての文字の書き方を覚えるだけでも大変なのに，印字されている単語や文章を理解し，さらに文字が線の上にのっているかどうかまで気にしなければならないのです！この難しさを理解し，お子さんが書字を試みるたびにサポートしてあげましょう．もし要求が大きすぎれば，子どもは努力を続けたくなくなるかもしれません．

　ここでは，子どもが，同じ文字の大きさで線上に書字する能力を身につけるための戦略を，いくつか紹介します．

1. 子どもは字をかなり大きく書くことが多いので，最初は広い間隔で線を引くとよいでしょう．罫線のない紙に，定規で線を引きます．

2. お子さんが字の大きさを下げて書くようになったら，専用の紙を使うとよいかもしれません．非常に濃い線の入った紙を使うと，書字の方向がわかりやすいかもしれません．『Handwriting without Tears』でジャニス・Z・オルソンは，上下2本の線を使うことを提案しています．初級ワークブックのような点線や多色の線の入ったものは使いません．また，教育専門店では，線が浮き出ている紙(Pro-Ed 社の Right-Line Paper など)も販売されていて，これで子どもは線がどこにあるのかを感じることができます．もし，お子さんがいつもページの左端から書き始めない場合は，そこに印として小さな緑の点をつけて，思い出させてあげるとよいでしょう．

3. ページ上に四角いマスを書いて，その中に文字を記入させるという方法もあります．これにより，文字の大きさや字間を学び，横線に沿って書く練習ができます．

4. 他人が書いた字の真下に模写する場合は，見本の単語と単語の間に十分なスペースを空けてください．単語と単語の間に十分なスペースがないと，子どもは単語をくっつけて書いてしまうからです．模写を学ぶ子どもたちは，いつでも多めのスペースを必要とします．
5. 模写する単語の下にアンダーラインを引いてあげると，模写する単語をどの位置に書いたらよいか，どこにスペースを入れるか，の手がかりをお子さんが得られます．

子どもが学校での書字活動を通して，これらのスキルを身につけようとしている時は，どのようなアプローチをとるべきか，担任の先生(および，作業療法士がいる場合はその方)と相談してください．ダウン症のある子どもの多くは，専用の紙を使わなくても，正しい間隔で線上に書けるようになります．ただ時間がかかるだけです！

● 鉛筆の筆圧

子どもは，鉛筆の筆圧に強弱をつけるのが苦手なことがあります．筆圧は，位置や姿勢(p.151-153 参照)，鉛筆の握り方や持つ場所，使用する鉛筆やペンの種類，子どもの書字経験などに影響されることがあります．筆圧が強すぎると，手が緊張して力を入れすぎて，紙を破いてしまうかもしれません．ダウン症のある子どもの場合，むしろ筆圧が弱すぎるため，書いた文字が非常に薄く，ふらふらしていることがよくあります．鉛筆の芯を濃いものにしたり，サインペンを使ったりすることで，筆圧が弱すぎる子どもを助けることができます．普通の鉛筆に着脱可能な小さな重りをつけて使用させると，感覚入力が増えて，適切な筆圧で書けるようになることもあります．鉛筆グリップや触覚的な手がかりを利用すると，鉛筆をしっかり握れることもあります．

鉛筆を強く握りすぎたり，力を入れすぎてしまう子どもには，鉛筆グリップの使用が有効な場合があります．子どもは，体や肩の安定性が欠けているために，安定させようとして鉛筆を強く握りすぎることがあります．このような場合は，第 5 章で提案している体や肩の安定性を高める活動が役に立ちます．

鉛筆グリップ：特殊な鉛筆グリップの使用で，子どもが正しい位置に手を置き，3 指握りを保持できる場合があります．市販の鉛筆グリップには，以下のような種類があります．
- 発泡スチロール製グリップ
- 三角鉛筆グリップ
- Stetro 社の鉛筆グリップ

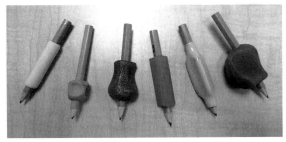

左から発泡スチロール製グリップ，Stetro 社の鉛筆グリップ，The Pencil Grip 社の鉛筆グリップ，三角鉛筆グリップの 2 例，Grotto Grip の鉛筆グリップ．

- Writing Claw 鉛筆グリップ
- Grotto Grip の鉛筆グリップ
- Start Right Grip の鉛筆グリップ
- The Pencil Grip 社の鉛筆グリップ

鉛筆グリップは，鉛筆を正しく手に配置してもらえれば3指握りで握れるようになっている子どもには有効ですが，一方，

1. 鉛筆を持つ際の指の位置を自分で覚えておくことが困難
2. 親指の付け根で鉛筆を手の側面に押し付けた持ち方をしてしまう（前述のサムラップ握り，または鉤握り）
3. 鉛筆を3指握りで握れない，保持できない，

ということがあります．

一部の子どもにとっては，鉛筆グリップは有益というよりも，むしろ邪魔になるものです．鉛筆を直接握っているのではなく，グリップを握っているため，鉛筆の動きでコントロールができないところが生じます．

触覚と視覚の手がかり：鉛筆を軸のだいぶ上方で持ってしまうと，書く手が紙から完全に離れてしまうため，筆圧が弱くなり，コントロールしにくくなります．鉛筆を持つべき場所を示すシールや鉛筆グリップを使えば，鉛筆をより効率的な位置で持つことができます．あるいは，子どもの手の親指と人さし指の間に，鉛筆を置く位置を示す印をつけてもよいでしょう．

前述した，子どもの手首と鉛筆にヘアゴムを巻く方法も（p.136），鉛筆の位置を維持しやすくしますので，より安定した筆圧で書けるようになります．

筆記体を書く

ほとんどの子どもたちは，3年生か4年生（訳者注：アメリカの学年制度は小学校（Elementary School）が5年制，中学校（Middle School）が3年制，高校（High School）が4年制となっています）で手書き文字（筆記体）を学びます．これは，多くのダウン症のある子どもたちにとっては早すぎます．中には，機能的な筆記体を習得できない子どももいます．自分の名前の模写や書字ができるようになる必要はありますが，筆記体のスキルを学ぶ必要はないでしょう．必要になるのは，文字でコミュニケーションするための比較的効率的な方法であって，それは，書字や筆記体とコンピュータの使用を組み合わせたものであることがほとんどです．

筆記体は，手の小さな関節を連続的に動かしながら，文字を連続した流れるような動きの中でつなげて書いていくものです．書字のように，1文字ごとに手を止めて，次の文字に向かう姿勢を整えるということはありません．手書き文字を効率よく書くためには，ページの上に文字を書き連ねながら横に移動していく腕の位置の調整がスムーズでなければなりません．また，腕の動きに合わせて姿勢も細かに調整する必要

があります．姿勢やバランス，安定性に問題がある子どもでは，筆記体はよりハードルの高いものとなります．

実際に個々の文字を筆記体で書く練習に入る前に，書く準備のための練習を導入課題として設定することができます．これは，本章の前半で解説した書く準備のための練習へのアプローチと同様です．書く準備のための練習では，くり返し行う流れるような動きのパターンを練習して，書くための動きを連続，連動させるコントロール力を身につけます．例えば，ループをつなげた線を描く動きは，l，k，b，f，e，hの文字を書き始める動作へと発展します．書く準備のための練習の時と同様に，黒板やイーゼルを使って，腕を自由に動かして大きな文字を描くことから始めるとよいでしょう．

付録1では，ほとんどの書き文字に見られる5つの基本の動きのパターンを取り入れた書く準備のための練習のワークシートをいくつか紹介しています．また，動きのパターン練習と文字書きがセットになった市販の筆記体ワークブックやプログラムもあります．例えば，カリロビクス（音楽に合わせて練習を行う），神経運動学的筆記プログラム（文献の#3），『Handwriting without Tears』（文献の#59）などがその例です．

お子さんは書字と同様に，D'Nealian方式やZaner-Bloser方式で筆記体を教わることができます．筆記体を教える方法に正解や不正解があるわけではありません．最も重要なことは，子どもが統一された，効率的な文字の書き方を学ぶことです．そのためには，正しい方法を教示しなければなりません．そうでなければ，子どもは自分なりの方法を編み出してしまい，長期的には筆記体の獲得の成功につながらないことでしょう．サラは，効率的な書字に取って代わるほどには自動化された筆記体を習得することはできませんでした．彼女は筆談の方法として，書字とキーボードを使い続けています．学生時代に筆記体を練習していた時は，印刷された文字に基づく『Handwriting without Tears』プログラムが彼女にとって最も簡単だったようです．

一般的に子どもはアルファベットを覚える際は，ABC順に1文字ずつ練習していきます．ダウン症のある子どもも，この学習法で文字を覚えることができるかもしれません．しかし，多くの子どもは，形が似ているグループ単位でアルファベットの文字を学ぶほうが効果的です．例えば，筆記体では，a，c，d，g，o，qはすべて同じパターンで始まります．このようなパターンを学ぶことで，多くの子どもたちは，文字の組み方を覚えることができます．

筆記体は，本書で説明したすべての領域の発達の集大成です．体，肩，腕の安定性とコントロール性，手の安定性と手の関節が生み出す手指の器用さ，感覚認識と文字を書く時の感覚記憶，視覚運動コントロール，認知能力，そして意欲のすべてが，筆記体を習得する能力の形成に関わっています．ダウン症のある子どもたちだけでなく，多くの子どもたちが筆記体の学習を難しいと感じるのは，これらの要因が関係していることを考えれば当然ともいえます．ダウン症のある子どもたちの目標を設定する際には，筆記体の習得に必要な時間と労力を考慮する必要があります．筆記体を機能的なスキルとして使えるようになることが期待できるのであれば，筆記体の学習目

159

標を設定することは現実的です.

書字に関する調整と修正

　ダウン症のある生徒の多くは, 学校での授業や宿題にさまざまな調整や修正を必要
とします. 特に, 文章を書く作業に関しては, その傾向が顕著です.

　調整とは, お子さんが定型発達のクラスメートと同じカリキュラムを履修し, 同じ
学習効果を期待できるように, プログラムの一部を変更することです. 例えば, 文章
課題を手書きで書かずに, 単語予測ソフトを使って完成させることができるようにす
るなどです.

　修正とは, 生徒の学習ニーズを満たすために, カリキュラムや期待する事項を修正
することです. 例えば, 書き課題に対する期待値レベルを, より低学年のレベルに設
定するなどです.

　学校生活における, 教室での書き課題に対する調整や修正の例としては, 以下のよ
うなものが考えられます.
- 筆記者への口述による回答
- 穴埋め式や1単語での回答方式
- 完璧な文章ではなく短文での回答
- 文章を構成するコミュニケーションソフトやアプリの使用
- 文章形式での回答ではなく選択肢形式での回答
- ボイスレコーダーを使用した口述
- 音声からテキストに変換するソフト(音声テキストともよばれる)の使用
- 単語予測ソフトの使用
- 書字課題を完遂するための追加時間の提供

● 筆記者への口述

　筆記者への口述は, ダウン症のある生徒のために一般的に使用されている調整の一
例です. 「筆記者」の役割は, 通常は教育アシスタントが務めますが, 時には他の生徒
が担当して, 子どもの話す事を書き留めます. 例えば, 日記を書く場合, 筆記者はま
ず, 昨日の夕方に何をしたかなど, 子どもが話す事を書き留めます. 次に子どもは書
き留められた文章の下に, その文章をそのまま書き写します. これは, クラスのすべ
ての生徒が同じように日記を書くことが課せられている場合には調整とみなされま
す. ダウン症のある生徒は日記を書き, 他の生徒はプロジェクトのためのレポートを
書いているのであれば, それは修正です.

　筆記者への口述は, 教師が口述したり, 黒板に書いたりした情報を書き留めるため
にも行われます. この場合も, 多くの場合, 生徒は書き留められたものの下に書き写

します．筆記者への口述は，テスト中に生徒をサポートする目的で適用されることもあります．

　自分で書く場合，子どもは内容，単語のスペル，文章の構成について考えなければなりません．書字や筆記体がまだ完全にできない場合，子どもは文字の書き方，間隔などについても考えなければなりません．書字の発達を目標とする場合は，筆記者をつけるのではなく，スペルや文の構成について口頭で手助けしてくれる助手をつけてもかまいません．もし，スペル，文法，内容の学習が目標であれば，情報を紙に書くという微細運動を整理するために，筆記者をつけるべきです．筆記者の提供をやめるべき魔法の年齢というものはありません．ダウン症のある高校生は，提示された情報についていけるように，ノートを取るのを手伝ってくれる仲間のチューターをつけてもらうことができるのです．

Profile　マーク

> 　7歳のマークは，学校で日記を「下書き」しています．つまり，彼が口述したことを教育アシスタントが筆記し，彼はその下に書き写しをします．小さなノートでは線が小さくて書きにくいので，アシスタントが罫線のない紙にマークが書き込むための線を引いてくれます．ある日，マークが「線を引いてみたい」と言い出しました．定規を押さえながら線を引くことで安定性と，片手で定規を押さえ，もう片方の手で線を引くという両手の協調性を高めることができます．アシスタントは，彼に，もう片方の手に頼らずに，利き手のみで鉛筆を取り上げるように促します．アシスタントのこの援助によって，マークは指の細かい動きを用いて，正しい向きに鉛筆を向けることができ，書字の準備が整えることができます．

コンピュータとテクノロジー

　本書の初版を執筆した1990年代半ばは，一家に1台のデスクトップパソコンがあることが，多くの家庭で当たり前になりつつある時代でした．それから20年近く経った今（訳者注：本書は原著第3版が刊行された2016年当時の情報に基づいて書かれています），ほとんどの家庭や教室において，そして多くの個人によって，ノートパソコンやデスクトップパソコン，スマートフォン，タブレット端末やiPadなど，さまざまなデバイスが一日中使用されています．コンピュータとテクノロジーは私たちの生活の一部となっており，コンピュータ以前の生活を思い出すのは難しいほどです．仕事，学業，コミュニケーション，知識やニュースの発信，銀行関係，SNS，娯楽，レジャーなど，その多くがテクノロジーに関係しています．

　ダウン症のある子どもたちは，10代の子どもたちも，そして大人たちも，ほかの人たちと同様に，テクノロジーによって相互接続された世界の一員です．そのため，

機器の使い方だけでなく，セキュリティとプライバシーを守る方法についても学ばなければなりません．最近の子どもたちが最初にテクノロジー機器に触れるのは，家庭内で親の携帯電話やタブレット，コンピュータであることが多いようです．多くの子どもたちはテクノロジーに惹かれるようで，親がそれをご褒美や動機付けとして利用することもあります．本項では，テクノロジーにアクセスするための微細運動と，テクノロジーの助けを借りた微細運動スキルの発達に焦点を当てます．

■ 教室のスマートテクノロジー

教室で学生が使用できるテクノロジーの量や種類は，大きく変化しています．

教室によっては「SMART Board Interactive Whiteboards」や「SMART Table Interactive Learning Centers」を設置し，先生と生徒，生徒同士のテクノロジーを介した交流活動を実現しています．生徒は，タッチするだけで簡単に SMART Board や SMART Table のプログラムにアクセスすることができます．視覚的，聴覚的なフィードバックにより，楽しくインタラクティブな学習が可能です．SMART Board はインターネットに接続されており，学習効果を高める写真やビデオを簡単に見つけることができます．

また，スマートテクノロジーは，デバイスを使用することで，生徒が非言語的な応答をすることを可能にします．これらの機能は，視覚に重点を置いており，微細運動スキルに頼らないですむため，多感覚的な学習アプローチが有効な，ダウン症のある子どもたちに役に立つと思われます．

■ iPad とタブレット端末

iPad，タブレット端末，iPod は，障害のある人々に，無限の可能性を秘めた世界を切り開いたといえるでしょう．あらゆる年齢層の人々が使用するこれらの主流デバイスは，学習，コミュニケーション，組織的スキル，社会的関与，微細運動スキルの発達などをサポートすることができます．多くの保護者，教育者，セラピストの方が，社会スキル，感情，コミュニケーション，行動学習のために設計されたアプリは，ダウン症のあるお子さんに役立つと感じていらっしゃることでしょう．

言葉によるコミュニケーションが難しい子どもたちのために，iPad，iTouch，Android 端末用のコミュニケーションアプリが開発されています．コミュニケーション支援にアプリを使うことには，いくつかのメリットがあります．

■本体やアプリの価格は，これまで発売されていた多くの音声出力機器と比較して，非常に手頃な価格です．

■iPad や iTouch などのタブレット端末は，他の通信機器に比べて主流であり，障害者用機器として見られることはありません．そのため，高学年であっても，使用

する際に偏見を感じることはありません．

障がいのある子どもたち，特に自閉症の子どもたちの中には，タブレット端末のコミュニケーションアプリを音声合成のインターフェースとして使うことで，これまでにない飛躍的なコミュニケーションを実現している子どもたちがいます．また，ダウン症のある子どもたちの中には，タッチスクリーンのアプリを使うことで，他の人に理解されやすい"声"を用いてコミュニケーションをとることができるようになった子どももいます．よく使われるアプリはAssistiveWareの「Proloquo2Go」とよばれているものです．そのほかにもありますので，お子さんのコミュニケーションテクノロジーに興味がある方は，あらゆる選択肢を検討し，お子さんのニーズと能力を理解している言語聴覚士に相談してみてください．

子どもの発達をサポートするアプリは，数え切れないほどあります．ダウン症のある子どもをもつ親が選択肢を整理するのに役立つリストを，オンラインで提供している団体もあります．ここでは，その一部を紹介します．

- ダウン症日誌（www.downsyndromedaily.com）
- DSAQ Guide to Apps（http://www.dsaq.org.au/publications/dsaq-guide-to-apps-2nd-edition）
- BridgingApps（www.bridgingapps.org）
- OTs with APPS & Technology（www.otswithapps.com）

タブレット端末を利用することによる微細運動への利点

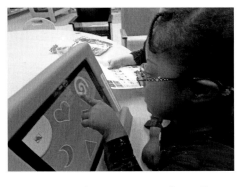

ダウン症のある子どもたちの多くは，鉛筆を持ち，鉛筆を使ってワークシートやその他の学校の書く課題をするうえで，困難を感じます．タッチスクリーンのアプリは，紙と鉛筆を使った学習から子どもを解放し，列挙しきれないほどの学習機会を提供します．子どもたちはより早く，より正確に活動を完了することができます．アプリを使用することで，必要な微細運動スキルを実行するために大きなエネルギーを使うことなく，学習課題に集中することができるようになります．キーボードとマウスを使って手と目の間をつなぐコンピュータとは異なり，タッチスクリーン端末は手と目を直接つなぐことができます．

微細運動スキルを向上させるために設計されたアプリで得られる効果には，以下のようなことがあります．

1. ターゲティング（目標物に狙いを定めること）：画面上のアイテムに触れると結果が出る（例：風船が弾ける，カボチャがつぶれる，など）．このような空間定位への注意と手をターゲットに向ける能力は，発達上の重要なスキルです．「書くための概念の発達を促す」（p.141）で説明しているように，幼い子どもに，このス

キルを身につけさせる方法はたくさんあります．子どものスキルが上がるにつれて，ターゲットは動くようになっていて，求められるスピードと正確さが増していきます．点つなぎのような活動では，2つ以上のターゲットを斜めの動きでつなぎます．
2. トレース（なぞること）：子どもはスタート地点に指を置き，模様や文字をなぞります．通常，すぐに視覚と聴覚によるフィードバックがされる機能がついています．いくつかの模様は，付録1のステージ1の視覚運動ワークシートに似たようなもので，だんだんと，より複雑な模様や文字が登場します．これらのタブレット端末を使った活動は，紙と鉛筆を使ったアクティビティと併用することで，バリエーションを増やすことができ，より多くのフィードバックが得られます．
3. つまむ：アプリの操作の中には，親指と人さし指，中指の間でつまむ動作をすることで，目的の結果を得ることができるものがあります．第8章で説明しているように，正確なつまむ動作の発達も重要な発達スキルの一つです．
4. 塗り絵：子どもは自分の指を使って画面上の絵に色をつけることができ，選べる色のバリエーションも豊富です．
5. 目と手の協調のスピードと正確さは，遊びのレベルが上がるにつれて増していきます．

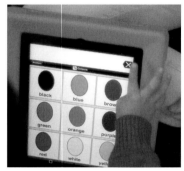

iPadは，つかむところが大きなフレームで保護されている．スタンドを使用して目の高さに設置することで，良好な姿勢を保つことができる．

● タブレット端末を使用する際の微細運動の課題

ダウン症のある幼児に見られるタブレット端末を使用する際の主な運動障害の一つは，ヒポトニアに起因するものです．これにより画面に触れる際に指がつぶれる傾向があります．お子さんのタッチが入力されず作動しなかったり，タッチが正確にできないということが起きます．幼い子どもにとって，画面を指で押す時間や強さを認識することは難しく，これは固有覚の発達が関連します．例えばこの問題が起きるのは，指によるタッチとスライド動作でパズルピースを移動させ，正しい場所にはめるパズルアプリです．子どもがスライド動作で十分なタッチを保てず離してしまい，正しい操作をしたにもかかわらず，パズルのピースが跳ね返って元の位置に戻ってしまいます．

指の代わりにタッチペンを使って画面を触ることはできますが，タッチペンは3指握りで手に持って使うため，小さなお子さんには難しいかもしれません．3指握りを維持できない場合は，手のひらにタッチペンを固定するiPadタブレット用ハンドポインターが利用できます（Bridges社など）．

その他，以下のような課題もあります．
■ホーム画面のアプリのアイコンを押すだけで削除ができる設定になっている端末を

使用している場合，子どもが誤ってアプリを削除してしまうことがあります．

- 小さな子どもでは，アプリからホーム画面に戻るホームボタンを頻繁にタッチしてしまう子もいます．この問題を解決するためには，iPad のアクセシビリティ設定で「ガイド付きアクセス」を有効にすると，画面を 1 つのアプリに固定し，利用できる機能を制御することができます．また，ホームボタンを押せないようにする「バブキャップ」もあります．
- キーボードとマウスは，タッチスクリーンよりも触知覚が生じるため，平らで滑らかなタッチスクリーンよりも，多くの感覚的フィードバックを得ることができます．キーボードのキーを押したり，マウスを動かしたりクリックしたりすることで，指や手を通して感覚がフィードバックされ，手の触覚や固有覚を発達させます．タッチスクリーンでは，そのような感覚的フィードバックはほとんどありません．例えば，タッチスクリーンのキーボードには，各文字の輪郭を識別する触覚的な境界線がありません．Bluetooth キーボードを iPad に接続することで，この問題を解決することができます．
- タブレット端末や iPad は壊れやすいので，ゴム製のケースで保護する必要があります．現在では，いくつかのオプションが用意されています (Big Grips 社のフレームとスタンドなど)．
- 端末にたくさんのアプリがあると，ダウン症のある幼児にとって目的のアプリを探し出すのが難しくなります．タブレット端末や iPad のデスクトップ上のアプリをフォルダに整理することで，画面上のアイコンの数を最小限に抑え，邪魔にならないように配置します．

● アクセシビリティ・オプション

iPad やその他のタブレット端末には，視覚，聴覚，身体的なニーズに対応するアクセシビリティ・オプションが用意されています．iPad の「ガイド付きアクセス」オプションは，子どもが誤ってアプリを終了してしまうのを防ぐのに非常に役立ちます．音声選択オプションは，ハイライトされたテキストを音声で読み上げます (フレーズの冒頭でダブルタッチし，選択したテキストの終わりまで指を滑らせることで)．これは，電子メールやソーシャルメディアにアクセスする際に，テキストを読むのに助けが必要な 10 代や大人の方に役立ちます．読み上げるテキストをハイライトするには正確な微細運動のコントロールが必要で，また Apple のアプリと Safari でのみ動作するようです (Facebook では現在動作していないようです)．

■ コンピュータへのアクセスと使用方法

キーボードやタッチスクリーンを使ってテクノロジーにアクセスする方法を理解する能力は，子どもたちにとって重要な生活スキルになります．私は，すべてのダウン症のある子どもたちが，学校でキーボードの基本的なスキルを学ぶ機会を得て，書字

や筆記体のスキルを補い，日常生活での自立の機会を増やせるようになることを望んでいます．

　コンピュータは，ほとんどの小学校と高校で，教育用ツールとして，データ管理用として，またワープロ用として使用されています．この項では，筆談を支援するコンピュータのハードウェアとソフトウェアへのアクセス方法と使用方法について簡単に説明します．特殊なコンピュータの選択については，学校に所属しているコンピュータの専門家か，あるいは補聴器クリニックやそうしたプログラムの関係者と相談しながら決定するのが一番です．アクセシブル・テクノロジーを販売する会社は，そのテクノロジーの使用に関する相談やトレーニングを提供しています．この分野は常に発展しており，この分野の専門家は，コンピュータへのアクセスやオプションに関する最新の情報を提供してくれます．

　ここでは下記の項目についての情報を紹介します．

1. キーボードスキル
2. ハードウェアのオプション
3. コンピュータのオペレーティングシステムに組み込まれたアクセシビリティ・オプション
4. ソフトウェア・オプション

● キーボードスキル

　キーボードを使用する際には，書字や筆記体と同様に，適切な高さでの作業，背中のサポート，足を床につけるなどのポジショニングが重要です．肘を 90 度に曲げた時，キーボードは手の高さと同じか，それより少し下になるようにします．モニターはお子さんの目の高さに合わせ，モニターを見るために顔を上げる必要がないようにします．普段からタイピングの量が多いお子さんには，事務用品店で手軽に購入できる手首サポートクッションがおすすめです．手首をしっかり支えるクッションは，筋肉の負担や疲労を軽減してくれます．

　25 年前，ダウン症のある子どもたちの学習やコミュニケーションにコンピュータを使うことは，まだ一般的ではありませんでした．ローラマイヤーズ(Laura Meyers)は 1988 年に「ダウン症の子どもたちにコンピュータを使って教える」の中で，ダウン症のある子どもたちは，書字や筆記体よりもコンピュータを使っている時のほうが，イライラすることが少なく，筆談に熱中することが多いと報告しています(52)．この主張は，ダウン症のある子どもたちだけでなく，多くの子どもたちにあてはまることであり，今日では，非常に明白になっていると思われます．コンピュータやタブレット端末は，やる気を起こさせ，教師や親が変化や進歩を追跡するのに役立ち，視覚的・聴覚的なフィードバックによって注意を持続させ，子どもが，自分の知識をより整理し，読みやすいフォーマットで提示することを可能にします．

　鉛筆の握り方や視覚的な運動コントロールが難しいため，書字や筆記体は通常，子どもたちにとって時間がかかり，手間のかかる作業となります．キーボードを覚えることも，ダウン症のある子どもにとっては時間がかかることではあるのですが，物理

的なプロセスは書くことよりは難しくないかもしれません．タッチタイピング（キーボードの上にすべての指を置いて打つこと）は理想的ですが，細かい運動が苦手な子どもには現実的でないことが多いようです．むしろ，「ハント＆ペック」という技法を使うほうが機能的である場合もあります．タイピングの練習ではなく，機能的で意味のあるコンピュータ活動を通してキーボードスキルを学び，練習することが，微細運動障害をもつ 10 代の子どもたちがキーボードを学ぶ最良の方法であると紹介されています (56)．例えば，電子メールや Facebook などのチャットページを通じて友人とコミュニケーションをとる，ブログを書く，買い物リストを作成する，日々の日記をつける，などがあります．

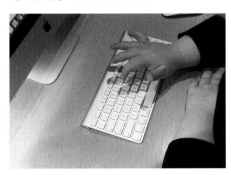

ダウン症の有無にかかわらず，多くの子がキーボードを 1 本か 2 本の指で操作している．

ダウン症のある若者のコンピュータ利用についての最近の研究 (26) によれば，調査対象となった家族の中で 5 歳〜21 歳までの子どもの 77.5％が 1 本または両方の人さし指を使ってタイピングをしており，22.5％が片手または両手の複数の指を使っています．マーティン・ラザール (Martin Lazar) は，ダウン症のあるコンピュータ上級者を対象とした研究から，ダウン症のある人の多くが，トレーニングを受け，十分な練習を積めば，確かに複数の指を使ってタイピングできることを示しました．実際，ダウン症のある 10 代や大人は，成熟するにつれて微細運動によるキーボード操作ができるようになり，機会が与えられれば，多くの人がコンピュータとキーボードを使った複数の作業を，コンピュータを改造しなくとも行うことができるようになります (41)．

　キーボード操作のスキルを教えるためのソフトもあります．『Hand-writing without Tears』は最近，「Keyboarding without Tears」プログラムを導入しました．このほかにも多くの利用可能なプログラムがありますが，構造化されたタイピング・プログラムであれ，コンピュータとキーボードの通常の機能的使用であれ，学校に通うすべての子どもたちにキーボードとタイピングを学ぶ機会と訓練を与える必要があるでしょう．

● **ハードウェア・オプション**
　ハードウェアとは，コンピュータの物理的な構成要素をさします．書字スキルに関連して選択の検討が必要なハードウェアを以下に挙げます．
- デスクトップとノート PC のどちらがよいか
- キーボードのオプション
- マウスのオプション
- タッチスクリーンのオプション

適切なハードウェアを選択することで，子どものコンピュータを効果的に使用する能力を妨げる可能性のある言語・認知・微細運動の障害を最小限に抑えることができます．本項では，筆記の微細運動面に関連するハードウェアのオプションについて説明します．

　学校によっては，さまざまなハードウェアのオプションを用意しているところもありますが，そうでないところも多くあります．あなたやお子さんの先生は，ハードウェアを販売している会社や，サービスを提供している病院や診療所を通じて，支援技術の専門家に相談する必要が生じる場合もあるかもしれません．ハードウェアの試用が成功した場合，お子さんの教育目標の達成に役立つのであれば，あなたと学校は，それを個別教育計画に含めることを望むかもしれません．

キーボード・オプション

　通常，ダウン症のある子どもたちがコンピュータやノートパソコンを使う場合，キーボードの改造は必要ありません．しかし，通常のキーボードでは問題がある場合は，以下のような改造が可能です．

■大型キーボード (Qwerty 配列や ABC 配列の BigKeys など) の使用
■"Zoom Caps" や "Keyboard Seels" キーに貼り付けることができるハイコントラストの文字
■キーボードオーバーレイやキーガードを使用してキーセパレーションを明確化する (一度に 1 つのキーしか打てないようにするため)
■高コントラスト・高視認性キーボードの使用
■特別仕様のキーボード (Intellitools 社の Intellikeys など) はレイアウトが簡略化されていることが多く，キーを押すのに必要な力が少なくて済む.

マウスとその代用品

　コンピュータマウスの使用は，感覚と知覚のシステムを使って細かい動きを誘導する活動の良い例です．筋肉や関節にあるセンサーがマウス上の腕の動きを指示し，目がその動きを画面上で追跡します．コンピュータマウスは，そのデザイン，ボタンの数，動きに対する感度，必要な微細運動コントロールの度合いなどにより，さまざまなものがあります．

　コントロールパネルからカーソルの速度を遅くする設定にすると，子どもがマウス操作を習得するのが容易になります．また，カーソルが正確な位置になくても範囲選択ができるソフトも探してみてください．カーソルを近づけるとその項目が選択されるように，選択できる範囲を広くしているソフトもあります．これは，「ホットスポット (訳者注：操作点として機能する位置のこと)」の作成として知られています．この機能は，マウスを正確な場所に移動して停止させることは難しいけれど，その場所に近づかせることはできる子どもに役立ちます．また，いかなるマウスの動きやキーボードのタッチにも積極的に反応する，就学前コンピュータプログラムもあります．

　マウスの動かし方や選択範囲のクリックを覚えるのに，最初は手取り足取り教えて

あげる必要があるかもしれませんが，すぐに慣れることができます．プログラムを開くための「ダブルクリック」は難しいので，練習が必要です．マウスには，シングルクリック，ダブルクリック，ドラッグのボタンが分かれているものがあり，クリックしたままドラッグするなど，2つの動作を組み合わせるのが苦手なお子さんの困難さを解消します．Windowsには，クリックとドラッグに問題がある人のために「クリック＆ロック」機能があります．また，コントロールパネルで，ダブルクリックの速さを変更することもできます．

　今はいろいろな大きさや形のマウスがありますが，コンピュータ用のマウスを買う時は，お子さんの手の大きさが小さいことを念頭に置いてください．Chesterマウスは，小さなお子さんのためにデザインされた，ボタンが1つの小型マウスです．

　TASHでは，マウスの代わりに使ってプログラムを起動できるスイッチ（スイッチ・クリック，ミニ・クリック，バディ・ボタンとよばれます）を作っています．ワイヤレスタイプもあります（it-Switch）．これらは，簡単なゲームを使って学習したいけれど，マウスを使うのが難しいダウン症のある幼児の役に立つかもしれません．成長とともにダウン症のある子どもたちの多くは，通常のマウスを使ったコンピュータ操作を身につけていきます．

トラックパッド

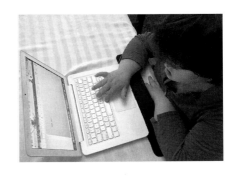

　ノートパソコンでは，マウスの代わりにトラックパッドが使われることが多くなりました．ユーザーは，指を動かしてトラックパッド上でカーソルを指示します．トラックパッドを使うには，手を小指側で安定させ，1～2本の指で，トラックパッド上でスワイプやクリックを行う必要があります．トラックパッドよりもマウスを使うほうが快適な場合は，ノートパソコンでもマウスを使うことができます．

トラックボールとジョイスティック

　トラックボールは，従来のマウスよりも操作性が良く，マウスの多用による不快感や痛みを軽減できることもあります．トラックボールは，手でボールを動かし，そのボールでカーソルを動かしますが，他の部分は一定の位置から動かしません．トラックボールにも，さまざまな形状，サイズ，感度，オプションがあります．速度の設定ができるものもあります（例：Infogrip社のRoller Plus Trackball）．ほとんどのトラックボールは，クリックとドラッグの機能ボタンが別々になっています．

　ジョイスティックは，マウスの代わりとして使用でき，マウスよりも簡単に操作できるようになる子どももいます．ジョイスティックは，手のひら全体で握って，好きな方向に動かすことができます．トラックボールと同様，スピード，感度，サイズなどで，さまざまな種類があります．

家庭や学校，公共の場でのコンピュータは，マウスかタッチスクリーンを使ってアクセスすることがほとんどです．そこで，先にマウスの使い方を教え，難しい場合のみ，ジョイスティックやトラックボールを試してみることをおすすめします．

タッチスクリーンプログラム

　ATM や銀行の機械，ガソリンスタンドや食料品店，図書館，そしておそらく学校での出席サイン用 iPad など，私たちと世界とのデジタルインタラクションの多くは，タッチスクリーンで行われています．トレンドはタッチスクリーンに向かっており，マウスは使われなくなってきています．タッチスクリーンは，モニターに内蔵されているか，通常のモニターに装着する外付けのオーバーレイでアクセスします．

　ダウン症のある子どもや大人は，生活スキルとしてタッチスクリーンの使い方を学ぶことが有益です．ほとんどの人は，コンピュータのタッチスクリーンやタッチスクリーンタイプのタブレット端末の使い方を簡単に学ぶことができます．一般的なコンピュータモニターの後付けタイプのタッチスクリーンの例としては，Keytec 社の Magic Touch や ProEd 社の TouchWin-Touch が挙げられます．

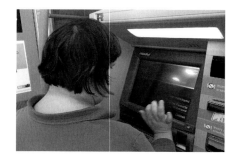

● 内蔵されたアクセシビリティ・オプション

　ほとんどのコンピュータには，コントロールパネルに，アクセシビリティのオプションが組み込まれています．例えば，Microsoft Windows をお使いの場合，「マイコンピュータ」→「コントロールパネル」→「Ease of Access Center」の順でアクセスできます．Apple のコンピュータでは，「アプリケーション」「アクセシビリティ」の下にあります．ここでは，ダウン症のある子どもに役立つと思われるアクセシビリティ・オプションを紹介します．

- マウススピード：画面上でカーソルが移動する速度を遅くすることができます．
- 「スティッキーキー」：通常，同時に押される 2 つ以上のキー（例えば，シフトキーと 1 つの文字キーで大文字にする）を，このオプションで連続して押せるようにします．
- キーストローク（オンスクリーンキーボード）：通常のキーボードを使わず，マウスを使って画面上の文字を選択できます．
- 「フィルターキー」（Apple コンピュータでは「スローキー」）：キーを押し下げる必要のある時間の長さを調整することができます．子どもが意図せず他のキーに触れても，そのキーは入力されません．コンピュータは，指定された時間押されたキーを入力します．また，このオプションは，子どもがキーをすばやく離すことができない場合に，通常の設定では同じ文字が再入力されてしまうという問題を回避するのにも役立ちます．

9　日常生活スキル：学校で行う課題

■ダブルクリック：ダブルクリックの速度を遅くすることができます．

● ソフトウェア・オプション

　子どもたちがキーボード操作のスキルや，話し言葉や言語，読み書きなどのアカデミックなスキルを身につけるためのソフトウェアは数多く存在します．ここでは，こうした専門的なプログラムのいくつかを取り上げ，どのような種類のプログラムがあるのかを紹介します．

■ピクチャープロセッサー：説明の文章付きの絵を提供するプログラムです．例えばBoardmaker（Mayer-Johnson 社），Writing with Symbols（Mayer-Johnson 社），Kidspiration（Inspiration soft-ware 社），Clicker 6 があります．Boardmaker は，コミュニケーションに困難があり，絵を使ってコミュニケーションをとる生徒を支援するために，一般的に使用されています．このソフトウェアでは，一般的な単語の意味を表現した白黒またはカラーのシンボル絵をたくさん作成することができます．写真と単語は，個人用にカスタマイズすることができます．

■おしゃべりワープロ：文字や単語，文に対して聴覚的なフィードバックを提供するプログラムで，多くの場合，単語の予測機能も含まれています．例えば，Word Q，Clicker 6，IntelliTalk 3（Adaptive Synapse 社），Writing with Symbols（Mayer-Johnson 社）があります．Write：OutLoud 6（Don Johnston 社）は，単語予測機能をもたないシンプルな会話型ワープロプログラムです．

■単語予測プログラム：単語予測プログラムは，単語のスペルを数個入力すると，単語の選択肢を表示します．読むことはできるけれどスペルを綴るのに助けが必要な生徒の作文を，スピードアップさせることができます．その人がよく使う単語の選択肢を提供するようにカスタマイズすることもできます．一度表示された単語はクリックで選択できるため，個々の文字を入力する手間が省けます．単語予測ソフトの例としては，Don Johnston 社の CO：Writer があり，Write：OutLoud と統合されています．単語予測ソフトのそのほかの例としては，Clicker 6，Word Q，Write Online（Crick ソフトウェアによるもので，小学校後期，中学校，大学生など，より高度な読み書きを対象としています）があります．

　教育用ソフトウェアの選択肢は数多くあります．ダウン症のある年長児，10 代，大人では，ユーザーの認知・学習レベルに合った学習内容を提供しながらも，ユーザーにとって年代的に適切なソフトウェアを見つけることが課題です．適切なレベルのコンテンツとデザインの両方が必要です（26）．

■ テクノロジー・オプションのまとめ

　ダウン症のある子どもや大人に対するテクノロジーの選択肢は，ここ数年で爆発的に増えています．iPad のようなタッチデバイスが主流となってきたことで，支援テク

171

ノロジーはより手頃な価格で利用できるようになりました．多くの子どもや大人は，このような高度に視覚的で直感的なデバイスに自然と引き寄せられます．本章では，こうしたツールを使って文章を書くことに焦点を当てて解説しましたが，コンピュータやそのほかの機器を使うことは，今や必須の生活スキルであることは明らかです．

　子どもが成長するにつれ，家庭，学校，職場などさまざまな環境でコンピュータを使うようになるため，改造を必要としないハードウェアやコンピュータを使えるようになることが最善です．ソフトウェアやアクセシビリティのオプションは，どのコンピュータからでもアクセスでき，ハードウェアのオプションよりも試験的に試しやすいでしょう．学校では，専門的なソフトウェアやオプションにアクセスすることができ，ほとんどの学校システムでは，こうしたソフトウェアのロードとセットアップを行う担当者を雇用しています．

　ダウン症のある子どもや大人のほとんどは，コンピュータを使った文字によるコミュニケーションを支援する特別なハードウェアは必要としませんが，上述したソフトウェアの絵やワープロプログラムの一部を利用することは有益と思われます．まずは，学校や学校システムのコンピュータ・リソース・スタッフに相談することから始めましょう．お子さんにとって何が最適かを判断する際にさらに支援が必要な場合は，支援テクノロジーを販売する機関や団体が利用できることがあります（Mayer-Johnson 社など）．地域によっては，拡張コミュニケーションや支援テクノロジーのクリニックや機関もあり，相談して選択肢を整理することができます．また，ダウン症のある人向けの新しいアプリケーションの開発や適用の可能性を探索しているオンライングループも数多く存在します．

微細運動の目標を 子どもの教育プログラムに取り入れる

　通常，幼稚園や保育園は多くの子どもにとって構造化された学習環境に入る最初の場所です．しかし，ダウン症のある子どもたちの場合，そのほとんどの子は，それ以前から何らかの早期刺激や就学前プログラムに参加し，微細運動や早期学習の課題に触れてきていることでしょう．それらは，子どもたちにとって，就学後から提供されるカリキュラムに基づいたプログラムに対する準備となっています．

　教師は，教室での子どもの学習状況を評価する際に，以下の要素のいくつかを考慮します．

1. 子どもの言語および紙による表現力は，教師が子どもの理解度や学習内容の定着度を観察するための主な手段です．ダウン症のある子どもたちの多くは，言語と文字の両方のコミュニケーションに遅れや困難があります．教育目標を設定する際には，子どもが教室で能力を最大限発揮して書く課題を行えるように，微細運動能力とその目標を考慮することが重要です．

2. 子どもの集中力，注意力や課題を開始し完了させる能力は，教育環境で学習す

る準備が整っているかを示しています.

3. 学校生活の中で,ルーティンを守り,自分自身や作業スペースを整理する能力から,子どもの全体的な成熟度を把握することができます.

　教室は,ダウン症のある子どもたちが微細運動スキルを発達させるのに最適な場所であることは明らかです.小学校の低学年では,多くの概念遊び,算数や空間的スキルのための操作的な遊び,お絵かき,色塗り,ハサミで切るスキル,書字の初歩的な活動などを行います.学校生活が進み,高学年になると,教室での活動では,微細運動スキル(書字,筆記体,描画,コンピュータの使用),聴覚スキル(聞く),読むスキル,言語スキル(質問に答える,アイデアを表現する,など)が求められます.

　北米の公立学校では,ダウン症のある子どもたちのほとんどが,通常1年ごとに個別教育計画(IEP)を策定しています.IEPとは,短期的・長期的な教育目標と,その目標を達成するための戦略や資源を明らかにする計画書です.各子どもの教育計画には,その子ども自身の発達レベルや,特定の教室環境における個々のニーズが反映されます.教育計画の中で,子どもにとって適切で現実的な微細運動の目標を設定するためには,次の点に留意してください.

1. お子さんの微細運動の発達レベルを知る:先生は,教室で行われる微細運動活動にお子さんがどのように参加しているかを観察することができます.親御さんは,お子さんが家庭ではどのような自助スキルや遊びをすることができているのか,その情報を,先生の情報に補足することができます.作業療法士は包括的な微細運動評価を行い,微細運動の質,把持やその他の微細運動パターン,視覚運動スキルの発達について,より詳細な情報を得ることができます.お子さんの微細運動能力の発達レベルがわかれば,目標を設定することができます.

2. スモールステップで目標を設定する:活動を小さなステップに分解し,ステップごとに目標を設定すれば,成功する可能性が高くなり,誰もが進歩を実感でき,お子さんもきっとやる気が出てくることでしょう.

3. 一定期間ごとに目標を再評価する:設定した期間を経過しても変化や進歩が見られない場合は,目標を見直す必要があります.提示方法や教材を変更したり,目標そのものを変更する必要がでてくることもあります.

4. 目標はお子さんに関連性のあるものにする:目標に向かって努力する意味がわかり,その目標に到達するための活動が本人にとって興味のあるものであれば,より意欲的に取り組むことができるでしょう.

■ 教室における微細運動の目標設定例

　通常学級に通う子どもたちの場合,教育計画における微細運動の目標は,通常,クラス全体が参加する微細運動活動に調整や変更を加えたもの,またすでに教室で行われている微細運動活動へ追加をしたものとなります.1日の全部または一部を専門ク

ラスで過ごす子どもたちも，個々のニーズと目標に基づいた個別教育計画が作成されます.

　専門クラスで行われる活動を，ダウン症のある子どもの教育計画に組み込む際の目標の設定例を紹介します.

幼稚園～小学 1 年生

目標	戦略
マークは，3 指握りで鉛筆やマーカーを把持する.	鉛筆を握る，黒板でチョークの小片を使う，イーゼルやタブレット上でお絵かきする.
マークは，鉛筆の動きのコントロールが上達する.	マッチングワークシートの線をつなげる. ワークシートの絵を囲む. イーゼルでお絵かきや塗り絵をする. 書く準備のためのワークシートを完遂する.
マークは，自分の名前を書くことができる.	EA（教育アシスタント）による見本呈示のあと，マークは一つひとつの文字を書く. EA による見本呈示のあと，マークは名前全て書く. マークは，自分の名前の文字をなぞる. マークは，ネームカードの自分の名前を書き写す.
マークは，ハサミで線を切る.	マークは，補助ありで，中間位で（親指を上にして）ハサミを持つ. マークは，自分の身体に近いところから切り始めて 2 つ以上のストロークで切る. マークは，点線に沿って，絵とマッチする文章の短冊を切り取る.
マークは，自分の作品を家に持ち帰るために整理する.	マークは，自分で塗ったものを丸める. マークは，作業用紙を半分に折ってリュックに入れる.
マークは，細かい指の器用さを向上させる.	マークは，出席ボードの投入口に自分の出席カードを入れる. マークは，自分の活動記録本に記載されたすべての活動の横にシールを貼る. マークは，10 ピースのパズルを完遂する. マークは，数えブロックを積み上げて 10 個数える. マークは，スティック糊のフタを回して外し，切り貼りで糊を使う. マークは，昼食やおやつの時間に弁当箱のチャックを開けたり，ジュースの箱を開ける. マークは，人さし指や中指を使ってコンピュータ上で選択のために矢印ボタンを使用する. マークは，手一杯に鉛筆を持ち，子ども一人ひとりに 1 本ずつ配る.

9　日常生活スキル：学校で行う課題

小学 2～4 年生

目標	戦略
ケイティは，一人で文字を書く．	ケイティは，文字形成を強化するために，毎日1つの文字グループの個々の文字を書く練習をする． ケイティは，毎日，日記の上部に自分の氏名を書くことから始める． ケイティは，線の半分が薄黒く塗られた日記に自分で決めた 2 行を書き写す． ケイティは，書く時に単語と単語の間に指 1 本分のスペースを空ける． ケイティは，黒板で授業が完了した科目にチェックマークをつける．
ケイティは，線からはみ出さずに色を塗る．	ケイティは，自分で描いた絵に色塗りをする． ケイティは，ワークシートの絵の一部を，枠の内側からはみださないようにゆっくりと集中して塗る． ケイティは，ワークシートの冒頭にある太い文字を色付けする．
ケイティの腕と手の強さが向上する．	ケイティは，休憩の後，クラスのために学校のドアを開けたり，開けて押さえておいたりする． ケイティは，黒板を消すことを手伝う． ケイティは，カラフルな洗濯バサミを使い，活動表へ完遂したワークの紙を貼り付ける． ケイティは，自分の鉛筆やクレヨンを出し入れするために筆箱を開け閉めする． ケイティは，間違って書いた文字を消しゴムで消す．
ケイティは，細かい指の器用さを向上させる．	ケイティは，同級生から図書館の貸出カードを集め返却ボックスに入れる． ケイティは，教室へワークシートを配布することを手伝う． ケイティは，コートのファスナーの上げ下げを試みる．3 回試した後，補助を受ける． ケイティは，数学の授業で，10 本ずつアイスキャンディーの棒を数え，まとめてゴムバンドを巻く． ケイティは，視聴覚センターにおいてテーププレイヤーにテープを入れる． ケイティは，数学の足し算や引き算の答えを出すため指の分離運動を使う．
ケイティは，ハサミで単純な形を切り取る．	ケイティは，動きを止めて向きを変えることを知らせる四隅の赤い点にそって，大きな正方形を切り取る． ケイティは，折りたたんだ紙から半円を切り取る(紙を開くと円になる)． ケイティは，形を切り取り，数学の幾何学ワークシートに糊付けする．
ケイティは，最小限のサポートでコンピュータの言語プログラムを使用できる．	ケイティは，トラックボールを使ってカーソルを操作し，選択する． ケイティは，キーボード上の文字の位置を一週間に 2 つずつ新たに学ぶ(これらはキーボード上で強調表示される)．

175

小学 5〜中学 2 年生

目標	戦略
ティムは，毎日，日記や数学ノートに読める文字を書く.	ティムは，日記上部に名前や日付を書いたり下線を引いたりする. ティムは，通常の罫線入りの紙に 2 行空けて字を書く. ティムは，自分の数学のワークブックのページの中央に，定規を使って赤い線を引く．これにより，ページ上での作業が整理しやすくなる．彼は赤い線の両側に問題を 1 つずつ解く．これにより，彼の作業は分け隔てられるので，読みやすくなる. ティムは，鉛筆の誤りを消しゴムで消すか，ペンの誤りには修正液を使う．ティムは，2 日ごとにコンピュータを使って日記を入力する.
ティムは，筆記体を使ったサインを習得する.	ティムは，毎日，黒板で予習活動を行う. ティムは，自分の名前の各文字を個別に練習する. ティムは，リストに挙げられた活動を完了した時に，自分の名前を黒板に書く.
ティムの握力が向上する.	ティムは，自分のバインダーを開いて紙を挿入し，それを閉じることができるようになる. ティムは，必要な場合には穴あけパンチを使ってワークシートをバインダーに綴じる. ティムは，クラスの課題をまとめて大きなクリップまたはペーパークリップで留める. ティムは，美術の作品をクラスの掲示板に画鋲で留める.
ティムは，細かい指の器用さを向上させる.	ティムは，Duotang ノートブックのカバーを開けてページを挿入する. ティムは，マスキングテープの一部を切り取り，壁にアート作品を貼り付ける. ティムは，クラスのガーデニング活動で 1 粒ずつ豆の種を植える.
ティムは，こぼさずに液体を注ぐことができる.	ティムは，クラスの植物に水やりをする. ティムは，科学実験のために液体を測定用容器に正確に注ぐ. ティムは，昼食時にスープを保温ポットのフタに注ぐ.
ティムは，さまざまな形や大きさをハサミで切り取ることができる.	ティムは，立体的な幾何学的な形（立方体，ピラミッド，円柱）を切り抜いて折りたたむ. ティムは，プロジェクトの見出しに使用するブロック文字を切り抜く.

9 日常生活スキル：学校で行う課題

中学 3 年～高校 3 年生

目標	戦略
ジョディは，コンピュータを使用して日記の記事を作成する．	ジョディは，フォーマット化された日記のページに記入する際に，スペルの綴りを支援する単語予測プログラムを使用する．
ジョディは，コンピュータの使用範囲を拡大する．	ジョディは，プログラムにアクセスするために自分の名前とパスワードを自分で入力する． ジョディはキーボード上のすべての文字と句読点の位置を覚える．
ジョディは，手書きの署名を練習する．	毎日，ジョディと彼女のクラスメートは出席リストにサインする．
ジョディの手指の器用さを引き続き向上させる．	ジョディは，廊下の掲示板のディスプレイ作りに協力し，写真と文字を画鋲やホッチキスで留める． ジョディは，配布物を順番どおりにまとめてホッチキスで留める． ジョディは，美術の授業で使うために，数本の鉛筆を削る． ジョディは，自分のダイヤル錠を開ける．

　ここで示した目標と戦略は，子どもが，教室で，微細運動スキルの目標に向かって取り組む方法のほんの一例にすぎません．各目標が達成された後は，第 8 章と第 9 章を参照していただくと，そのスキルの発達段階における次の目標を定めるのに役立つと思います．

発達を促すおもちゃリスト

- マグネットの文字と数字
- お風呂で遊べる発泡スチロール製の文字
- 絵の具，筆，紙
- イーゼル，テーブルイーゼル
- 大型メモボード
- チョークボード，チョーク
- 歩道用チョーク
- フィンガークレヨン，卵型クレヨン
- クレヨン，鉛筆クレヨン，鉛筆
- マーカー(各種サイズ・種類)
- ホワイトボードと消せるマーカー
- 『Handwriting without Tears』の教材
- 楽しい消しゴム(避けられない消す作業を楽しくするため)
- シンプルで，絵柄がはっきりしている塗り絵
- 簡単な迷路の本(鉛筆で非常に簡単に道をたどれるもの)
- シンプルな点むすびワークブック
- 就学前ワークブック：形や色，同じものと違うものなどの概念を学べるもの
- スクイーズ/ループ状(自動開閉する)のハサミ
- きちんとした刃のついた子どもサイズのハサミ(例：Fiskars 社)
- ピンセット・トングゲーム〔例：Operation(訳者注：音を鳴らさないようにピンセットで人体に描かれた異物を取り除くゲームおもちゃ)〕
- Wikki Stix のアート・クラフトセット
- Magnetic drawing boards などの磁気のお絵かきボード
- ステンシル，スタンプ
- 画用紙
- コンピュータソフトウェア，iPad，タブレット
- シールブック

10

日常生活スキルと自立生活スキル

自立生活スキル
医療的備え／
有給の仕事やボランティア活動／
衛生管理／
テクノロジーと機械の使用

日常生活スキル
自助スキル：服を着る，食べる，飲む，身だしなみ
家事
余暇活動

手指の器用さ
手や指の正確な動き／指の分離した動き／
指と親指のつまみの強さ

安定性	両手の協調性	感覚
身体と腕のポジション	両手の同時動作	身体と手の位置の感覚認識／順序の運動記憶（例：靴ひも結び）

図18

自助スキル

　生後の1年間は，微細運動スキルの基盤を確立し，徐々に手指の器用さを発達させる動きを獲得していく，とても活発な時期です．自助スキルは，手のスキルの発達

に特別な役割を果たすスキルです．

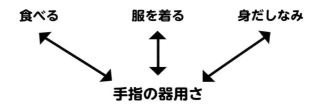

図19

　手指の器用さと自助スキルとの発達上の関係は，例えるならば家の中を双方向に流れる電気配線のようなものです．子どもは，自助活動を始める前に，手指の器用さを十分に発達させておく必要はありません．自助活動を何度も繰り返し練習することで，手指が器用になるのです．例えば，次のようなことです．
- 手づかみ食べは，つまみ握りの発達に役立つ．
- 靴下を履くことで，指や親指の力が養われる．
- ファスナーを留める時には，両手が連動して働き，指の協調性が向上する．

　このような作業は，「簡単」にできるようになるまで，何度も何度も練習することになりますが，その練習の積み重ねが，他の日常生活で必要となる手指の器用さを養うことになります．

■ 服を着る

　子どもが着替えを自立できるようになるには，何年もかかるといわれています．脱衣や着衣の仕方，ボタンやファスナーの留め方，服の選び方など，1つずつ順に学んでいきます．第2章で説明しているように，新しいスキルを身につけるには段階的に学習していく必要があるのです．お子さんが着衣・脱衣を学んでいる時期は，以下の基本的な戦略を考慮しましょう．

1. **ポジショニング（身体の位置を調整する）**：子どもが服を手でつかみ，着たり脱いだりする時は，姿勢を安定させながら行う必要があります．姿勢を安定させるため靴下や靴を履く時は壁に背中をつけて座ったり，ブーツに足を入れる時は階段に座って行うこともあります．

2. **スモールステップ**：第2章で述べているように，子どもは，着替えを依存して行う状態から徐々に自立して行うようになります．着替えの順序を覚えたら，

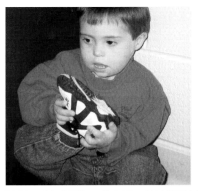
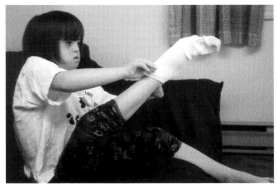

足元に手を伸ばして靴を脱いだり靴下を履いたりする際は，角や壁にもたれて座ると身体を安定させて行うことができる．

　　子どもができる範囲で，自分で行うことを増やしていきましょう．新しいスキルを学び始めの最初の頃は，あなたがその作業を開始し，最後のステップを子どもにやらせるか，あるいは終わらせるのを手伝わせるのがよいでしょう（これをバックフォワード・チェイニングといいます）．例えば，あなたが靴下をつま先から履かせてやり，お子さんが，かかとから靴下を引っぱり上げるのを行います．子どもによっては，順序を逆にして行うほうがよい場合もあり，靴下を履き始めるところは子どもが行い，終わりの部分はあなたが行います．

3. **手取り足取り**：手取り足取り教える方法は，うまくいく子もいれば，うまくいかない子もいます．サラは，自分でできないことがある時，私が介助の手を添えるのを嫌がり，自分一人で行いたがりました．しかし，「私たちの手は一緒に働くチームだよ」と話すと，必要な時に，私の身体的誘導を受け入れてくれるようになりました．お子さんの手を優しく誘導してあげましょう．子どもの年齢が上がるにつれて，必要になる身体的誘導は減っていきます．

4. **期待する**：過度な期待は禁物ですが，お子さんが，何らかの形で活動に参加できるようにします．

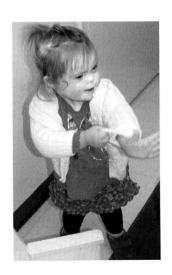

5. **タイミング**：朝の忙しい時間帯は，お子さんが着替えの次のステップにチャレンジするのに最適なタイミングとはいえません．スイミングの着替えの時など，急ぐ必要がなく，また，やる気が出るような時間帯を見つけてあげましょう．

6. **見本を見せる**：あなたや兄弟が服を着るところ

181

を見せたら，真似をするかもしれません．一人で着るより，一緒に着るほうが楽しいかもしれません．

7. **衣類を選択する**：着る衣類はゆったりとした着心地のよい生地で出来たもの，ウエスト部分が伸縮性のあるバンドになっているもの，またベルクロ式の靴など，着脱しやすいものを選びましょう．幼い子どもの場合，可能なかぎり，留め具のついていない服—例えば，ボタン付きのシャツではなくプルオーバーシャツ，ファスナーやボタンで開閉するジーンズではなく，ウエストがゴムになっているジーンズ—を選びます．

8. **順序を決める**：着替えに必要な身体的スキルは何とかできても，着替えに必要な段階付けを計画することが困難な場合があります．このような場合は，視覚的な手がかりが助けになることがあります．Mayer-Johnson 社が開発した Boardmaker というソフトウェアを使うと，着替えの正しい順序を示す絵カード（例えば 1. 下着，2. T シャツ，3. ズボン，4. 靴下，5. 靴，6. セーターなど，順番と絵が描かれたもの）を出力することができます．こうしたプログラムを使わなくても，雑誌から切り取った写真や，お子さんの服の実物の写真を使うこともできます．写真をカスタマイズできるアプリもあり，順序の視覚的な手がかりや視覚的な予定表を作成することができます．

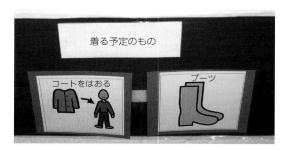

視覚的に予定を呈示し，活動の開始と完了の手がかりを提供する．

通常，子どもはゆったりとした服の脱ぎ方を先に覚え，次にそれを着る方法を学びます．赤ちゃんは，片っ端から帽子やミット，靴下などを脱ぎ，親をイライラさせることがよくあります！もし赤ちゃんが自分でやろうとしないようなら，外出から帰宅した時や寝る支度をしている時に，赤ちゃんの手を誘導してやらせてみましょう．この時期は，赤ちゃんが身体の部位の感覚を発達させ，自立した着替えの第一歩を踏み出す重要な段階です．

お子さんの成長に合わせて，日常生活での期待レベルを徐々に高めていきましょう．ここでは，お子さんが身につける着替えのスキルの主なステップを紹介します．適切な難易度順に並べていますが，子どもは通常，一度に複数のスキルを習得します．
- 帽子やミトンを脱ぐ
- 靴下や靴を脱ぐ
- 帽子をかぶる
- ジャケットを脱ぐ（ジャケットの前が開いている状態から）
- ズボンを下ろして脱ぐ

- シャツを頭から脱ぐ・かぶる
- ファスナーを上げたり下げたりする（最初の上げ下げはやってもらう）
- かぶって着る方法でジャケットを着る（後述）
- ゆったりとしたパジャマを脱ぐ
- ズボンに脚を入れ，引き上げる
- シャツの袖に腕を通す（いったん頭からかぶってから）
- 靴やブーツを履く
- 靴下を履く
- 袖から腕を引き抜く
- シャツを頭からかぶって腕を通す
- ジャケットを羽織る（通常の方法で）
- 前開きのシャツやブラウスを着る
- ボタンを留める
- ファスナーを上げる（最初から自分で行う）
- 靴ひもを結ぶ

ダウン症児によくある着替えの課題と解決法

ジャケットを着る

　かぶって着る方法（フリップ方式）は，幼児にとって通常の方法よりもやりやすいようで，デイケアや保育園でよく教えられる方法です．子どもは床に座るか立つかします．ジャケットの上部のラベルやフードがついている側が子どもに最も近くにくるようにして，ジャケットの内側を上に向けた状態で床に置きます．子どもは，両腕を両方のアームホール（袖を通す穴）に押し込み，ジャケットを頭上へとめくり上げて羽織ります．

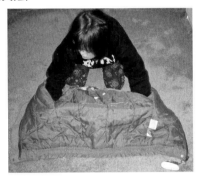

幼い子どもたちは，フリップ方式を使ったコートの着方を学ぶ．

　そのほか，ジャケットのフード部分を子どもの頭にかぶせる方法もあります．この方法だと，ジャケットは，子どもが腕を入れられる位置にきます．この方法は，フリップ方式から通常の方法への移行時に適しています．なぜなら，フードを頭にかぶった状態で腕を袖に通すには，子どもは後ろに手を伸ばさなければならないのですが，この方法なら腕を通すアームホールの入り口が見えるので，簡単に入れることができるからです．

　通常の方法を習得させる場合は，片方の手でジャケットをつかみ，反対側のアームホールの上に持っ

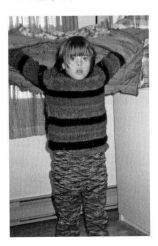

てきてもらいます（例えば，左手でジャケットをつかみ，右手のアームホールの上に持っていきます）．そして，右腕を，アームホールに滑り込ませます．腕を通す入り口が見てわかるので，簡単に袖に腕を通すことができます．次に，もう片方の腕を後ろに回し，視認できない状態でアームホールを探して，腕を通します．このステップでは，ジャケットの位置を少し調整して，子どもが後ろにある袖を見つけやすいようにしてあげます．運動パターンが自動化されれば，後ろに回した腕でアームホールを探り当てることができるようになります．私たちの多くは，コートやジャケットを着る時，いつも同じ方法で，いつも同じ側の腕から着ます．いつも同じ腕から始めると，お子さんも習得しやすいかもしれません．繰り返し練習することで，その動作が自動的にできるようになります．

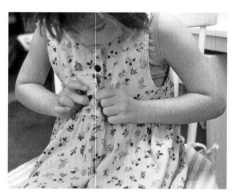

安定したポジション，縦のボタン穴，ボタンがよく見えることが，ボタン留めを簡単にする．

ボタンを留める

　幸いなことに，子ども用の衣料品は，昔ほどには，ボタンが多くついていません．ウエストがゴムタイプのズボンは，ジーンズ服であっても若い子に人気ですし，プルオーバーのスウェットやTシャツも人気です．しかし，子どもは大きくなるにつれ，同世代の子どもと同じように，ボタン付きの服を着たがることが多くなります．私はサラがボタンの扱い方を学ぶのを手伝うなかで，ボタンを留めるのも外すのも，最初は水平な（横の）ボタン穴よりも垂直（縦）のボタン穴のほうが，ボタンを通しやすいと感じました．縦のボタン穴では，ボタンが穴にまっすぐそのまま入っていくので，横のボタン穴での場合のように手首を動かす必要がありません．また，大きめのボタンやボタン穴のほうが，小さいボタンよりも扱いやすいです．

　就学前や幼稚園の教室によく置いてある人形やボタン練習用ボードを活用する場合，人形や練習用ボードを子どもの膝側を上方にして置くと，ボタンが子どもの着ている服と同じ向きになるので，子どもが実際に自分の服を着る時にも効果的です．お子さんと一緒に大人の古くなったシャツやベストの袖を短く切り，ボタン穴を大きくして，大きめのボタンを縫い付けてドレスアップ用の服を作れば，練習もより楽しいことでしょう．

ファスナーを上げる

　リュックサックや筆箱などを使ってファスナーを上げたり下げたりする練習を行います．この練習は，筋力も向上させます．

　ジャケットやコートのファスナーは，多くの子どもにとって厄介なものであること

を私たちは知っています！お子さんにコートやジャケットを買う時は，ファスナーのスライダーの引手がしっかりつかめる大きさで，頑丈なものを探してください．子どもは，最初の，ファスナーの蝶棒をスライダーの箱に入れてつなぎ合わせるところを手助けしてあげると，その後は，自分で引っぱることができます．ファスナータブを引き上げるのに十分なつまみ力がない場合は，ファスナータブに小さなキーホルダーなどを取り付けると可能になる場合があります．同時にお子さんに片手でファスナーの付け根を押さえながら，もう片方の手でファスナーを引き上げる方法を提示することも必要です．

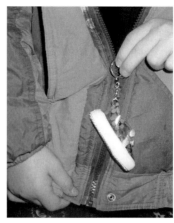

ファスナーリングを取りつけると，ファスナータブをつかんで上下に引っぱることが難しい子どもでも，扱いやすくなる．

ジャケットを着る時の肢位を変えてみるのも効果的です．椅子や段差に座ってファスナーの先端を合わせるほうが，立って行うよりも，子どもにとってやりやすい場合があります．子どもがファスナーのしめ方を習得するまでの間，代替手段となる可能性のある方法をいくつか紹介します．

1. 子どもがファスナーをつなげる難しさを回避できるように，ファスナーが首元まであって，首元で開閉できるプルオーバージャケットを探す．
2. 一体型の防寒具を使用する．
3. ループ状の面ファスナーで開閉するコートを探す．
4. お子さんの膝の上にコートを置いて，ファスナーの始点を合わせてつなぎ，ファスナーを少し上げてもらう．次に，コートに足を入れてから，引き上げて着させ，ファスナーを閉めてもらう（前かがみになったり，下を向いたりする必要がないので，ファスナーをつなげやすい）．
5. スナップボタンで開閉するジャケットを購入する．私は通常，スナップボタンはファスナーよりも難しいと感じていますが，スナップボタンのほうが簡単と感じる子もいます．

靴ひもを結ぶ

従来型の靴ひもの代わりになるものが，たくさんあります．
- ロックレース(Lock-laces)やヒッキーズ(Hickies)などの，靴ひもを結ぶ代わりに，緩まないように締められる留め具（結ばない靴ひも）．
- 面ファスナー(ベルクロタイプ)で開閉する靴
- シューロック(Shoe-lock)，レースアンカー(Lace Anchors)や磁気タイプの留め具などの，靴ひもの留め具．

これらのほとんどは，薬局や靴屋，またはオンラインで見つけることができます．

小学校を卒業すると，若者が履くような靴は，普通の靴ひもが装備されているものが多いので，お子さんが靴ひもの結び方を学んでおくと役に立ちます．

　靴ひもを結ぶ動作には，手指の器用さ，一連の動作手順を実行する能力，そして，その動作が自動的にできるようになるための十分な練習が求められます．注意力，集中力，やる気，持続力が必要です．本書の初版を書いた時，サラはまだ靴ひもを完全に自分で結べず，その過程の一部を自分で行い，最後まで行うには手助けが必要でした．やがて，彼女は一連の流れを覚え，ほどけないように二重結びにすることもできるようになりました．今では彼女は典型的な若者で，靴ひもはルーズにしたまま，靴ひもに触ることもせずランニングシューズを履いたり脱いだりしています．しかし，必要な時には，彼女は結ぶことができます！

　靴ひもの結び方にはさまざまな方法がありますから，どの方法がよいか，お子さんと一緒に試してみる必要があるかもしれません．もし，お子さんがボタンを留めたり，ファスナーを上げたりすることがまだできない場合は，靴ひもの結び方を習わせることはおすすめしません．結び方に，右と左での区別はありません．靴ひも結びは，順列化した運動活動であり，運動パターンが確立されれば，お子さんは自動的に行うことができるようになります．

1. 最初のステップである，片方の靴ひもを交差させて，もう片方の靴ひもの下へと通すことは，おそらく最も簡単な部分であり，やり方を知っておくと便利です．最初は，より大きなもので練習します．例えば，バスローブのひも，エプロンのひも，ビニール袋の持ち手，またはぬいぐるみの首のリボンなどです．

2. 次に，目の前のテーブルの上に，靴を自分の足に履いているかのように表側にして置いて，結ぶ練習をします（靴を履いたまま屈んで靴ひもを結ぶのは，バランスと安定性が必要なため，より難しいです）．靴ひもの結び方がわかったら，実際に靴を履いた状態で靴ひもを結ぶことに挑戦します！

3. 最初にこのひも結びを習得したならば，次のステップとして，以下のようなさまざまな結び方に取り組むことができます．

■「うさぎの耳」の輪を 2 つ作って両手でそれぞれの輪を持ち，2 つの輪を交差させて結び合わせます．

■一方の靴ひもで 1 つの輪を作り，それを片手で保持しながら，もう片方の手で残りの靴ひもをその輪に巻いて，下へと押し込みます．この方法（イアンノットの結び方）のほうが，知覚的には難しいかもしれません．

　そのほかにも，以下のような方略が役立つこともあります．

■幅の広い平らな靴ひもは，細い丸い靴ひもよりも持ちやすく，操作しやすいです．

■靴ひもを結ぶ動作の難しさの多くは，順序付けと，どの靴ひもをどこに通すかという知覚的な区別にあります．そこで，2 色のひもを使い，靴ひもの穴の根元で結んでみましょう（カットしないと長すぎるかもしれません）．子どもはそれぞれの色で 1 つずつ「うさぎの耳」を作り，片方の色の靴ひもをもう片方の色の靴ひもの上から下へと交差させて結びます．また，別の方法として，片方の色の靴ひもで輪を作

186

り，もう片方の色の靴ひもをその輪の周りを巻いて，中に通します．
- お子さんを補助する時は，お子さんの後ろや横から介助するようにして，自分の手の向きがお子さんと同じ向きになるようにし，逆向きに実演しないよう注意します．
- 「バックフォワード・チェイニング」の手法を用います．これは大人がその活動を開始し，その活動の最後のステップ以外はすべて完了させるというもので，靴ひもの結び方を学ぶのには効果的な方略です．この場合，2つのリボンを引っ張って結び目を締めるという，最後のステップを子どもにやらせます．子どもは，最後のステップから始めて，逆の順序で一度に1つのステップを学び，そして次のステップへと進みます．この方法では，子どもは課題を達成した成功感を味わうことができます．

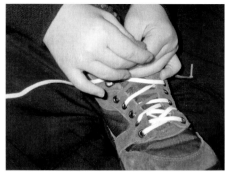

色違いの靴ひもを使うと，靴ひもの結び方が理解しやすくなることもある．

左右の靴を正しく履く

子どもたちが左右の靴を履き違えることを心配する必要はない，というアドバイスを受けたことのある親御さんもいることでしょう．実際，30歳代の人で間違った足に靴を履いて歩いている人をどれほど見かけるでしょうか？しかし，多くの親御さんが，子どもが靴の左右を間違えずに履けるようになることを望んでいることを私は知っていますし，特にその靴用に良い装具を購入したばかりの場合はそうです．多くの子どもは右足と左足の区別がつかないので，靴に右や左の文字マークをつけても，通常はうまくいきません．私は，靴の内側のかかと部分に何らかのマーク（例えば赤い点）を付けると，多くの子どもたちでうまくいくことを発見しました．子どもが印の赤い点を合わせることで（多くの子どもは3歳頃から「離れている／くっついている」という概念を理解するようになります），靴の左右を正しく置くことができます．

服を脱ぐ

服を脱ぐ時，袖口やズボンの裾の上部から引っぱって脱ぐ子がいます．服を脱ぐことには成功しますが，脱いだその服は次に着る時には裏返しになった状態です．毎回ジャケットを着る時に，袖が裏返しになっていて，元に戻す手間がかかるのは，フラストレーションがたまることでしょう．袖口やズボンの裾を下部からつかんで引っぱることを教えてあげましょう．

靴を履く

ダウン症のある子どもは筋緊張が低いため，靴を履かせるのが難しい場合があります．靴を履かせようとした際，つま先や前足部が丸まってしまいます．このような場

合は，靴ひもやベルクロタイプで，足のつま先の部分まで深く開口する靴を探しましょう．このタイプなら，つま先と前足部まで，靴の中に簡単に入れることができます．子どもであっても大人であっても足は短く，甲の幅が広いことが多いので，幅の広い靴が必要です．サラのために，快適でサポート力があり，かつスタイリッシュな靴を見つけることは，私たちにとって常に大変なことでした．サラが日常的に履いているのは，ニューバランスの幅広タイプのランニングシューズです．

靴や靴下を脱いでしまう

　私は20年近くインクルーシブ保育園で働いています．毎年，バスの運転手は，チャイルドシートに座ったまま靴や靴下を脱いでしまう子どもに，一人か二人，必ず出会います．そして，それは必ずといっていいほど，ダウン症のあるお子さんなのです！その理由はわかりませんが，想像はできます．彼らは車での移動中にできることを探していて，靴や靴下が手元にある唯一のものだからでしょうか．あるいは，感覚的な理由もあるのでしょうか，ダウン症のある幼い子どもたちの多くは，室内でも靴や靴下を脱ぎたがります．

　私は答えを持ち合わせていませんが，もしもあなたのお子さんがこれをするのであれば，あなたは私たちと同じ境遇にいる仲間です．子どもは成長するにつれてこの段階を卒業していきます．

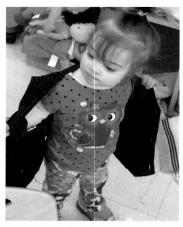

ドレスアップ遊びで，着替えの練習を楽しく行う．

服を前後逆に着てしまう

　この問題を解決する最も簡単な方法は，前も後ろも同じに見える服を選ぶことです．絵柄のないもの，前後とも同じ柄のトラックパンツやTシャツ，スウェットなどがこれにあたります．

　服を正しく着るためのカギは，足や腕を正しい開口部に入れるところから始めることです．私は以前，この作業の準備として，サラの服を広げてあげていました．彼女は，服が前後逆になったとしても気にしなかったので，どの程度気にするかは私が決めていました！（行き先にもよりますが）．年齢が上がるにつれて，サラはタグは背中側にあるものだということを認識し始め，それによって服の向きを把握できるようになりました．

● 食べる・飲む

● 手づかみ食べ

ダウン症のある子どもたちは，生後10カ月〜12カ月頃から指を使っての食事ができるようになります．最初のうちはクラッカーや歯固めビスケットを噛むようにします．その後の数カ月で，小さな食べ物をつまんで食べることができるようになります．ダウン症のある子どもの場合，きちんとしたつまみ握りができるようになるのは通常より遅いのですが，子どもが噛んで飲み込むことができるようになり，固い物を喉に詰まらせな

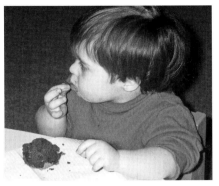

幼少期からの手づかみ食べは，手指の器用さだけでなく，自立心や自助スキルの発達を促す．

いようなら，躊躇せずにハイチェアのトレイに小さな食べ物を置いてあげてください．赤ちゃんは，歯が生える前から柔らかい固形物(柔らかいチーズやバナナの切れ端など)を食べることができます．最初のうち，トレイにあるものをつかむことができない場合には，親指と指でつかんで口に入れられるように，小さく切って渡してあげてください．

● スプーンとフォークを使う

月齢12カ月〜18カ月頃には，スプーンを持つ準備が整ってきます．最初のうちは，食事時にスプーンを持たせるだけにし，あなたが食べさせている間，ハイチェアの上をスプーンでバンバン叩くがままにさせてあげましょう．お子さんがスプーンに興味を持つようになったら，すくい上げる動作やスプーンを口に運ぶ動作をやさしく補助してあげます．徐々に補助の量を減らしていきます．最初は，握りやすい取っ手のついた子ども用のスプーンがよいでしょう．内側に角度がついているスプーンは，スプーンを口に運ぶのに必要な手首の動きが少なくなるので，幼い子どもでも使いやすいものです．たくさんの種類がありますが，例えば, Learn 'n turn Adjustable Training Spoon や Sassy Less Mess Angled Spoon などが挙げられます．ボール部が平らで浅く作られているスプーンは食べやすくなります．また，食器は最初は，内側の側面が盛り上がっていて(土

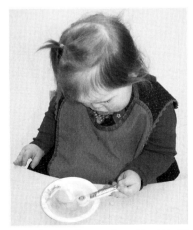

角度が調整可能なスプーンは，幼い子どもでもスプーンを口に向けやすい．

手），底に滑り止めがついているものを使うと，側面の土手で食べ物をすくえるので便利です．初めて食べる練習をするのに最適なのは，プリン，オートミール，濃厚なシチュー，ヨーグルト，ピューレ状の離乳食など，スプーンからこぼれにくい質感の食べ物です．

　子どもたちは，少なくとも数年間はスプーンやフォークを手のひらで握って持ち（手掌握り），その後，多くの大人が使う，親指を上にした成熟した3指握りに移行していくのが普通です．ダウン症のある子どもでは，手掌握りが長く続くことがありますが，同時期に鉛筆を動的3指握りで握ることができているならば（p.133参照），食具でもより成熟した握り方ができるようになるはずです．以前の握りのパターンが持続するのは，単なる習慣であることもあります．また，食具の握り方には，文化や地域差も反映されます．多くの大人はフォークは手掌で握っています．もし，お子さんにとって親指を立てる3指握りで食具を持てるようになることが大切なことなら，スプーンやフォークの柄の先にシールを貼ってみてください．そして，そのシールが見えるように持たせてあげます．

　フォークの持ち方や使い方を覚えるには，スプーンの使い方を覚えるのと同じプロセスが必要です．フォークの使用を導入する際には，マッシュポテト，カボチャ，スクランブルエッグ，濃厚なシチューなど刺しやすく，フォークにくっつきやすい，つぶれたあるいは柔らかい食べ物から始めます．その後，パンケーキ，マカロニチーズ，柔らかい鶏肉，魚など，刺してつまめるような柔らかい食べ物へと進みます．フォークで食べるのが難しいものとして，サラダ，野菜，肉など，フォークにしっかり刺さないと持ち上げられないものが挙げられます．

　他の微細運動スキルと同様に，安定した姿勢がとれることが重要で，椅子やハイチェアで背中や足をサポートしてもらい安定させることで，スプーンやフォークを使って上手に食べるために必要な，腕や手首の分離した動きを発達させることができます．

● コップで飲む

　お子さんが哺乳瓶からコップに移行する準備ができたら，多くの種類のコップが選択肢としてあります．mOmma [sic] Devel- opmental Drinking Set のような飲み物セットには，哺乳瓶からシッピーコップ（訳者注：重りのストローでどんな角度でも飲め，またひっくり返しても漏れにくいフタが付いている）に移行するための物品が含まれています．ほとんどの赤ちゃんは，哺乳瓶から Tommy Tippee ブランドなどのこぼれにくいシッピーコップに移行します．その後，Nuk ブランドのようなストロー付きコップに移行する赤ちゃんもいます．カップのフタに小さな穴がいくつか開いている Hoppop ブランドのようなコップを使うと，最終的に，オープンコップへの移行がスムーズになります．哺乳瓶から直接オープンコップに移行するのは，多くのダウン症のある赤ちゃんにとって最初は難しいかもしれません．口腔運動筋の緊張が低く，また液体の流れを調節するために必要な手首の動きが難しいからです．

　お子さんは，最初は取っ手のあるコップのほうが握りやすいかもしれません．コッ

プを手に取ったり置いたりするコントロールがうまくできるようになったら，取っ手のない小さな子ども用コップを試してみるのもよいでしょう．これにより親指の関節や手のコップの保持肢位を強化することができます．

　ストローで飲めるようになることは，学校でおやつやお弁当を食べる時に提供される飲料容器の使用への備えとなりますので，お子さんにとって有益なスキルです．ストローコップの中には握り絞ることで液体をストローに押し上げるタイプのものもあり，絞ってストローの中の液体をお子さんの口に送り込んであげれば，そのしくみをお子さんに理解してもらうことができます．紙パックのジュースも握り絞ることが可能なので，サラの学習にはこれを使いました．コップや紙パックのジュースを握り絞ることで，子どもはストローで液体を吸い上げる方法を理解することができます．

　コップ飲みは毎食時に練習することで，少しずつ上手にできるようになります．最初のうちは，一度にたくさんの液体を口に入れてしまい，吹き出したり咳き込んでしまうことがあります．ジュースの代わりにネクターを使ったり，粉ゼラチンや幼児用シリアルを少し加えてとろみをつけたりして，液体の流れを遅くすることができます．

　哺乳瓶に慣れていた子どもが，コップで飲むことに慣れるまでには時間がかかることも珍しくありません．ダウン症のあるお子さんでよく見られるパターンを挙げます．

- **コップを噛んでしまう**：コップを噛んでしまうと，液体が口の中に入ってこないので，飲みにくくなります．コップは下唇の上に置き，歯までコップに入れないようにします．「唇を使うとよいよ」と子どもに声かけしながら，コップの縁に唇をそっと合わせます．

- **舌を口から出してしまう**：ダウン症のある子どもたちの多くは，コップで飲むことを学んでいる時，コップを下唇ではなく舌の上に置いています．口腔運動スキルが向上すると，舌を口の中に入れたまま，唇でコップを押さえることができるようになります．下唇を叩いたり撫でたりして感覚を高め，唇をコップに密着させる準備をさせます．舌を口から出さないこと，唇をコップの上で使うことを常に伝えます．私たちは，サラにときどき鏡を使いながら飲ませたところ，サラは自分で飲み方を確認することができるようになりました．

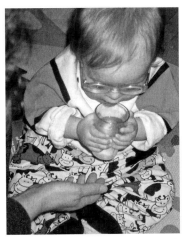

コップで飲むことを学んでいる最中の子ども．

● **切ること・広げること**

　ナイフで切ったり広げたりすることは，指の協調性や筋力を養うよい練習になります．人さし指でナイフを動かし，手の残りの部分でナイフを固定します．食材を切る

動作が完全に自立するのは，児童期後半から青年期になってからかもしれません．

子どもがナイフを使って食べ物を切る前に，粘土で切る練習をすることがよくあります．次に，パンケーキのような柔らかい食べ物を，小さくて切れにくいテーブルナイフで切る練習へと移ります．学齢期の子どもであれば，自分でパンやトーストにバターやジャムなどを塗ったり，またはカップケーキにアイシングを塗るのを手伝ったりしてもらいましょう．自分で昼食を準備するということに一歩近づくことにもなりますし，この塗る練習は，学校で糊を塗ったり，文字や筆記体を書いたりする時のコントロール力の向上にもつながります．

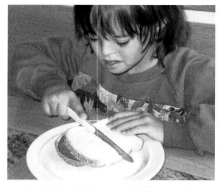

ナイフを使って切ったり広げたりすることは，学齢期の子どもがコントロール力を発達させる手助けとなり，その能力が紙と鉛筆を使った活動にも生かされる．

子どもは大きくなるにつれて，肉などの食品をナイフで切る方法を学べるようになります．ナイフのどちら側が切る側（食べ物側）で，どちら側が持つ側かを覚えてもらうために，視覚的な手がかりで教えてあげる必要があるかもしれません．切る側の刃が，ギザギザ状，でこぼこ状，あるいは丸みを帯びているタイプ等があります．

● 口腔運動コントロール

ダウン症のあるお子さんは，飲食時の口腔運動コントロールが困難な場合が少なくありません．舌，唇，喉の筋肉の低緊張や，下顎の突出が原因で噛み砕くことが難しく，これが，口腔運動コントロールの発達の遅れにつながることがあります．よく見られる問題として以下のようなことがあります．

- 吸う，息をする，飲み込むパターンを調整するのが難しい
- 窒息，吐き気，吸引（液体が気道に入った時），嗚咽，誤嚥
- ピューレ状の食べ物から塊状の食べ物，固形食への移行が難しい
- 舌の突出
- 唇の閉じ具合が悪い
- 嚥下時に口蓋垂（軟口蓋）が完全に閉じないため，食べ物が鼻腔に入ることがある

お子さんが食べたり飲んだりする際，口腔運動面で困難がある場合は，摂食の問題に経験がある言語聴覚士や作業療法士に相談してください．対応される事項としては，以下のようなことが考えられます．

- 噛み合わせ
- 飲食のタイミング（例：嚥下のために，一口飲みやスプーン飲みの間の時間間隔を伸ばす）
- 液体物の濃度を上げる

- ピューレ状の食べ物から液状の食べ物への段階的なステップアップ
- 食べ物の感覚的な側面への対応
- 頬や顎の筋肉をたたく，唇をなでるなど，口腔運動のための準備

身だしなみ

着替えや食事と同様に，子どもたちは，数年かけて徐々に身だしなみや入浴動作の自立を高めていきます．体の衛生面，歯，髪，トイレのニーズを自分でケアできるようになるには，感覚認識，手指の器用さ，そして社会性や情緒の発達を組み合わせることが必要です．

歯磨き

ダウン症のある子どもは，家庭で毎日欠かさず歯磨きをし，定期的に歯科検診を受けることが大切です．ダウン症では歯周病のリスクが高く，そのほかにも注意が必要な歯科疾患がある場合があります．歯が生える前から，湿らせた布や赤ちゃん用の歯ブラシで歯茎をこすることを行い，日常的に慣れさせておくとよいでしょう．Nuk ブランドは，この目的に適した歯ブラシを製造しています．乳幼児期から歯のケアを始めることで，歯ブラシを使った定期的な口腔クリーニングに慣れることができます．

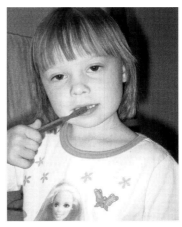

子どもが歯を磨いた後に，大人が仕上げ歯磨きを行い，きちんと磨かれているかを確認する．

年長のお子さんに最適な歯ブラシについては，歯科医に確認してください．角度のついた歯ブラシを使うことで，届きにくい場所にも届きやすくなります．年長のお子さんや大人の方には，電動歯ブラシをお勧めします．毎日の歯磨きについては，確実に口の中のあらゆる場所に歯ブラシを届かせ，歯垢の蓄積を防ぐために，数年間は保護者が監視やサポートをする必要があるでしょう．

お子さんの，口の中に残った食べ物のかけらに対する感覚が低下していると，舌でかけらを取り除くことが難しくなります．これはすなわち，歯磨きをするまでは，食べ物が歯に付着したままになっているということです．食事やおやつの後に歯磨きをするのが理想的です．

子どもの歯磨きを監督する必要はあるかもしれませんが，子どもも日常の歯磨きに参加することはできます．まず，最初は自分で磨かせ，磨き終わったら，あなたがもう一度仕上げ歯磨きをします．歯磨き粉のチューブのキャップをひねって外したり，歯磨き粉を絞り出して歯ブラシにつけたり，水道の水を出したり止めたり，水を入れたコップを用意したりなども，子どもができることです．歯磨きのこのようなルー

ティンは，微細運動スキルの発達と強化に役立ちます．

　小児歯科（子どものための歯科治療）では，子どもに適したサイズの歯科用椅子を用意していたり，映画のスクリーンなど，気晴らしになるものを提供するところもあります！一部のヘルスセンターでは，通常の歯科医院での歯科治療に耐えられない子どもや大人のために，鎮静剤を含む歯科サービスを提供しています．

● トイレトレーニング

　排泄のコントロールの発達は，ダウン症のある子どもではかなりばらつきがありますが，多くの家庭で 2〜3 歳頃から始めています．1〜2 年という一般的な期間で訓練が完了するお子さんもいれば，もっと長い期間を要するお子さんもいます．定型発達のお子さんと同様に，女の子は男の子より早く排便・排尿のコントロールができるようになるようですが，必ずしもそうというわけではありません．トイレトレーニングは，子どもが自分に期待されていることをある程度理解しており，便意やおむつが濡れていることを認識でき，自分の要求を示すことができ，1 回につき 5 分程度座っていられ，排便パターンが予測でき，一度に約 2 時間おむつを濡らさずにいられるようになったら始めましょう．

　排泄動作は通常，長い時間をかけて，非常にゆっくりと習得されていきます．お子さんのケアに関わるすべての人（デイケアのスタッフなど）が，一貫したトイレの機会を提供する必要があります．サラに対して，時間を決めてトイレに連れていくことを一貫させたことで，必要なスキルを身につけさせることができたと思います．最初は，サラに毎日，頻繁に決まった時間にトイレに連れて行かれることを認識させるという「スケジュールトレーニング」を行いました．この方法は，排泄パターンがある程度決まっていて，適切なタイミングでおまるを使うことができるのであれば有効です．

　バランス能力と安定性は，子どもがトイレで快適に過ごせるかどうかに影響します．トイレに座る時は，足を支えるものと，手でつかまるものが近くにあるとよいでしょう．小さなお子さんには，小さなおまるを用意してあげると，排便の時に足で踏ん張れるので便利です．おまるは，独立したタイプと，通常のトイレに挿入して使える補助便座型があります．踏み台や取っ手がついているタイプもあります．

　通常の便器で挿入型（補助便座型）を使用する場合は，取っ手のあるタイプを選び，お子さんの足をのせる踏み台を使用するようにしてください．通常の便器に座って排泄する場合は，バランスを崩さずにトイレットペーパーに手を伸ばして切り離すのは難しいかもしれませんので，注意してください．便器に座る前にトイレットペーパーをあらかじめ準備しておくと，お子さんにとって楽かもしれません．男の子には，便器の前に立った状態で行う排尿方法についても教えることができます．

　ダウン症のある子どもや若者は，排便後の拭き取りが困難な場合があります．以下がその理由です．

■ 手を伸ばすのに必要な体や腕の回転（回旋）が難しい．

■ 腕が短いので，手が届きにくい．

■感覚的なフィードバックの減少（拭き残しに気づかない）
■握力が弱いため，手や腕の力が足りず，効果的な拭き取りができない．
　お子さんが拭き取るのが難しい場合，以下のような方法が役立つかもしれません．
■子どもを立ち上がらせ，もう片方の手でカウンターや他の表面（または手すり）をつかませます．そうすることでバランスがとれ安心して後ろに手を届かせたり，振り向いたりができます．
■トイレットペーパーを拭き取り3回分（または子どもの必要に応じてそれ以上）用意し，3回拭くように指導します．これで十分きれいに拭くことができるはずです．
■しっとりとした使い捨ておしりふきのほうが有効なこともあります．特にお子さんが敏感肌の場合は，乾いた紙を何枚も使うよりも快適です．
■トイレ後にビデを使用します．
■理想的なのは，世界の一部の地域で使われている，温水で洗浄するシャワートイレです．北米ではまだ標準装備されていませんが，入手は可能です．

● 入浴・シャワー

　ダウン症のある子どもは，自立した座り方やバランスのよい座り方ができるようになるのが遅いので，赤ちゃん用や幼児用のバスチェアを用意するのがよいでしょう．このようなサポート具を使用していても，たとえ1分でも幼い子どもから目を離すことは安全ではないと考えてください．幼いお子さんを浴槽に一人で放置することは絶対に避けてください．
　浴槽は，以下のように微細運動スキルを高めながら，親子で楽しく遊べる場所でもあります．
■さまざまな大きさの容器ですくったり注いだりする．
■おもちゃを水中に落とす（リリースの発達）．
■スクイーズボトルやスプレーボトル（手のひらサイズ）を使う．
■スクイーズおもちゃを絞って泡を作る（手の力の発達）．
■手ぬぐいを絞る（手の力，手首の動きの発達）．
■子どもの手のひらに液体石鹸やシャンプーを注ぐ（手首の回転，手のひらをお椀の形にするのを促す）
■洗体による身体と身体の名称への認識（名称の理解）
■バスミトンやパペット形バススポンジ（感覚認識，親指と指の開閉運動を促す）
■濡れるとタイルに張り付く発泡スチロールの文字や数字で遊ぶ．
■反対側の肩や首の後ろ側を洗う際に求められる肩の動きは，肩の可動性を高めるので，着替える際の動きの向上にも役立つ．
■タオルでしっかりと水を拭き取ることで，筋肉に感覚刺激を与える．

　年長児や10代の若者には，シャワーの浴び方を教えてあげるとよいでしょう．シャワーで髪を洗うのは，浴槽で洗うよりずっと簡単です．シャワー動作の自立は，学校の体育プログラム，水泳，その他のスポーツプログラムへの参加に大きな力とな

ることでしょう．シャワー中にバランスをとるのが難しい場合は，滑りにくいバスマットを使ったり，つかまり棒を取り付けたり，シャワールームにバスベンチを設置するとよいでしょう．これらは医療用品店で購入することができます．固形石鹸を使うよりも，液体石鹸を絞って布やスポンジに垂らすほうが簡単です．

● ヘアケア

　お子さんが髪を洗う時，シャンプーを手のひらに注いだり，絞り出したりすることで，微細運動スキルを鍛えることができます．シャンプーを髪に揉み込むことで，個々の指先の動きや感覚認識を養うことができます．シャワーの壁に小さな吸盤付きミラーを取り付ければ，シャンプーが洗い流されたかどうかを子どもが確認することができます．

　ブラッシングは，特に後頭部に手を伸ばす時に，手首と肩の動きのコントロールを発達させます．できるだけ，お子さん自身がブラッシングを行うのがベストです．他の日常のセルフケアの方法と同様，お子さんが忘れずに行えるようなパターンやリズムを見つけるようにしていきましょう．手順を導く方法として髪の各部分をブラッシングする時のストローク数を数えさせるという案もあります．例えば，前を1回，2回，3回，後ろを1回，2回，3回，片側の横を1回，2回，3回，反対側の横を1回，2回，3回といった具合にブラッシングさせます．また，頭のすべての部分が順番にブラッシングされている写真を呈示するなど，視覚的な手がかりを活用するのもよいでしょう．

　子どもが大きくなるにつれて，特にヘアケアは多くの家庭で難しいものとなることがわかりました．お子さんが小さいうちからブラッシングの練習をしておくと，年齢が上がってもスムーズにブラッシングができるかもしれません．お子さんがブラッシングを嫌がる場合は，扱いやすいヘアスタイルを選ぶことも必要になるでしょう．柔らかい毛のブラシを使うのも効果的です．ブラッシングやヘアーカットに対して子どもが抵抗を示す場合，それはヘアケアで受ける感覚への反応である可能性がありますので，これについては第11章で説明しています．

● 10代の若者と成人のための身だしなみ

　思春期から成人期にかけて，お子さんは自分で身だしなみや衛生管理をするためのスキルを身につけます．以下はその例です．
- 消臭剤の使用
- 髭剃り
- 爪切りと爪磨き
- 生理ケア
- 洗顔料の使用
- 化粧をする，化粧を落とす．
- ヘアー製品を使用し，ドライヤーで髪を乾かす．

10 日常生活スキルと自立生活スキル

　ダウン症のある成人のほとんどは，これらのニーズに対処する方法を学ぶことができます．新しいスキルを学ぶ時と同様，実演や見本を見せること，活動を小さなステップに分解して1ステップごとに学ぶこと，日常的に決まった時間に練習する機会をもつことなどが有効です．

　本書で，子どもたちが身につけるべき自助スキルの全てと，それを助けるためのあらゆる方策を網羅することはできません．しかし，本書で紹介したいのは，これらのスキルを身につけるための運動面のポイントを理解する枠組みであり，それは実践と適応によって改善することができるものです．

Profile　マイケル

　5歳のマイケルは，幼稚園に入園したばかりで，通常学級に入っていました．彼が，教室に入り，他の子どもたちと一緒に，上着を脱ぐという日課に参加していないということが，すぐにわかりました．教室に入ると，彼はドアの前に立ち，誰かが手伝ってくれるのを待つだけだったのです．担任の先生は，すぐに手助けをするのではなく，彼がどの程度できるかを見極めようとしました．彼にジャケットのファスナーを下げるよう指示した時は，ファスナータブ(ファスナーの引手)から指が滑り落ちてしまい，彼はすぐに諦めてしまっていました．彼にコートを掛けるようにと手渡した時は，フックに手を伸ばそうと腕を上げた際にバランスを崩してしまって，コートをフックに掛けられないことに，担任は気づきました．

　両親，教師，作業療法士が集まっての面談ののち，マイケルがこの日常生活活動でより自立できるよう，いくつかの方策が講じられました．マイケルにはファスナーリングが与えられました．これはファスナータブよりも握りやすく，上着のファスナーを下ろすことができるようになりました．また，コートフックを低くして列の端に置くことで，簡単に彼の手が届くようになり，他の子どもたちに押されることも少なくなりました．冬になると，マイケルは低いベンチに座って，ブーツ(紐のないスリッポンタイプ)を脱いだり，靴(ベルクロ式で開閉するタイプのランニングシューズ)を履くことができるようになりました．こうした変更を行ったことで，小学校に入る際には自立してできるようになり，挨拶やクラスメートとの交流にも自信が持てるようになりました．1年生になる頃には，もうこれらの適応的変更を必要としなくなりました．

家事

　子どもたちが成長するにつれて，私たちは，家庭で手伝いの役割を担ってくれることを願うようになります．幼少期から子どもに家事への参加を促すことは，多くのメリットがあります．家族一人ひとりに家事における役割があり，有意義な貢献ができることを学ぶことができるのです．ただし，完璧な仕事を期待することはやめましょ

う！，お子さんはあなたのようにきれいにベッドを整えることはできないかもしれませんが，それよりも大切なのは，子ども自身が家事をこなす自信を持ち，仕事をやり遂げたという肯定的な自尊心を育むことです．

　幼児は，家の中で親の真似をするのが大好きな模倣期(2〜4歳頃)を迎えます．それから「手伝ってあげたい」「手伝ってあげるのが楽しい」と思うようになる「お手伝い期」がきます．ところが，年齢が上がるにつれて，家事に対する抵抗が強くなる時期がやってきます！

　安定性，感覚，両手の協調性について解説した章では，いくつかの家事活動についても触れました．掃き掃除，タオルたたみ，掃除機がけ，雑巾がけなどは，子どもの微細運動スキルの土台を向上させるのによい方法です．お子さんがあなたと一緒にこれらの活動に参加するたびに，安定性，両手の協調性，手や腕，体の感覚認識を向上させることができます．また，これらの活動の多くは，お子さんの手指の器用さ，すなわち手や指の細かい動きの発達にも役立ちます．

　　注：家事(household task)とは，行為だけではなく，家族の関係，家族の関わりなどを含むものです．

■ 子どもが参加できる家事

　ダウン症のある子どもに適切な家事の例としては，次のようなものがあります．

1. **おもちゃの片づけ**：おもちゃの片づけは，物をつかんで容器に入れることができるようになる幼少期から始めることができます．おもちゃを片づけることで，同じものと違うものを識別し，適切な容器に分けて入れることを学びます．幼児や未就学児は，バケツにブロックを投げ入れることで，投げるスキルの練習をすることができます．

2. **テーブルセッティング**：必要な食器の数を正しく数え，手に持ちながら一度に一つずつテーブルに置くことを学びます．テーブルセッティングをすることで，空間的な配置を学ぶことができます．お皿を運ぶことは，手首や手の力を鍛え，手首の回転のためのよい練習となります．

3. **食事作りのお手伝い**：焼き菓子や料理のお手伝いでは，子どもは以下のスキルを練習することができます．

● 小麦粉や砂糖などの乾燥した材料と，水や油などの湿った材料の両方をすくったり注いだりすることそのものが，そうした動作をコントロールしてできるようになるための練習になります．

● かき混ぜることで，握力と手首の動きのコントロール力を養います．もう片方の手でボウルを安定させます(両手の協調運動)．

● 生地をこねることで，手や手首の力が鍛えられます．クッキーの生地を丸めることで，指の細かい動きを発達させます．生地を扱うことで，手指の感覚を養うことができます．

● 野菜の準備には，新鮮なエンドウ豆のさやを開けて取り出したり(親指と指のコント

10 日常生活スキルと自立生活スキル

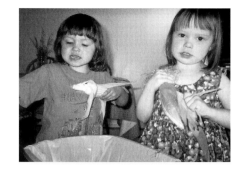

ロール，つまみ握り），インゲン豆の端を折ったり（つまみの力），トウモロコシの殻を剥いたりといった作業があります．年長児は，キュウリや調理したジャガイモなどの柔らかい野菜を切ったり，人参の皮をむいたりすることができます．

- 思春期の子どもたちは，レタスをちぎったり洗ったり，野菜を切ったりして，サラダを作るのを手伝います．また，パッケージや缶詰の開封，計量カップやスプーンを使うことや，注ぐ作業などにも参加できます．キッチンには，微細運動スキルを使い，発達させる機会が無数にあります！

4. **ガーデニングをする**：庭で土をいじるのは，どの年齢の子どもも大好きです！掘る作業は，細かい動きの基盤となる筋力と安定性を養うことができます．

5. **「落ち葉をかき集める」「雪かきをする」**：これらの活動は上半身の筋力と安定性，両手の協調性を養うことができます．また，雪や葉の重さを感じて作業することで，腕の筋肉や関節を通して感覚認識を形成することができます．

6. **洗濯物の仕分けと折りたたみ**：靴下の仕分けを手伝うことで，幼児は「同じか/違うか」について学ぶことができます．枕カバーやタオルなどの平らなものを折りたたむことは，学齢期の子どもたちにとって，両手の協調性を養うよい活動です．タオルをたたむ作業では，タオルの真ん中で折り目をつけて両面を合わせるのに必要なコントロールを学習します．このスキルは学校で，リュックに入れるために紙を半分に折ることの習得にも役立ちます．

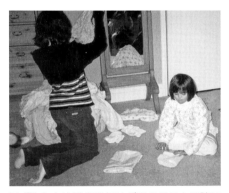

子どもたちは家の手伝いができることに誇りを持つ．家事に参加することで，重要な生活スキルを学び，手のスキルも発達させる．

7. **掃き掃除，掃除機がけ，床掃除**：掃き掃除，掃除機がけ，床掃除は，バランスを取りながら腕をあらゆる方向に動かすので，体や肩の安定性を高めます．

8. **窓や鏡の掃除，ホコリ取り**：窓用クリーナーやホコリ取りクリーナーをスプレーすることで，目標物に狙いを定めるスキルはもちろん，手の安定性や人さし指のコントロール力を発達させます！布巾で拭くことで，肩の動きや体の安定性が向上します．

9. **食器の洗浄と乾燥，食器洗い機への出し入れ**：子どもは，洗剤を入れた水の中で

199

お皿や銀食器などを分別するために，感覚識別能力を発揮します．食器を洗うことと乾かすことは，両手の協調運動にもなります．食器を持ったり，食器洗い機から出したり，汚れた鍋をこすったりすることで，子どもの体力が向上します．
10. **食料品を片づける**：食料品を片づけるのを手伝うことで，整理・分類のスキルとともに，商品の大きさや形に合わせてつかんだり体を動かすことを学びます．
11. **ベッドメイキング**：布団カバーを引っぱったり，ベッドをきれいに整える時に，両手の協調性と安定性を発揮します．

余暇活動

余暇活動とは，楽しみやレクリエーションのために行う活動のことです．余暇活動への興味を人生の早期から育むことで，幸福感が高まり，活発で参加型のライフスタイルが促進され，大人になってからの自由な時間をより充実したものにすることができるのです．

ダウン症のある子どもたちが大人になった時，フルタイムの雇用と家庭での責任で毎日が満たされるとは限りません．ですから，若いうちから，やりがいのある，意義のある趣味や娯楽を身につけることが大切です．ボランティア活動，グループでの社会活動，音楽，ダンス，スポーツ，アウトドア活動，ペット，園芸，美術，演劇，読書，コレクション，工芸品など，数え上げればきりがありません！本書では，子どもの運動能力の発達に関連する余暇活動について，いくつか説明します．

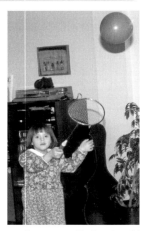

子どもたちは遊びの中で創造力を発揮することができる．写真の私の娘たちは，自分たちで創案した「バルーンバドミントン」というゲームを楽しんでいる．

■ 余暇活動で子どもの微細運動スキルを伸ばす

私たちが親として行う教育や援助の多くは，構造化されたものでなければうまくいきません．しかし，子どもが，自分自身で自発的に楽しいことを始められるようになることも重要です．そうすれば，計画的な娯楽が用意されなくても，自分自身を楽しませることができます．大人が仕組まなくても，自由に遊ぶことができる能力を幼少期から育めるようにしてあげてください（これは，大人の管理は必要ないといっているわけではありません！）．以下に，家庭や地域で余暇活動に子どもを参加させるた

めのアイデアを挙げます．

地域社会プログラム：ガールガイドやガールスカウト，ボーイスカウト，信仰共同体の青少年グループなどの，地域のプログラムに参加することは，地域感覚や地域社会への参加意識を高め，学校以外の環境で社会スキルを身につけるのに有効です．

電話を活用する：従兄弟や祖父母，友だちに電話をかけられることは，年齢が上がるにつれて，相手と交流するのに役立つ社会的能力となります．ほとんどの携帯電話には連絡先が保存されていますが，知らない番号に電話をかける練習をしておくとよいでしょう．

スポーツとフィットネス：スポーツやフィットネスも，ダウン症のある子どもや大人が，さまざまな面で成長する機会を与えてくれます．全体的な運動コントロールが強化され，微細運動スキルの発達のためのよい基盤が築かれます．自尊心，情緒の発達，社会的相互作用のスキルも，適切な環境下であれば，すべて開花する可能性があります．ダウン症のある子どもや大人の多くは，地域のレクリエーションプログラムやスポーツチームに参加しています．また，Special Olympics（訳者注：知的障害のある人々のための国際的なスポーツ大会）のプログラムが，刺激的でやりがいがあると感じる人もいます．運動とフィットネスは，ダウン症のある成人の健康にとって不可欠な要素です．

　ダウン症のある子どもたち，10代，そして大人は，他のすべての子どもたちと同じように，興味の対象がさまざまです．ある子はバスケットボールが好き，ある子はサッカーが好き，またある子は新体操が好きです．水泳と体操は，体力と安定性を養うのに特に適しています．ダウン症のある子どもは，コンタクトスポーツ，スキー，体操への参加については事前に，首軸の不安定さについて首のX線撮影などの医学的検査を受ける必要があります．もし頸椎の不安定性が存在する場合，これらのスポーツに参加しないことをお勧めすることがありますが，この件に関する医学的見解はさまざまです．スポーツやレクリエーション活動の中には，ダウン症のある方に適していて，習得可能なものがたくさんあります．ご両親の課題は，お子さんの興味と地域社会で利用できるプログラムとをマッチさせることです．

　サラは長年にわたり，さまざまな種類のスポーツ活動に参加してきました．今では，水泳，ダンス，ウォーキング，自転車（タンデム自転車），そして野球と，自分が特に好きなスポーツに絞っています．

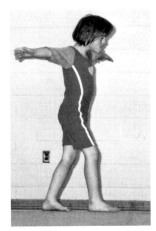

体操プログラムは，子どもの体力と持久力を向上させ，身体的な健康を増進させる．

創造的・想像的な遊び：創造的・想像的な遊びのための用品（例えば，着せ替え用の服や美術・工芸品など）を用意しておきます．美術や工芸活動は，通常，手指の器用さに重点を置いており，多くの指の細かい動きや協調性が必要です．

そのため，ダウン症のある子どもたちは，こうした活動を敬遠することがあります．しかし，工作や美術は，ダウン症のある子どもたちにとって，有益でやりがいのあるものです．対応の秘訣は，お子さんの能力を把握し，お子さんがうまく参加でき，不満ではなく満足感を感じられるように，事前に活動を調整したり準備したりすることです．

「完璧な」モデルを目の前に用意して，それを模倣しようとすることは，最良のアイデアといえないこともあります．子どもは同じ結果を出すことができないと思われるからです．創造的であること，そしてそのプロセスこそが重要なのです．

創造的な表現が自由にできる，見本の模倣を要求しない美術活動や工芸活動であれば，ダウン症のある子どもたちにとって，やりがいを感じやすく，また成功する可能性が高いでしょう．以下にいくつかの例を挙げます．

- あらかじめカットされた形に，発砲スチロールやスパンコールなどの飾りを貼りつけて，フレームやリースを作ります．
- クラフトパイプクリーナーに大きな穴の開いた装飾ビーズを通し，そのパイプを曲げてさまざまな形を作ります．
- 水を混ぜた石膏をプラスチックの型に流し込んで，石膏の型キットを作ります．
- ゴム印をスタンプ台に押しつけたのち，次に紙に押します．
- 紙の下に平らで質感のあるもの（コイン，質感のあるランチョンマット，葉っぱ，タイルなど）を置き，紙の上からクレヨンの側面をこすりつけます．
- 黒魔術の絵を作る：紙全体にさまざまな色のクレヨンでランダムに色を塗り，その上から黒いクレヨンで色を重ね，他の色を完全に覆い隠します．ハサミの先で黒いクレヨンを削ると，その下に塗った色が現れます．
- 黒魔術の絵を作る別の方法として，クレヨンで絵を描き（蛍光色が一番映えます），次に黒いポスターペイントで紙全体を塗ります．ポスターペイントは紙の色のついていない部分を埋めますが，クレヨン部分には付着しないので，絵が透けて見えます．
- ちぎったティッシュのデザインに挑戦：異なる色のティッシュペーパーをちぎり，丈夫な紙の上に色を重ねながら配置します．その上から全体に，白糊を水で薄めたものを塗ります．こうすることで，ティッシュペーパーが固定され，きれいな色の組み合わせが出来上がります．紙をちぎるのは，両手の手首の動

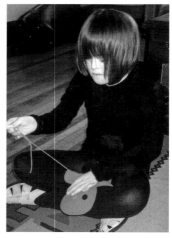

工芸活動はシンプルで，できれば繰り返しのステップがあるものが望ましい．子どもが活動を通じて上達しやすく，成功感を感じやすいものにする．

きの協調によい活動です．ティッシュペーパーには繊維による紙の目があり，一方向にしかうまく裂けません．
- 折って染める実験：吸水性のある紙（丈夫なペーパータオルなど）を何度も折って，小さな正方形や三角形になるようにします．角の部分を食用色素の入った小さなボウルに浸します．染料が広がって混ざり合い，美しい模様が得られます．これは，紙を折る練習にもなります．
- 鳥の餌やり器を作る：松ぼっくりの上部に紐をつけ，松ぼっくり全体にピーナツバターを塗り，その上から鳥の餌を振りかけます．外に吊るしましょう！
- シールアートを作る：ランダムに，または特定のデザインで，事前にカットしたシールを紙に貼ります．シールを裏紙から剥がす作業はつまみ動作の練習になります．
- 野菜のスタンプを作る：果物や野菜（例：リンゴ，タマネギ，オレンジ，キャベツ）を半分に切り，切断面に絵の具や染料を少しつけてから，紙にスタンプします．絵の具をつけすぎると，野菜のもつ模様がきれいに現れないので注意しましょう．
- 中国の提灯を作る：直線を切ることができるお子さんにおすすめの工作です．紙を真ん中のところで半分に折ります．折り目側から，折りたたまれた紙の長さの3分の2程度のところまで，約2.5cmの間隔で，切り込みを入れます．紙を開き，両端を糊づけして，吊るします．

音楽とダンス：音楽は，ダウン症のある人たちにとって，多くの利益をもたらす，創造的な余暇活動の一つです．音楽プログラムに参加することで，リスニングスキル，リズム，スピーチ，協調性を高めることができます．ダウン症のある人々は，音楽療法から恩恵を受けるだけでなく，特定の音楽スキルを学ぶこともできます．楽器の演奏を学ぶことで，自己規律，指のコントロール，スピード，タイミング，運動コントロール力が養われます．音楽を聴くこと，そしてCDの選び方やかけ方や，iPodのスクロールの仕方を学ぶことは，多くの人にとってリラックスできる，やりがいのある余暇活動です．

ダウン症のある若者で，ダンスが好きでない人に出会ったことがありません！サラとその友人たちは，月に一度，DJダンスの集まりを開いていますが，誰もが一曲も欠かさず踊ります！ダンスは，楽しみながら運動ができるすばらしい方法です．音楽と同様に，ダンスは純粋にレクリエーション活動として楽しむこともできますし，ダンスの順番を覚える，タイミングを合わせる，注意を払うなどの目標を設定した，指導的な活動として行うこともできます．

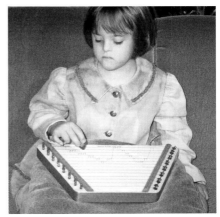

サラの最初の音楽活動は"ミュージックメイカー"である．

自立生活スキル

ダウン症のある人の中には，完全に自立して生活している人もいますが，多くの人は私たちと同様に，家族やパートナー，仲間とともに，地域社会の中で生活しています．生活環境の中で，私たちは皆，さまざまな役割と責任を担っています．パートナーや家族，同居人などと一緒に物事を決定し，日々の仕事をこなしています．これは，ダウン症のある子どもたちが，

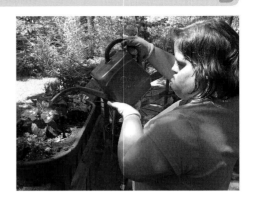

成長してダウン症のある大人になった時に，できるようになってほしいと私たちが望んでいることです．自立生活スキルとは，ダウン症のある大人が，友人や家族などとの共同生活に積極的に参加できるようにするためのものです．ここでは，そのスキルの一部を紹介します．

- 家事と食事の準備：これに関連する微細運動スキルの多くは，本章の前半で説明しました．そのほかにも，ゴミ捨て，掃除，鍵やキーパッドの使用，鍵のかけ方，電池の交換，キッチン用品や調理器具の使い方，包丁の安全な使い方など，さまざまなスキルがあります．
- パーソナルケアと衛生管理：セルフケアスキルの指導は，幼少期から始まり，成人してからも続きます．大人になってからは，毎日の入浴やシャワー，髭剃り，生理ケア，薬の服用，衣服の選択，洗濯機や乾燥機の使用，衣類をたたむ，衣類をしまう，爪を切る，髪を切る，運動を選び・行うなどに責任をもつようになるかもしれません．
- 個人的な管理：自分の日々の生活を管理し，スケジュールを立てるスキルを身につけることで，成人は自律感や生活へのコントロール感をもつことができます．目覚まし時計や電話のアラームを使って時間どおりに起きる，カレンダーを使って予定やイベントを管理する，食事や睡眠を規則正しくとる，仕事やプログラム参加のため往復移動する，余暇時間を管理する，などのスキルが挙げられます．
- コミュニティスキル：小切手の書き方，ATMの使い方，電話の使い方，デビットカードやクレジットカードの使い方，買い物の際の費用や商品の価値を理解すること，徒歩や公共交通機関を安全に利用すること，書類の記入，コンピュータやタブレットの使い方，レクリエーションセンターや図書館などの公共サービスの利用，人間関係における個人の境界線と安全の理解などが，コミュニティスキルに含まれます．

ダウン症のある10代や若者の多くは，学校や大学の教育協力プログラム，または

地域の機関を通じて，雇用スキルのトレーニングに参加する機会を得ています．その中には，有給の仕事に移行できる人もおり，もしそうした機会が与えられれば，もっと多くの人がそうなれる可能性があります．

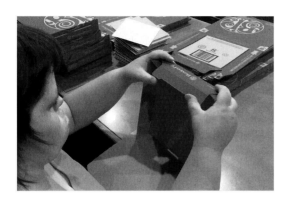

発達を促すおもちゃリスト

- 着せ替え衣装
- 昔のハロウィンの衣装
- 適した靴ひも
- 子ども用のキッチン＆食器セット，ティーセット
- 着替えのスキルを促進する留め具のあるおもちゃ
- 子どもサイズのほうきとちりとり
- 子どもサイズのシャベル，熊手，ガーデニングセット
- ブラッシング用の長い髪の人形
- 結ぶためのリボンが付いたぬいぐるみ
- おもちゃのひもタイプのブーツ，穴に通したりひもを結ぶための靴
- 滑りにくいボウル，角度調節が可能なスプーン
- 子ども用カトラリー
- コップで飲むことを学ぶための段階的なコップ
- おまる
- 余暇活動のためのゲームと活動

11 感覚処理

　第7章では，感覚とその構成要素（触覚，位置感覚，運動感覚）が，どのように微細運動スキルの発達に寄与しているかを説明しました．この章では，感覚処理について，つまり，すべての感覚系からの感覚情報の統合と，感覚統合の発達や行動への影響の仕方についてより詳しく説明します．運動スキルは感覚処理が行われた結果生じますので，感覚処理は微細運動スキルやそのほかの運動スキルの発達に寄与します．自助スキルの基礎となるのは身体認識であり，これは感覚系を通して発達します．そのほかにも，お子さんの発達に関わる多くのスキルや発達の側面が，感覚処理に影響を受けています．

　感覚処理の過程は感覚統合理論に基づいています．感覚統合理論とは感覚入力の受信，登録，調節，組織化，統合といった神経プロセスと，その結果として生じる適応行動との間の，潜在的な関係性のことです(9)．作業療法士や研究者の中には，そのプロセス全体を感覚処理とよび，感覚統合は感覚処理の一部であるとする人もいます．感覚処理障害という用語は，現在，感覚処理におけるあらゆるレベルの困難を表す言葉として使われています．

　この章では，感覚処理についてまず一般的知識を紹介し，次にダウン症のある子どもとの関連について説明します．私は観察や親御さんからの聞き取り，研究結果から，少なくともダウン症のある人の中には，感覚入力の処理方法が通常と異なる人がいると考えるようになりました．お子さんの行動を感覚処理との関連から理解するのに役立ち，お子さんの感覚のニーズにもっと効果的に対処できるようにするための方略を提供できればと思います．

● 感覚処理とは

　感覚処理とは，私たちが他者や環境に対して生産的な反応をするために，落ち着いた警戒態勢でいられるようにするものです．例えば，以下のようなことです．
- 感覚処理により，教室の机に座ってバランスのよい姿勢を保ちながら，周囲の音に気をとられずに，先生から指示された綴りを書くことができます．
- 感覚処理により，廊下で人がぶつかったら脇に寄り，友人と会話を続けることができます．
- 感覚処理により，休み時間に遊具で遊ぶことを楽しみ，ベルが鳴ったら遊びをやめて，整列することができます．

　感覚処理とは，私たちが何に注意を向けるかを選択し，効率的に動き，環境に適応的に対応することを可能にする，継続的な脳の活動のことです．『The Out-of-Sync Child』の著者であるキャロル・ストック・クラノウィッツの言葉を借りれば，私たちが，自分の周りで起こっていることに"同調"するということです．

　私たちは，「家モデル」を，感覚処理や運動発達の側面にも適用させることができます．

　感覚処理が家モデルにどのように適合するかを理解するのには，家の暖房システムに例えるとよいかもしれません．家にはサーモスタットがあり，温度を調節することができます．温度が設定値より下がると，暖房が入ります．サーモスタットは神経系にとってのしきい値のようなものです（訳者注：しきい値は神経伝達速度の検査，研究に用いる用語です）．あるレベルに達すると，神経はより頻回に，またはより強い強度でインパルスを「発射」し，脳に感覚情報を知らせます．しきい値以下では，神経系は情報を登録し続けてはいますが，高次脳中枢に情報を知らせるために必要な頻度や強度で発火していません（訳者注：発火は筋電図や神経伝達速度で用いられる用語です）．神経系は，さまざまな種類の感覚入力に対する感受性を高めたり抑えたりすることで，しきい値を調節しています．多くの家庭用暖房システムには埃や微細な粒子を取り除くフィルターが備わっており，システムの効率が損なわれるのを防いでいます．同じよう

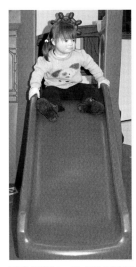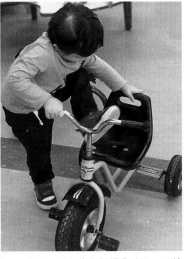

感覚処理は，動きや行動によって生まれる反応を組織化する．三輪車や滑り台などのおもちゃを使いこなし，楽しむことができるのも，感覚処理のおかげである．

に脳の下部(感覚入力路)がフィルターの役割を果たし，重要でない情報を選別して高次の脳の中枢がより効率的に働けるようにしています．

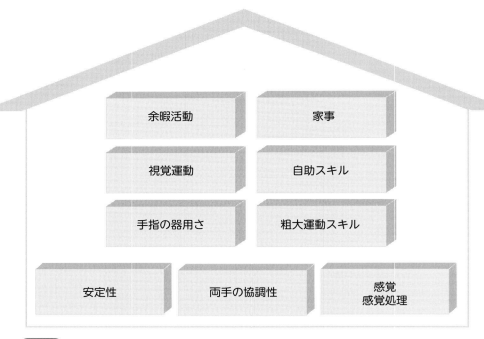

図20

　家庭用暖房システムは，家全体の温度を連続的に調節しています．同様に，感覚情報は，脳の各レベルや部分間の接続を経由して，脳のすべてのレベルに連続的に流れています．もちろん，この例えは非常に単純化したものです．脳が感覚情報を登録し，調節し，解釈し，組織化するプロセスは非常に複雑であり，また非常に個人差があります．感覚情報に対するしきい値は，個々人の状況や体内の状態(疲れや空腹など)により変化します．音は，この「しきい値の違い」がよくわかる感覚体験です．私がちょうどよい状態にある時は，赤ちゃんの泣き声のような高い音も，蛇口の水滴が落ちる音のような単調な音も気になりません．しかし，長く，忙しく，ストレスの多い一日を過ごし，休む間もなく多くの仕事をこなさなければならない時は，赤ちゃんの泣き声や蛇口の水滴の音が気にさわることがあります．音に対するしきい値が下がっていて，これらの音について必要以上の情報を得てしまっているのに，私の神経システムは，それらを普段のように効率よく選別することができていないのです．

　「しきい値が低い」ということは，神経システムが発火し，脳の意識レベルまで情報を伝えるのに，それほど多くの感覚刺激が必要でないことを意味します．「しきい値が高い」ということは，神経が発火し，意識レベルに情報を伝えるのに，多くの感覚刺激が必要であることを意味します．

11 感覚処理

Profile ダニー

6歳のダニーが水泳のレッスンを受けている時，プールでは他のグループのレッスンが同時に進行していることがあります．インストラクターが次の練習内容を説明する時には，ダニーは他のインストラクターの声やプールの騒音を遮断し，指示を聞いて理解することに集中しなければなりません．ダニーは，インストラクターがスターフィッシュ・フロートでの浮き方を実演するのを見ています．彼がまねて浮いてみようとする時，前庭覚は水中での頭の位置の情報を，固有覚は体の他の部分の位置を認識するための情報をフィードバックしてくれます．触覚系(タッチ)は，体や顔が水に浮いている感覚についての情報を送ります．ダニーの脳は以下の情報を統合します．

- ❏ 指示で聞いたこと(聴覚)
- ❏ インストラクターの実演で見たこと(視覚)
- ❏ 自分の体で感じたこと(固有覚，前庭覚，触覚)

これが感覚処理です．ダニーが一度，水面に浮く方法を覚えたら，このスキルは徐々に自動化されるでしょう．感覚処理は実行され続けますが，ダニーは感覚体験に注意を向ける必要がなくなります．ダニーは，浮く能力を土台にして，新しい泳ぎ方を身につけることができるようになるのです．

■ ダウン症における神経発達

赤ちゃんの成長とともに，脳も成長し，変化していきます．脳の発達にとって重要なのは，ミエリン化(髄鞘形成)の過程です．ミエリンとは，中枢神経系にある神経を覆うように形成される鞘のことで，情報の伝達の迅速化および効率化を可能にしています．この髄鞘形成のプロセスは，通常，2歳までに完了します．しかし，ダウン症のある幼児では，ミエリン化が遅れることが研究で明らかになっています (81)．

子どもの成長と発達に伴い，神経ネットワークが形成され，新しい学習の基盤として利用されるようになります(訳者注：これはシナプス形成のことです)．新しい神経ネットワークは，継続的な感覚体験，脳内での統合，情報への新しい接続により成長し続けます．新しい神経ネットワークの成長により，学習と思考のための脳の能力が拡大します．子どもたちは，運動，言語，認知，社会的，情緒的な行動など，発達のあらゆる面で新しく学んだことを活用します．子どもたちは，自らがもつ個性的でユニークな遺伝子に導かれ，子どもたちを取り巻く社会に関わり，その反応を通して他者と交流し，学び，考えを発展させるのです(訳者注：ヒトは社会性のある動物で，「共感」に関連する遺伝子も報告されています)．

神経ネットワークの発達は，ダウン症のある子どもたちでは，より遅くなることがあります．繰り返し学習することは，誰にとっても重要なことです．

行動はさまざまな要因によって左右されます．どのような要因がお子さんの行動を

209

誘発し，強化しているのかを考えることが重要です．要因の探索には以下の質問を自分自身に問いかけ検証してみるとよいでしょう．

- 医学的な疾患が行動の原因になっていないだろうか？ 例えば，皮膚疾患があると，触られると不快感を感じたり，過剰に反応したりすることがあります．耳の感染症による耳の痛みがあると，音に対する感度が高くなることがあります．
- その行動に関連する感覚のいずれかに困難があるのではないか？ 例えば，聴覚が不安定なために，教室での言葉による指示に対する注意力や反応が一貫しないこともあります．
- その行動は，お子さんの発達年齢に照らして典型的な範囲内にあると考えられるか？ 例えば，発達年齢8カ月の3歳児が，あらゆるものを口に入れるのは，その発達年齢において典型的な行動といえます．
- その行動でコミュニケーションを取ろうとしているのではないか？ 例えば，休み時間に外に出る時，一番に最初に並びたいのに，コートを着るのが遅いので，いつも列の最後尾に並ぶことになってしまっていて，立ち止まったり，コートを着るのを拒否することで，そのことを伝えているのかもしれません．
- その行動は，学習された反応(回避処理など)ではないだろうか？ 例えば，書きものをするのを避けたくて，繰り返し鉛筆を床に落とすことがあります．
- その行動は，子どもがより適応的な方法で対応できないことへのストレス反応ではないだろうか？
- その行動は，子どもの感覚欲求を満たしているのではないか？ 行動修正によって行動を取り除いた場合，子どもはその行動を，感覚欲求を満たす別の行動に置き換えてしまうことがあります．例えば，指を噛んではいけないと教えた場合，シャツを噛むようになることもあります．

このリストでおわかりのように，挑戦的な行動の理由として考えられることは多くあります．それを整理し，子どもにとって有効な解決策を導き出すのは大変な作業であるため，多くの場合，努力と専門家の助けが必要です．

● 医学的考察

本章で説明する行動には，医学的な理由が原因と考えられるものがあります．例えば，無気力や低エネルギーは，感覚処理よりも，甲状腺機能障害，脱水症，睡眠時無呼吸症候群といった病気が原因で引き起こされていることもあります．睡眠時無呼吸症候群の発症率は，ダウン症のある患者の45％にものぼると報告している医学雑誌もあります．ダウン症のある子どもや成人の中には，うつ病に関連した無気力や低エネルギーを経験する人もいます．

歯ぎしり(ブラキシズム)も，感覚処理と医学的な問題の両方が原因である可能性がある行動です．例えば，副鼻腔の痛み，虫歯，顎の不安定さ，耳の感染などは，すべて歯ぎしりにつながる可能性があります．同様に，気管食道瘻では，特定の食べ物を飲み込む時に不快感を得ることがあり，これは偏食や食感への過敏さとして誤解されることがあります．

11 感覚処理

　ダウン症のある子ども，十代の若者，そして成人は，ダウン症医学研究会（Down Syndrome Medical Interest Group）が発行した「ダウン症のある人の健康管理ガイドライン（Health Care Guidelines for People with Down Syndrome）」（Down Syndrome Quarterly, Vol.4, No 3, 1999 年 9 月号）に従って，定期的に医学的状態を監視するべきといえます．このガイドラインはオンライン（http://www.dshealth. com/health99.htm）で入手できます．

● **感覚障害**

　ダウン症のある子どもは，脳に入る感覚入力の一部が多少異なっていることがあります．そのため，子どもの反応能力も多少異なる場合があります．下の表は，感覚入力における違いと，これらの違いが，子どもの反応能力にどのような影響を与えるかを説明しています．繰り返しますが，感覚入力の違いが，結果として感覚処理障害によって引き起こされる行動と同様の行動を引き起こすことがあります．

感覚の変化・障害	子どもへの影響
聴覚 1. 内耳の液体溜まりによる変動性の聴力喪失（炎症や感染によるもの）．伝導性聴力喪失とよばれる．	1. 液体が存在すると，子どもは音がこもったりゆがんだりして聞こえ，言われたことを理解するのが難しくなる．これにより口頭での指示に対する反応や指示に従う能力が一貫性がないものになる．時折，音に対する注意が散漫になったり，時には過敏になったりする．
2. 永続的な聴力喪失	2. 子どもは補聴器を必要とする場合がある．一部の音がゆがみ，音の認識が変わることがある．
3. 研究によれば，聞こえた音声は通常多くの場合，右脳半球で処理されることが示されており，これは多くの人々とは逆である．	3. 入力と反応の領域が脳の異なる側にあるため，言葉を聞いたり言葉で反応する（左半球の運動機能）のが難しいことがある．
視覚 1. 近視と遠視	1. 眼鏡で矯正可能であり，したがって子どもの視力にはほとんどまたは全く影響しない．新しい活動を試す際の子どもの注意レベルに影響を及ぼす可能性がある．
2. 眼振（眼球の連続的な横方向の速い動き）	2. 視界がぼやけたり，焦点の合わせにくさを引き起こすことがある．視覚追跡に関する困難さがある．子どもはこの状態を成長とともに克服することがある．
3. 深部知覚に関する困難さ	3. 階段，エスカレーター，不均一な地面を歩くのが困難．プールに飛び込むなど，飛び降りるのが難しい．
固有覚 関節，筋肉，腱の神経に由来した位置覚と運動感覚の変化 1. 研究によれば，低緊張により筋肉と腱の伸展が大きくなるため，固有覚の入力が変化する可能性がある（33）．	1. 正確で持続的な動作に必要な適切な筋力と筋肉の調整を行うのが難しくなる．活動中に手を注意深く見る必要が増え，階段では足元を確認する必要がある．

211

触覚	
1. ダウン症のある人では，神経伝導テストで触覚がより遅く伝達されることが示されている．	1. 触覚情報への反応が遅れたり，さまざまな物体に適応するために手を微調整するのが難しいことがある．
2. 痛みへの反応が遅く，しばしば鈍くなるために痛みの場所を特定するのが困難 (15).	2. ケガをした際の反応が遅れる．
前庭覚 (内耳にある感覚で，頭の位置に反応し，動きの速さや方向についての情報を提供し，バランススキルの発達に寄与する．視覚システムと強く結びついている)	
1. 一部の研究は，ダウン症のある人々において，平衡反射が低下している可能性を示唆している．	1. ダウン症のある思春期の若者では，バランス能力の発達が遅れることがある（発達年齢の期待よりも遅い）(39). これは，低緊張を含む複数の要因の組み合わせに起因する可能性が高い．

● 発達の遅れ

　前述したように，ダウン症のある子どもは神経システムの成熟が遅れています．これは感覚処理の問題ではなく，発達の遅れです．**ダウン症のある子どもたちの主な障害は，認知，運動，言語，社会性の発達に影響を与える発達の遅れを引き起こす遺伝的障害であることを覚えておくことが重要です．感覚処理の要素もあるかもしれませんが，感覚処理がその子のすべての遅れや困難の根本原因ではありません.**

　成熟の過程で，子どもは長期間にわたって持続する学習された行動パターンを身につけることがあります．このような学習パターンは，最初は感覚体験や，見知らぬ人に対する不安などの他の要因と関連していることがあります．感覚体験や状況に反応して，子どもは行動パターンを確立します．例えば，着替え用テーブルに寝かされるのを嫌がる赤ちゃんがいますが，その赤ちゃんは寝かされることが恐怖で，苦痛を感じているかもしれません．これは前庭覚や視覚の情報処理がうまくいかず，自分が空間のどこにいるのか，自分の身体の空間的位置を把握できないため感じるのかもしれませんし，あるいは赤ちゃん用おしりふきの冷たい感触が嫌だからかもしれません．このような行動は，年齢が上がっても続くことがあり，例えば医師の診察台の上に横たわるなどの，関連する状況で見られます．年長になってからは同じ感覚を体験しているわけではないかもしれませんが，高いテーブルの上に寝かされることを恐怖の反応と結びつけることを学習したのです．つまり，ある種の行動は，もともとは感覚処理の遅れや欠如に基づいて起きているかもしれませんが，それらが学習された行動反応として持続するのです (86).

　ダウン症における発達障害の特徴として，神経システムが変化する状況や新しい要求に適応する柔軟性が低いことはよくあります．変化する状況や新しい要求に頻繁に適応することを期待されると，多くのストレスを感じることになります．生理学的には，慢性的なストレスは神経システムの化学的状況を変化させ，神経システムはさらに反応や適応がしにくくなります (30). ストレスがかかると，私たちは皆，学習能

力や学習内容の保持能力が低下しますが，それはダウン症のある子どもたちにとっても同じことです．

　また，子どもたちが日常の通常の要求に応えるためには，より多くのエネルギーが必要であることも忘れてはなりません．より多くのエネルギーが必要になれば，当然，子どもはより早く疲れることになります．

　私自身も親として，兄弟や学校の仲間と同じように，わが子に学校の授業や地域の活動に溶け込んでほしいと思う気持ちはよくわかります．しかし，人生のさまざまな段階で，言語聴覚療法，理学療法，作業療法などの専門的なサービスを受けることも重要です．さらに，子どもたちが"潜在能力を発揮する"ために，私たちが利用する必要があるプログラムが用意されていることもあります．このように，子どもたちにとっては，1週間を通して，エネルギーと集中力を必要とする活動がぎっしりと予定されていることになります．

　親として，教育者として，子どもが幼少期から思春期にかけて，これらの活動で常に期待に応え，協力し，遵守しようとすることは，ストレスの蓄積につながる可能性があることを認識しなければなりません．とはいえ，子どもたちのこうした機会を否定することは確かに避けたいものです．それは本当にジレンマだと感じます．サラが子どもや10代だった頃，私は，彼女がどれだけ物事に対処できるかを判断する尺度として，彼女の反応を強く意識するようにしました．彼女は物事に対する自分の気持ちを明確に表現することができなかったので，彼女の行動や感情の反応を頼りに判断していました．

　大人になったサラは，自分の時間を過ごす環境，活動，人々について，より多くの選択肢を持つことができるようになりました．また，自由な時間も増え，これは彼女の日々の重要な部分を占めています．ストレスも減り，「メルトダウン」（訳者注：メルトダウンとは炉心溶解（原子炉事故のことです）スラングとして「怒り狂う」「激怒して手がつけられなくなる」などの意味があります）することもほとんどなくなり，楽しいと感じる生活活動にも十分に取り組んでいます．時に，スケジュールが忙しすぎると感じた際は，彼女は，はっきりと「多すぎる」と言います．それを受けて，彼女が感じている要求を減らすための選択肢を一緒に話し合います．

ストレスと行動

ストレスは，私たちに自律神経系の過度の反応を引き起こします．見知らぬ人たちの前で話をしたり，パフォーマンスをしなければならなかった時を思い浮かべてみてください．そのときあなたは，不安で上がってしまったり，心臓が高鳴ったり，呼吸が速くなったり浅くなったり，手が震えたり，汗をかき始めたという経験をしたかもしれません．他人には冷静沈着に見えていても，これらのことを内部で感じていたかもしれません．

肉体的ストレスと精神的ストレスは，自律神経系の反応（恐怖，闘争反応，逃走反応）を即座に引き起こし，下記の身体的徴候を伴うことがあります．

- ☐ 瞳孔の拡大（視覚障害や照明条件によるものではない），
- ☐ 浅い，速い呼吸
- ☐ 心拍数の増加，血圧上昇
- ☐ 筋緊張
- ☐ 発汗

長期間にわたるストレスは，胃の痛みなどの身体的な不調や，精神的な不安など，より慢性的な行動上や健康上の問題を引き起こす可能性があります．ストレスや不安は，記憶に関連する脳の化学的受容性も低下させます．

■ 感覚処理

第 7 章では，子どもの手指の触覚と固有覚の発達，そしてこれらの能力が微細運動スキルの発達にどのように寄与しているのかについて説明しましたが，それは，感覚処理の一部分に過ぎません．感覚処理には以下のすべての感覚が含まれます．

1. 視覚
2. 聴覚
3. 口腔感覚
4. 嗅覚
5. 触覚
6. 固有覚（関節，筋肉，腱の神経から得られる位置と動きの感覚）
7. 前庭感覚（内耳神経から得られる頭と体の空間的位置および動きの認識．バランスに重要な感覚）

● ダウン症のある子どもの感覚処理

サラが幼い頃は，感覚処理に関する悩みは比較的少なかったです．気分を変えることが難しく，一部の教師から"頑固"と見なされることがあり，その時期は親指の皮膚を爪でつまむようなことも見られました．10 代になると，一部の感覚入力に対して

より敏感になり（過剰反応），それは大人になっても続いているようです．顔にペイントをほどこした人や派手な化粧をしている人など，特定の見た目のものを見ると，吐き気を催します．一度に何人もの人が話しているような環境では，すぐに雑音に対するしきい値に達してしまいます．他人に触られたり，身体的に誘導されたりすることに耐えられなくなることもあります．このようなストレスの多い状況に対する反応を調整する能力は，多くの要因に左右されます．時には，感覚的な反応に打ち勝つことができ，時には負けてしまうこともあります．この10年間で，彼女は感覚的にストレスを感じる可能性のある状況を認識し，それを回避するか，自分なりの対策を取り入れたりして自分の反応をコントロールすることができるようになりました．

　下の表は，多くのダウン症のある子どもたちに典型的な行動の例と，感覚処理の難しさから起こる行動の例とを対照的に並べたものです．

典型的な行動と感覚処理上の問題が原因と考えられる行動	
多くのダウン症児に見られる典型的な行動	感覚処理の問題を示すと考えられる行動
服の好みを表現し，服について自分で決定したがる．	服に非常にこだわりがあり，特定の種類やタグの服しか着用せず，異なる素材やタグなどに過度にイライラする．
新しい粗大運動の活動には慎重に取り組み，なじみのある活動にこだわり，運動リスクを取ろうとしない．	運動に対して苦痛を感じたり，非常に恐れを抱く／遊具活動の多くに抵抗する．
日常のセルフケア（髪のブラッシング，爪の手入れなど）を嫌がる．	日常のセルフケアに一貫して抵抗する，苦痛を感じて引き離したり，叩いたりする．
危険を意識していないように見える，環境中の危険を見逃す（例：歩道の段差に気づかずつまずく）．	危険な状況を求める（例：常にテーブルに登り，飛び降りる），危険に対する意識がないように見える，痛みに反応しない．
濃い味や塩辛い食べ物を好む．	食べ物の選択肢が限られており，食材の質感，一貫性，味などに非常にこだわる．
裸足でいることを好む．	常に裸足でいる（靴下や靴を履かないと立っていられない）か，裸足でいることを嫌う．
ファスナーを閉めたり，靴ひもを結んだり，キーボードを使用したりなどの協調スキルを行う際に，手を注意深く見なければならない．	長い間練習している活動であっても（スプーンやフォークに食べ物をすくったりするなど），手を注意深く見なければいけない，常に手の使い方がぎこちなく見える．
身体活動で疲れやすい（例：同年代の子どもたちと同じ時間を走れないことがある）	活動を始めたり完了したりするのに必要十分なエネルギーを得ることができない．
気分を変えることが難しい．	日常のルーティンや物事の進め方に非常に固執する（例：食事は特定の方法で提供されなければならない），ルーティンや環境の変化に対して非常に苦痛を感じる．
指示を与えるには名前を呼び，指示を複数回伝える必要がある／視覚的な手がかりが有効．	周囲の騒音に耐えられず，それに気を取られる／指示を受けて始める際に，繰り返し身体的な促しを必要とする／多くの促しを与えないと反応しない．

● 感覚調整

感覚処理の一部として感覚調整がありますが，これによって私たちは，そのときどきの重要なことに注意を向けることができます．感覚調整は，周囲の雑音や，今の状況にとって重要でない他の感覚情報を取り除くのに役立ちます．また，重要な感覚入力には注意を向けることができます．感覚調整は，特定の感覚入力に対する注意の強度をコントロールし，情報の必要度に応じて"上げたり""下げたり"します(86)．

感覚調整に困難を抱える人は，通常の感覚体験に対して過剰に反応したり，または過小に反応したりすることがあります．このような人は，1つまたは複数の種類の感覚入力に対して，敏感すぎるか，あるいは十分に敏感でないかのどちらかです．例えば，教室には，周囲の音にいちいち頭を振り向かせたり，靴下の感触が気になって，掻いたりそわそわしたりする子がいます．これは，感覚入力が適切に調整されていないために，教師に対して注意を十分に払えていない状態です．

私たちの脳は，周囲の感覚情報の多くを調整しており，これにより重要なことに注意を集中させることができます．そうでなければ，私たちは絶え間なく入力される情報にさらされ，疲弊してしまうでしょう．神経システムは周囲の多くの刺激に"慣れる"ものなので，私たちは常にあらゆる感覚情報のすべてに注意を払っているわけではありません．例えば，冷蔵庫の音は毎日聞くので，その音に気づかなくなります．また，毎日見ているものの色を思い出せないこともあります．神経障害をもつ人の中には，入ってくる感覚刺激にうまくフィルターをかけられないため，他の情報が常に応答を要求している状態となり，タスクに集中することが難しい人もいます．

過剰な反応（過敏）

過敏に反応する子どもは，以下の徴候を示すことがあります．
- 衣服から受ける感覚に著しく敏感である．
- 日常のセルフケアに大きな苦痛を感じている．
- 靴下や長袖を着ることができない．
- 周囲の雑音に耐えられない．
- 動きに苦痛や恐怖を感じる．
- 軽く触っただけで攻撃的になる，人混みや行列に耐えられない．
- 極端な偏食があり，ごく限られた食品しか食べられない．
- ルーティンや環境の変化に耐えられない．

このようなしきい値の低い子どもは，わずかな感覚情報で神経系が過剰に反応し，警戒レベルが高まります．脳は，通常の量や強さの感覚入力でも最初に不快に感じ，それが続くと脅威やストレスとして認識します．このように常に警戒心が高まった状態にある子どもは，緊張状態にあり，生きていけるかどうかで頭の中がいっぱいになり，新しいスキルを習得することが難しくなります．

過剰な反応は，感覚防衛につながることがあります．有害と思われる感覚体験から身を守るために，子どもは上に挙げたような防衛行動をとるようになるのです．

反応が鈍い（低反応）

反応が鈍い子どもは，次のような行動が見られることがあります．

1. 非常にゆっくりで，無気力で，やる気がないように見える．
2. 交流に関心を向けるのが困難，無反応．
3. 環境の変化や周囲の人々に気づけない．

子どもの反応が鈍いということは，子どもが反応するためには，神経システムが発火するための感覚情報が，より多く必要であるということです．しきい値が高いということです．誰かが自分の名前を呼んでも，部屋に入ってきても，周りの人が昼食に行くために立ち上がっても，自分の顔が汚れていても，自分の服が体の上でよれよれになっていても，気づかないということが起きます．これは，神経システムがその情報を伝えていない，あるいは，情報が適切に登録されていない，もしくは子どもが適切に反応できるような形で解釈がされておらず，そのために子どもは気づくことができきません．

感覚探求（感覚刺激を求める）

感覚刺激を求める子どもは，下記のような行動を示すことがあります．

1. わざと危なっかしい動きをする．
2. 意図的に物にぶつかる．
3. めまいを起こすことなく，長い間，自分の体を回転させる．
4. 常に動き続ける，じっとしていることができない．
5. 人や物にやたらと触る．
6. おもちゃや手，衣服などを過剰に噛む．
7. 常に音を鳴らし続ける．

感覚刺激を求める行動は，非常に幼い子どもで典型的に見られるものもあります．1歳，2歳，3歳の子どもは，自分の衝動を抑える能力が不足していて，長時間座っていることができず，常に動き回っているように見えたり，新しい運動スキルを発達させる過程で，協調性をもって行うことができていないように見えることがよくあります．そのため，子どもの行動を感覚処理の問題として解釈する前に，常に子どもの発達年齢と認知年齢を考慮することが重要です．

感覚を求める子どもは，その子どもの発達年齢における通常の期待を超える感覚入力を切望し，探し求めます．多くの場合，このような子どもは反応が鈍く，神経システムの高いしきい値を満たす量の感覚入力を求めています．しかし，時には，子どもたちは，感覚入力に対して過剰に反応していて，その感覚入力を避け過剰な刺激や不快な影響を「かき消そう」として，ある種の入力を過剰に求めることがあります．例えば，音に過敏に反応する子どもは，他の音をかき消したくて常に鼻歌を歌っているのかもしれません．また，軽い触感に対して過敏に反応する子では，壁や家具にぶつかることで，その過敏さを打ち消そうとすることもあります．

感覚処理障害の組み合わせ

多くの場合，子どもたちは1つのカテゴリーにきれいに収まることはなく，先に挙げた3つの感覚調整障害のすべての要素を示します．なぜなら，同期化していない神経系は，感覚入力に対して反応が大きく揺れ動くからです(73)．

私の経験や，3歳〜10歳の子どもを対象とした感覚に関する質問票に回答した他の保護者の経験から，ダウン症のある子どもたちの中には，感覚調整に困難を示す子どもがいることがわかりました．この調査で保護者から報告された内容によれば，ダウン症のある子どもは，低反応や感覚探究という感覚調整障害に関連する行動が見られたとされています．身だしなみに関連する触覚への過敏性はよく見られますが，他の触覚の処理への過敏性は見られません．また，聴覚処理，体力や持久力の項目は，調査対象となった保護者が懸念している領域として挙げられていましたが，ダウン症では耳や聴覚の障害，ヒポトニアが一般的であることから予想されることといえます(9)．

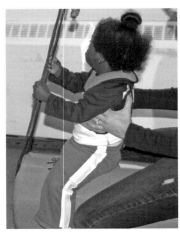

次の活動に向けて落ち着きと整えを促すことを目的に，圧力ベストを着せて，ボルスター・スイングでリズミカルに前後に揺れることを行っている．

■ 感覚処理の問題に対処するための方略

次の表は，ダウン症のある子どもにときどき見られる感覚処理障害の概要と，対処するための方略を示しています．また，これらの対策を実施する際に役立つおもちゃや器具の写真を表内に掲載しています．

感覚処理障害の例	対処法
軽いタッチに対する過剰反応 1. 軽い触覚に過剰に反応する．他の人に近づかれることを避けるか，脅威を感じた場合には攻撃的になる．	1. 子どもに接近する際には，正面から接近し，子どもがあなたを見ることができ，接近と触れ合いを予期できるようにする． 教室での机の並び，更衣室，座席の配置を確認する．子どもを列の前(おそらく，先頭でドアをつかむことで，腕を通して圧を受けることができる)にするか，行列の最後尾(他のみんなを見ることができる場所にいる)にすることで，予期せぬ触れ合いに対する不安が軽減されることがある． 彼のコート掛けを列の最後尾に設置し，他の子どもたちより1分早めにコートを着ることができるようにしてあげることで，困難を減らす．

	一番うしろの席にして子どもの後ろに誰も座らないようにすると，安心する. ■ 固有覚活動(筋肉を使う重い作業)は，落ち着かせ，整理し，神経系への軽いタッチの影響を減少させる．活動の例には，ワゴンやカート，重いドアを押す・引くこと，重い物を運ぶことや，ほとんどのジャングルジム活動が含まれる. ■ 深部覚を入力することで軽いタッチの感覚を打ち消す．タイトな服，マッサージ，関節圧迫，重い毛布の下で寝る，重みのある膝掛けや首巻きを使う，重いベストを着るなどが，深部覚を刺激する. ■ The Wilbarger Protocol（訳者注：固いブラシ）は，軽いタッチの影響を調整するのに役立つことがある(75).
2. 服に非常にこだわりがある，長袖や靴下を我慢できないことがある.	2. タイトなポリウレタン素材の服からの持続的な圧力刺激は，衣類の触感に過敏な一部の子どもたちに役立つことがある(例：他の服の下にエクササイズ用や自転車用のショートパンツやポリウレタン素材のタンクトップを着る)．肌に対して快適な素材もある(例：柔らかいコットン，フリース)．上述の触覚過敏に対する対応も有効なことがある.
3. 歯磨き，洗髪，洗顔，爪切りなどの日常のセルフケアを避けたり，抵抗したり，戦ったりする.	3. できるだけ多くのセルフケアを自分で行うように促す．仕上がりがあまり良くなくても，自分で行うと，圧力と位置が予測できるので，感覚の入力に耐えられるようになる. ■ これが完全にできない場合は，日常のセルフケアを毎日同じ場所と同じ時間に一貫して行う．子どもが視覚スケジュール表を使用している場合は，そこに描き加える. ■ 深部覚を刺激して，軽いタッチの影響を軽減させる．例として， ● 髪をブラッシングする間，子どもが大きなぬいぐるみを抱きしめる. ● 子どもが顔を洗う時や髪をブラッシングする時に快適な毛布でくるむ. ● セルフケアの最中に，ボールを握ったり，太いバンドを引っぱったりする. ● 子どもの手首や足首に運動用のウエイトを付ける. ■ 子どもの爪を切る際には，子どもが温かいお風呂に入っている時に切る．温かいお水は爪を柔らかくし，軽いタッチの影響を減少させる. ● 髪を切るのが難しい場合，次のことを試す. ● 子どもを膝にのせる. ● 子どもの足がしっかり床につく高さの椅子に座らせる. ● 始める前に絡まった髪を自分でブラシやコームでとかす.

	- 予約時間の直前に家で髪を洗う． - 上記で示した深部覚の刺激を行う． - 子どもに手順および各ステップの終了の場面を掲載した視覚スケジュール表を提供する． - ポジティブな言葉で体験をまとめるソーシャルストーリーの手法を利用する． - 視覚的な気晴らしを提供する（髪を切る間にビデオを見せるなど）．子ども向けの美容院では，このオプションを提供するところがある．
4. 子どもは物を手に持つのを嫌がり，指先で非常に軽く把握することしかできないが，好きな物体を一つだけ持つことができる．	4. 新しいおもちゃや物を，子どもが安心と穏やかさを感じている状況（例：お気に入りの毛布に包まれている時，お風呂の中でなど）で導入する． ■ 深い圧をかけながら，手をマッサージし，過敏症状を軽減させる． ■ 振動するおもちゃを与える． ■ 子どもに，手に体重をかけて支えることや，重い物を押すことを奨励する．
食べ物への過敏 1. 子どもは食べ物に強いこだわりがあり，受け入れる食材の質感や種類の許容範囲が非常に狭い．	1. 多くの幼い子どもは，乳幼児時期は食べ物の種類が限られることがあるため，好き嫌いが常に感覚的な問題を示しているわけではない． 　もし過敏症が子どもの栄養摂取を著しく制限している場合，以下を検討する： ■ 食べ物への注意をそらし，食事の時間を社交的な価値の場とすることに努める． ■ 子どもを食事の準備に参加させる（食べ物に触れたり，包装を開けたりするなど）． ■ 最初は食べることを期待せずに，新しい食べ物に触れさせ，匂いをかがせる． ■ 子どもが許容するものから始め，徐々に食材の質感や味，提供方法を調整する． ■ 食事以外の時間に口の感覚過敏を和らげるための口腔運動活動を行う（鏡の前でホイッスルやシャボン玉を吹く，ストローを使って泡ぶくを作る，「Head and Shoulders」のような身体の部位に関するゲームをするなど）
過剰な反応，過敏 1. 子どもは環境から過剰な刺激を受けやすいように見える．感覚情報が多すぎて処理できず，混乱し，行動と感情の調整ができていないように見える． 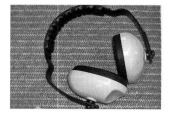	1. 環境を変えて刺激を減らす．例えば， ■ 多くのおもちゃであふれた部屋を整理する． ■ 使用していないおもちゃやアクティビティを片づける． ■ 椅子の脚にテニスボールやフェルトパッドを取り付けたり，敷物を敷いたり，壁に壁かけを掛けたりして音を和らげる． ■ 騒々しい環境では，音を遮断するヘッドフォンを着用させる．

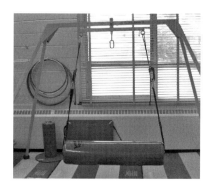	落ちついて，整理されたものを使用する． ■ 強烈な光のない静かな部屋 ■ 柔らかく心地よい音楽 ■ リズミカルな揺れ動き（ロッキングチェア，ブランコ，ハンモックなどで） ■ 温かい湯（温かいお風呂や温水での水遊び） ■ ハグや枕やぬいぐるみを抱きしめること ■ 噛む活動（ガム，噛みごたえのある食べ物） ■ 子どもが刺激過多の場合，逃避し，自分を再整理するための「静かなスペース」（クッションでいっぱいのコーナーや小さなテントなど）を提供する． ■ Snoezelen room（スヌーズレンルーム）を訪れる（詳細は p.232 を参照）
2. 睡眠ルーティンに難しさがあり，寝つきが悪かったり，眠りが浅かったり，毛布を嫌がることがある．	2. 就寝前のルーティンを確立し，以下のようなテクニックを取り入れてみる： ■ 就寝前までの静かな活動 ■ ハグや深い圧でのマッサージ ■ 入浴 ■ ベッドやロッキングチェアで就寝をテーマとした絵本を読む． ■ 薄明かり ■ 子守歌を歌う． 足付きの暖かいパジャマを着ると毛布が必要なくなることもある．
低反応 1. 子どもは反応するために多くの感覚情報を必要とする．無気力で反応が遅いように見える．集中した活動を行う前に，神経システムを反応しやすい状態にするために，多くの運動と感覚入力を必要とする． 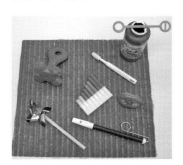	1. 認知課題や運動課題を始める前に，以下を試してみる： ■ 口腔運動活動：シャボン玉やストローを吹く，アイスキャンディーやかき氷を食べる，酸っぱい物を舐める，人参のスティックやリンゴなどのパリパリした食べ物を食べる． ■ すばやい動きのある活動 ■ 早歩き，走る，ジャンプする，跳ねる． ■ 元気な歌を歌う，元気な音楽を聴いて拍手する，踊る． ■ 感覚おもちゃや素材（クッシュボール，ゴムのおもちゃ，感覚絵本など）を触る（子どもがまだおもちゃを口に入れる可能性がある場合は，噛み切れるものは与えない） ■ 顔と手に冷たい水をかける．

感覚探求

1. 深い圧を求めて，頻繁にハグを要求したり，家具にぶつかったり，狭いスペースで這い回ったりする．深い圧は，軽い触れ方への過敏に対する神経系の影響を打ち消す．ダウン症のある子どもたちは頻繁にハグを求めるが，これは必ずしも感覚的なニーズを反映しているわけではなく，学習された社会的行動である場合もある．

2. ブランコや回転するタイヤなど，過度の運動を求めることがある．子どもの体は運動を渇望しているために，じっと座っているのが難しい．

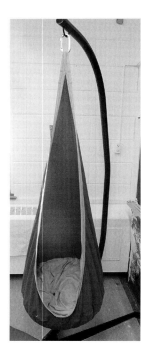

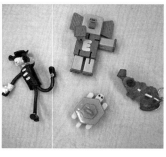

1.2. 運動と感覚遊びの機会を，日常生活の中に，予定の見通しがつく形で組み込む．
- ■ 構造化された感覚的な活動時間を設定し，子どもが求めている感覚ニーズを満たす．
- ■ 多くの固有覚の入力を提供する反復的な活動を提供することで，子どもに可能なかぎりの落ち着きと組織化をもたらす．「軽いタッチに対する過剰反応」での例（p.218）を参照．
- ■ 試してみるべき他の粗大運動活動
    - ● 修正版腕立て伏せ（手と膝を使った膝つき腕立て伏せ）
    - ● 膝を持ってもらいながらの手押し車
    - ● ブランコなどの反復的に押す活動
    - ● 綱引き
    - ● 重い物（本の山など）を運ぶ
    - ● ジャンプする．

    （関節に過度な負担をかけないよう注意して行う．子どもが関節をしっかり安定させることができない場合や，関節が通常の範囲を超えて過度に伸展する場合は，これらの活動をさせない）

- ■ 固有覚入力を提供する家事活動：
    - ● 洗濯機から乾燥機への洗濯物の移動
    - ● 満杯の洗濯かごやリサイクルビンの運搬（年齢が高い子どもに適している）
    - ● 食料品店での買い物カート押し
    - ● 掃除機かけ，掃き掃除，雪かき
    - ● 重い物を載せたトレイの運搬
- ■ 手に対する感覚遊びと感覚識別活動を提供する（第7章で説明）．
- ■ 特定の時間帯に口腔運動活動を提供する（例：ホイッスルを吹く，ガムを噛むなど）
- ■ 幼稚園／学校のサークルの時間中に少しずつ運動の機会を提供する．例えば，ロッカーボードに座る，空気を入れたクッションに座る，足をロッカーボードやクッションの上に置くなど．

- ■ 子どもが話を聞いている間に，フィジェットトイ（子どもが握ったり，引っぱったり，手で転がしたりできる小さなおもちゃ）や耐性のあるゴム（例：セラバンド）を持って遊ぶことを許可する

3. 子どもは何でも口に入れようとし，物やシャツなどを過度に噛んだり，物を舐めたりする． 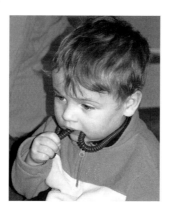	■ 噛むおもちゃ(服に取り付けられる赤ちゃん用おしゃぶりや，噛める素材のネックレスやブレスレット)を提供する． ■ さまざまな質感をもつ噛むおもちゃを提供する． ■ 味と食感があり，味の薄くない食品を提供する． ■ ストローを使用して，ネクターやミルクシェイクなどのとろみのある液体を提供する． ■ 深い圧をかけて子どもの顔，ほほ，唇をマッサージする． ■ 年長の子どもにはガムを提供する． ■ 歯科を定期的に受診し，口腔衛生を確保し，この行動が歯科的問題に起因するものではないことを確認する．
運動プランニングの困難さ 1. ダウン症のある子どもは新しい運動スキルの習得が難しいので，一般的に考えられているより多くの練習が必要である．習得したスキルを新しい状況に汎化できない．運動活動に取り組む際に，非常に組織化されていないように見え，どのように始めるべきかがわからず，タスクを完了するために無計画にやり進めようとすることがある． 　認知スキルは，運動スキルを迅速に学習する能力に明らかに影響を与える．ダウン症のある子どもにおける感覚処理の要素が，運動学習に与える影響の重要性は，まだ明確ではないが，多くのダウン症の子どもたちの成功は，環境要因に依存していると考えられる．	1. 成長期の神経システムが組織化されていない子どもにとって，触覚体験を多く取り入れた遊び(第7章を参照)は有益である．「Simon Say(サイモンさんが言いました)」などの言葉遊びゲームや障害物コースのような体の意識を高める活動も，体の位置と動きへの認識を高めるのに役立つ． 　子どもに，タスクを完了するために何をすべきかを，声に出して言ってもらうことも有効である．たとえば，「1，2，3，投げる」と口に出してもらうことで，ボールを正確に投げる動きに注意を集中させることができる．子どもがタスクを完了するための言語的戦略と手がかりを開発する手助けをする／幼い子どもたちは，書字を学ぶ際に，このような口頭の手がかりをよく使用する． 　なじみのあるタスクが繰り返される環境や，新しいスキルがなじみのある文脈で導入される環境を構築する．

Profile	ダイアナ

　ダイアナは 11 歳の少女で，衛生的な日課に対して抵抗があります．彼女は顔を洗うのが嫌いなのですが，汚しながら食事をするので，一日に数回洗わなければなりません．ダイアナの母親は，よく振り返ってみると，ダイアナの洗顔への介入の仕方に一貫性がなく，予測不可能であることに気がつきました．普段は，出かける直前や急いでいる時に，ダイアナの顔に食べ物がついているのに気づき，急いで布を湿らせてダイアナの顔を拭いていました．ダイアナはいつも顔をそむけたり，母親を押しのけようとしました．

　そこで，母親は，新しい方法を試してみることにしました．母親は，ダイアナのランチョンマットの上に「夕食を食べる」「顔を拭く」という 2 つの Boardmaker（アプリで作成した）の絵を置きました．食事を食べ終わったあと，テーブルを離れる前に，ダイアナは顔を拭くタオルを手に取り，自分で顔を拭きました．小さな手鏡も用意し，自分の顔を確認するのに使用してもらいました．ダイアナはこの方法にうまく適応し，毎回の食事で予測可能なこととなりました．彼女は，自分で顔拭きを管理できるようになったこと，そして，それにより母親による突然の不快な拭き取りを受けることがなくなったことを喜びました．

● センソリーダイエット（感覚刺激を整理する）

　子どもに感覚処理の困難さが確認され，特定の感覚戦略がその子に有効であることがわかった場合，「センソリーダイエット」が勧められることがあります．センソリーダイエットとは，子どもが落ち着き，警戒し，組織化された神経系を維持するために必要な種類，頻度，強度の感覚入力を与えることです（86）．上述の活動は，センソリーダイエットの一部として，利用できることもあります．センソリーダイエットは，その子に特有の感覚的なニーズを満たすために，一人ひとりに合わせて作成されます．レシピ的なアプローチではありませんし，ただ単に刺激を増やすというものでもありません．

　センソリーダイエットは，通常，作業療法士や理学療法士が，お子さんの感覚ニーズを徹底的に観察し，評価したうえで考案します．センソリーダイエットには，次のような要素があります．

- 感覚活動を日課にすることで，日常生活の中に感覚活動を取り入れることができる．
- 特定の感覚活動を行う（後述の「ウィルバーガープロトコル；Wilbargar protocol」など）．
- 必要な感覚を取り入れられるよう，環境を整える．
- 子どもの感覚ニーズを尊重したアプローチに変更する．

　感覚統合/感覚処理の訓練を受けた作業療法士または理学療法士は，通常，センソリーダイエットを設定するか，少なくとも設定に関して相談にのります．このような

トレーニングを受けた理学療法士や作業療法士を見つけるための案内を，全米の理学療法士協会や作業療法士協会が提供しています．

　時には Wilbargar Deep Pressure and Proprioceptive Technique（ウィルバーガーの深部圧と固有感覚テクニック）をセンソリーダイエットに取り入れることもあります．この方法では，子どもから大人までを対象として，過剰反応（または「感覚防衛」）の影響を軽減するように設計されています(86)．一日中，一定の間隔で，腕，背中，足の皮膚に専用のセラピューレブラシで深い圧を与え，その後，関節圧迫を行うものです．関節圧迫では，骨を通して関節に圧を加えます．このプロトコルは，作業療法士のパトリシア・ウィルバーガー（Patricia Wilbargar）が開発したもので，感覚統合理論に基づいています．

　ウィルバーガーテクニックを使って子どもの感覚処理障害が改善したという多くの逸話的情報がありますが，感覚入力に過敏に反応するダウン症のある子どもを対象とした研究は行われていません．このプロトコルを始める前に，必ずこの技法に精通した作業療法士や理学療法士に相談するようにしてください．このプロトコルを使用する際には，特定の手順に従う必要があります．

Profile　アンディ

　14歳のアンディは，毎朝，学校までの長い距離をバスに乗って通っています．バスに乗るために早起きしなければならないアンディは，お母さんに促されながら，まだ眠いまま朝のルーティンをこなしています．バスでの長い移動が終わる頃には，アンディは眠っているか，とてもぐずぐずしています．アンディは，バスから降りて教室に入っても，すぐに学業に集中することができません．学校に行っても，「始動する」のに時間がかかるのです．先生は，アンディが学校に来たらすぐに机に座らせるということをやめ，代わりに，アンディの登校時にいくつかのルーティンを組み込みました．まず，アンディは，先生の席からクラスメートのワークブックの束を取り，配布します．それから，出席簿（重いバインダーに入っています）を職員室に持って行きます．先生は前日に黒板を1枚未清掃のままにしておき，アンディが，朝にそれをブラシで掃除し，水拭きします．これらの運動活動は，アンディの覚醒を高めるのに役立ち，学業に集中しやすい状態になります．また，作業中は，机に冷たい氷水の入ったボトルを置いておきます．冷たい飲み物は眠気の予防や，覚醒を保つのに役立ちます（十分な水分補給を促すことは言うまでもありません！）．

● 感覚戦略：環境調整

　第1章では，微細運動スキルを試したり練習したりする機会を増やすために，環境を調整することについて述べました．同じ原則が感覚処理にも当てはまり，子どもの感覚ニーズに合わせて環境を整え，子どもが整理された状態になるのに役立つ感覚入力を提供することができます．もし子どもが顎で深い圧を受けることを求めて，常に物を手に取り，噛むことをしている場合は，各部屋に口腔運動用のおもちゃを数点

入れた小さな容器を置き，子どもがすぐ使えるようにしておきます．例えば，突起の
ある赤ちゃん用歯ブラシ，噛み心地のよいおもちゃ，ガム（月齢が十分であれば），笛
や吹くおもちゃなどがあります．電話の音など，子どもが特定の音に過敏に反応する
場合は，音量を調節できる電話機にするのもよいでしょう．感覚戦略表(p.218)で紹
介しているアイデアの多くは，環境を調整させる戦略です．

　子どもたちは，一貫性があり，秩序があり，期待することが明確に伝えられている
環境で，最もうまくいくようです．これはすべての幼児にいえることですが，特に発
達障害や学習障害のある子どもに当てはまります．ダウン症のある子どもたちは，神
経システムの柔軟性が低く，問題解決や反応調節の学習に遅れがあるため，環境の小
さな変化に対して，より劇的に反応することが多いようです．また，後述するよう
に，気持ちの切り変えや予期せぬ日常の変化が苦手な場合もあります．

　ダウン症のある子どもたちが成長し，思春期を経て大人になるにつれて，自分の生
活を予測し，管理するために頼りになる行動パターンを身につけることがよくありま
す．例えば，サラは高校生の頃，毎日バスで帰宅していました．そして，おやつを食
べたり，"ダウンタイム（何もしない時間）"を過ごしたりしていました．もし，予定が
入り，その日課が変わるような場合は，私は少なくとも1日前には，その変更につ
いてサラに知らせる必要がありました．前もって知らせても，彼女はその変化に適応
するのが難しいことがよくありました．大人になった今でも，不意にルーティンを変
えたり，違う期待をかけることは，決して良い結果にはなりません．

　デニス・マクガイア(Dennis McGuire)博士とブライアン・チコイン(Brian
Chicoine)博士は，このような反復・秩序・同一性への欲求を「グルーヴ(慣行)」とよ
んでいます(50)．グルーヴを持つことは，ダウン症のある成人が自分の人生をある
程度コントロールするのに役立ち，圧倒されるような世界からのストレスを和らげる
ことができるようです．グルーヴで問題となるのは，その人が日常生活を非常に固定
化し，融通が利かなくなり，日常から外れた出来事に対応できなくなった時です．次
の項では，子どものグルーヴの必要性を尊重しつつ，気持ちを切り変えることができ
るようになるための方略をいくつか紹介します．

● 気持ちの切り変え

　多くの幼児は，ある活動を中断して次の活動に移るという「変化」が苦手です．おも
ちゃを手に取り，ランチのためにテーブルに来るように言う時，あなたは子どもに移
行(transition；気持ちの切り変え)を要求しているのです．言うまでもなく，1日の
うちにはたくさんの必要な移行があり，お子さんがそのたびに移行に抵抗すると，保
護者や教師はイライラしてしまいます．ダウン症のある子どもにとって移行が難しい
理由やその組み合わせには，さまざまなことが考えられます．ここでは，よくある理
由を紹介します．

■自己制御の難しさ：次の活動で期待されることに応えるために，活動レベルや注意
　力をすばやく変化させることが難しい．

■指示や要求を処理することと，次に行う活動の本質や自分に期待されていることを

理解することの両方が困難である．
- コミュニケーションを取ることや自分を理解してもらうことが難しい．
- 子どもに対して，一貫性のない，予測不可能な，または不適切な期待を与えている．
- 指示する人が多すぎることによる混乱
- 現在楽しんでいる活動をやめたくない．
- 次の活動が好きではない．

次の課題への移行（気持ちの切り変え）を少しでも楽に行うには

ここでは，子どもの移行をよりスムーズにするためのヒントを紹介します．これらのアイデアは，感覚的アプローチ，行動的アプローチ，認知的アプローチを組み合わせたものです．

1. 絵で描かれたスケジュールを使って，1日をより予測しやすくし，その結果として，子どもにとって管理しやすいものにすることができます．Mayer-JohnsonのBoardmaker™のソフトウェア内のピクチャー・コミュニケーション・シンボル©(Picture Communication Symbols©)を利用して，活動の明確な順番を示したカードを作成し，並べておくと，子どもがスケジュールを理解し，記憶するのに役立つことが多くあります（絵カードは，左から右，または上から下の順序で作成できます）．こうした絵カードは，特にa)口頭で言われる内容をすべて理解するのが難しい子ども，また，b)言葉で表現することが困難な子ども，に有効です．例えば，子どもは一連の絵を見ることで，まずお父さんと一緒に妹を迎えに行き，それから家に帰ってきて昼食をとり，お昼寝の時間まで遊ぶという流れがわかります．そして，活動の流れを理解することで，何が起こるかを知ることができるのです．

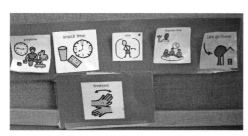

Mayer-JohnsonのBoardmaker™ ソフトウェアからのPicture Communication Symbols©を使用した，幼稚園プログラムの視覚スケジュールの一例．

2. 子どもに「あと5分したら，コートを着てお姉ちゃんを迎えに行くよ」というような予告をすることで，移行が近づいていることに備えさせることができます．次に何をするかを示す視覚的な手がかり（絵カードや絵によるスケジュール表）や，聴覚的な手がかり（タイマーが鳴るなど）を与えます．「5分」という概念は，子どもたちにとって抽象的で，理解できないことが多いです．タイムタイマー(timetimer.com)は，時間が経つにつれて赤い円盤が小さくなっていくビジュアルタイマーで，子どもたちが移行に備えたり，時間の概念を理解するのに非常に役立ちます．

3. 期待することを明確にします．子どもがプロセスのステップを理解できるよう

にします．「今からお姉ちゃんを迎えに行くよ」と言うだけでは不十分な場合があ
ります．子どもはステップを耳で聞き，さらに視覚的なスケジュールで確認す
る必要があるかもしれません．例えば，「今やっていることをやめて（子どもがや
めるのを待つ），コートを着て，車に乗ってお姉ちゃんを迎えに行くよ」と説明
します．

4. あれこれ準備立てをしても，お子さんが今やっていることから離れようとしな
いことがあります．そのような時は，お子さんが活動中のものからどれかを，
例えば小さなおもちゃを車の中に持ち込ませてあげます．

5. 次の活動で自分は重要な役割を担うと感じた場合，子どもは，今している活動
を止めて動く気になることがあります．子どもが好きなことを探してみてくだ
さい．例えば，車のシートベルトを締めるのが好きかもしれません．子どもは
妹のシートベルトと自分のシートベルトを締めることで，自分は役に立つ役割
を担っていると感じるかもしれません．

6. 子どもは，落ち着いていて警戒心があるほうが，移行にうまく対応できます．
自己制御が苦手な子どもが，過剰反応したり，反応が鈍い状態にある場合は，
子ども自身で移行することは難しいでしょう．日課に数分の時間を追加して，
落ち着いたり，反応を上げる手助けをすることも必要になります．子どもを落
ち着かせる必要がある場合は，次の方法を試してみてもよいかもしれません．

- 子どもがしている活動や遊びに参加し，子どものエネルギーレベルに合わせ，
それからあなたの行動と声で彼のエネルギーレベルを徐々に下げるようにし
ます（徐々に動きを遅くし，声の高さを低くします）．
- 落ち着いてきたら，ゆっくりとしたリズムの歌を歌い，リズミカルな動作を
させると，気持ちを整えられて移行することができるかもしれません．

もし，お子さんがエネルギーを必要としている（反応を上げる必要がある）状態にあ
るため，移行できないようであれば，以下のようなアイデアがあります．

- 子どもがしている活動に参加したり，子どものエネルギーレベルに合わせて
遊んだりしながら，徐々に自分のエネルギーレベルや活発度を上げていき，
より体を動かす活動を促すアクティブな韻や歌に参加するように誘導してい
きます．
- 軽いタッチは，覚醒度を上げることができます．子どもの指をやさしくなで
る，髪に息を吹きかける，耳に触れるなど，脅威を感じさせないタッチを試
してみます．また，ハイタッチや拍手など，すばやく，頻繁なタッチも覚醒
を促します．

7. ソーシャルストーリー（キャロル・グレイが自閉症の子ども向けに開発したもの）
は，子どもが社会的な状況や社会的スキルを理解するのを助けるために用いら
れます．ソーシャルストーリーでは，ある状況が説明され，参加者している人
は，自分の視点から適切な行動の文例を提供します．ソーシャルストー
リーは
特定の形式で書きます（例えば，文体は一人称で書くなど）．ソーシャルストー
リーによく反応し，移行やその他の行動上の期待に対する抵抗が少なくなる子

228

どももいます.

8. 上記の方法のどれもがうまくいかない場合もあることでしょう. そのような時は Distract and Entertain routine（気をそらせて楽しませる手法）しかないかもしれません. 子どもにやってほしいことに焦点を当てず, 歌ったり, おどけたり, 変な声を出したりなどして, 2人が交流することに焦点を当てましょう！子どもは気づかないうちに, あなたが望んでいたことに協力することになります.

● 覚醒度と自己制御能力

私たちは, わざわざ意識することなく, さまざまな面で感覚戦略を用いて対処しながら一日を過ごしています. 長時間のドライブで眠くなったら, 大音量の音楽をかけたり, ガムを噛んだり, 歌を歌ったりして, 眠気を覚まし, 注意力を保とうとします. 羊毛の肌触りが嫌なら, 羊毛の洋服を買おうとはしません. しかし, ダウン症のある子どもたちの場合は, 何が不快感や注意散漫を引き起こしているのか, 自分ではわからなかったり, それを私たちにうまく伝えられなかったりすることがあります.

親御さんや先生方が行うべき最初のステップは, 感覚入力がお子さんの反応に影響している可能性を認識することです. もし, ある種の感覚入力がお子さんをより混乱させる原因になっているようであれば, お子さんの環境からその感覚刺激を与えるものを減らすか, 取り除く必要があります. また, 他の感覚入力がお子さんの落ち着きや整理整頓に役立つようであれば, それを日常で定期的に取り入れるようにしましょう. 微細運動活動を毎日の習慣に取り入れることができるのと同様に, 感覚戦略や感覚活動もお子さんの毎日の習慣の一部にすることができます. 感覚戦略は, 感覚処理障害のあるお子さんにとってだけでなく, 私たち全員に有益なものです. ダウン症のあるお子さんが感覚処理に問題がなくても, 日常生活の中で感覚戦略を使うことで, 恩恵を受けることがあるでしょう.

私たちは皆, 冷静で警戒心の強い状態にある時に, 環境からの要求に最もよく反応します. 冷静で警戒心が強い状態とは, ある時点での, 周囲で起こっていることに対する反応のしやすさのことです. この状態は, 「覚醒度」ともよばれます. 私たちは, 睡眠中の状態から, 危険な状況下での非常に緊張感や反応性が高い状態まで, 幅広い警戒レベルを経験します.

感覚処理は, 1日における時間帯や行っている活動に応じて, 私たちの状態を変化させます. 例えば, お子さんが言語療法を受けている場合, その効果を得るには, 言語聴覚士に注意を払い, 集中していることが必要です. 眠くて不注意だったり, 反対に刺激過多で興奮していたりすると, 療法から得るものは少ないでしょう. 多くの, あるいはほとんどの幼い子どもたちは, その日の要求に応じて自分の状態を調節する方法を学ぶのに助けが必要です. 子どもたちのために就寝前のルーティンを確立してあげると, 子どもたちが徐々に落ち着くのを助け, 眠りにつくことができるようになります. 発達の遅れ, 医学的な問題, 感覚障害, 感覚処理の困難さなどを抱える子どもたちにとって, 一日を通して適切な状態を維持することは難しいことです.

朝一番と夜間は眠く，通常の活動中は起きていて反応がよく，難しいスポーツをしている時は高い覚醒度，昼下がりの退屈な講義中は眠いなど，私たちは一日を通してさまざまな覚醒度を経験します．私たちの覚醒レベルは，多くの内的・外的要因によって左右されます．疲労，空腹，身体活動レベルなどは内的要因です．また，病状も子どもに影響を与える重要な要因であり，常に最初に考慮する必要があります．本章にて先に述べたように，甲状腺機能低下症，睡眠時無呼吸症候群，呼吸器感染症，脱水症は，ダウン症のある子どもにとって監視すべき重要事項です．また，騒音，視覚刺激，照明，動き，食べ物や飲み物の種類など，覚醒度に影響する多くの外的要因にも注意を払う必要があります．

　自己制御とは，状況のニーズに合わせて，自分の最適な状態（覚醒レベル）に到達，維持，変化させる能力のことです（83，86）．子どもの自己制御能力の発達には，社会的に承認された行動を自覚し，自分の行動を修正する能力の発達も含まれます．例えば，自己制御能力の高い子どもは，外で活発に鬼ごっこをして遊んでいても，夕食の時間のために呼ばれたらすぐに家の中に入り，食卓に座って食事をすることができます．自己制御能力が低い子どもは，このような移行をすばやくスムーズに行うことができず，反応が遅れたり，座って食べることができるほど落ち着くことができないかもしれません．自分の警戒レベルを変えるのが難しいことを知っている子どもは，特に予期せぬ移行があった場合，それに抵抗することを学習してしまい，通常"頑固"と形容される行動が見られることがあります．そして，この行動パターンを学習した子どもは，成長し，活動レベルをより容易に調整できるようになっても，その行動パターンを取り続ける可能性があります．

　作業療法士のメアリー・スー・ウィリアムズ（Mary Sue Williams）とシェリー・シェレンバーガー（Sherry Shellenberger）が開発した「How Does Your Engine Run? The Alert Program for Self- Regulation」というプログラムは，学齢期の子どもたちに，一日を通して，子どもたちのエネルギーレベルや覚醒度をニーズに合わせて適切に調整・維持するための感覚戦略を認識，理解，実行する方法を教えることに焦点を当てています．「Zones of Regulation」は，認知行動学的アプローチに基づいたカリキュラムで，落ち着くためのテクニック，認知戦略，感覚的サポートを用いて，子どもたちが自己制御する方法を学べるようになっています．

ダウン症のある子どもが，注意力を保つために準備する活動

　覚醒度は，触覚系，前庭系，固有覚系など，すべての感覚システムから影響を受けます．もし私たちが無気力でエネルギー不足を感じているのであれば，エネルギーレベルを上げ，覚醒度を上げるには立ち上がって散歩に出かけるなど，体を動かす活動をすることが一番です．これはダウン症のある子どもたちにとっても同じです．自発的に動くこと自体が，神経システムに覚醒を促すことになるのです．特に神経システムに刺激を与え，組織化を促進する運動としては，1）ブランコのように空間で頭の位置を変える運動（前庭覚の入力），2）縄跳びのように関節に深い圧を与える運動（固有受容感覚の入力）などがあります．

このような感覚入力は，子どもの覚醒度を一時的に変化させることができます．また，新しい運動課題を学習するために，体を準備させるのにも有効です．前庭系や固有覚系の活動に参加することで，神経システムは，学習し始めたばかりの活動など，より難しい活動に備えることができるのです．この仕組みについては，私の個人的な例を挙げたいと思います．長い間，私はサラに通常の方法で自転車の乗り方を教えていました．彼女を自転車に乗せて，足をペダルに置かせ，彼女が乗っている間，自転車のシートの背もたれを持って支えていました．しかし，サラは自転車のバランスをとる感覚がつかめず，私は自転車の背もたれから手を離すことができそうにありませんでした．そこで，サラが好きな近所の公園のタイヤブランコに乗せてみたところ，10分も15分もブランコに乗って，揺れたりくるくる回ったりしました．ブランコの後に自転車に乗せてみると，すぐにバランスを取ることができるようになり，私も手を離すことができました．前庭覚からの入力が，自転車のバランスをとるという，より難しい課題への準備に役立ったようです．すべての子どもに当てはまるとは限りませんし，すべての子どもが，自転車に乗れるようになるためにこのような入力を必要とするわけではありませんが，私たちの場合は相関関係があったように思えました．

ダウン症のある子どもたちは，環境的背景や社会的な期待に応えるための自己制御が難しいことがあります．例えば，教室では無気力で比較的無反応に見えるのに，社会参加型のゲームではすぐに過剰に興奮することがあります．ゲーム中に身体的な接触があれば，子どもは度を越えてしまい，他の子どもたちを不適切につかんだり抱きしめたりしてしまうこともあります．見ている大人たちは，どう対応したらよいかわかりません．子どもが他の子どもたちとついに交流できたことは嬉しいものの，子どもが社会的なプロトコルを理解したり相互作用を調整することが困難なため，他の子どもとの上手な交流が制限されてしまいます．「最適な警戒心と反応性の窓」が狭いため，最適なレベルを下回ったり上回ったりすることが多いようです．認知の遅れがあり，社会的な合図を読み取り，それに従って反応することが難しいため，感覚戦略と行動学的なアプローチを組み合わせて適用することが，おそらく最も効果的でしょう．

Profile	ジェームズ

　ジェームズは 12 歳の少年で，普通学級に編入しています．教室ではおとなしく，同級生に対しやや無関心ですが，休み時間になると「生き生き」して，無造作に走り回ったり，途中から校庭ですでに行われているゲームに参加しようとします．彼はグループからグループへと移動し，ゲームのルールを理解していないため，混乱を引き起こし，他の子どもたちは彼を参加させたくありません．

　最近，彼の担任は「固有受容体を刺激するような力作業を行うことで運動活動が改善して，休み時間に友人とうまく関わることができるのではないか」と考えました．先生は，8 年生の生徒を組織して，ジェームズと彼のクラスメートのために，休み時間の始まりに行ういくつかの活動を準備させました．まず芝生で綱引きをし，次に大きめの膨らませたボールを使ってドッジボールをします（子どもたちがボールで怪我をしないようにするためです）．続いて，影踏み（子どもたちが互いの影を踏むことでオニを交代する鬼ごっこ）を行います．このゲームでは，手を伸ばしたり，触ったり，つかんだりすることがないので，ジェームズはそれを我慢したり，適切な行動をとる必要がありません．ジェームズは，これらの活動を通して整理整頓ができるようになり，その後，教室でより注意深く，より積極的に行動するようになりました．

● テクノロジー

　アプリについては，第 9 章でたくさん紹介しています．これらのアプリの多くは，シンプルで落ち着きのある視覚的・聴覚的な情報を提供しますので，子どもたちが，落ち着いて整理整頓された状態を維持するのに役立つと思われます．「次の課題への移行（気持ちの切り替え）」の項で紹介した「タイムタイマー（p.227）」もアプリとして利用可能で，同様の製品はいくつかあります．また，視覚スケジュール（p.171）やソーシャルストーリー（p.228）を準備するためのテンプレートやビジュアルオプションを提供するアプリもあります．

　GestureTek（ジェスチャーテック）はビデオジェスチャーコントロール技術で，動きに反応して，画面映像のパターン（多くの場合，床に投影されます）が変化したり，動いたりします．私は，多くの子どもたちが，このテクノロジーに触れることで，より活発になり，より動き，よりインタラクティブになるのを目の当たりにしてきました．

　感覚処理に困難を抱えている子どもや 10 代の若者，大人にとって役立つかもしれないアプリについての紹介は，本書では一部にとどめますが，障害のある人々のための便利なアプリを分類していたり，一覧にしているウェブサイトは数多くあります．

● スヌーズレン

　スヌーズレンは，オランダの作業療法士によって開発されたコンセプトです．スヌーズレンは，重度の障害をもつ人々に，さまざまな感覚体験を楽しみ，コントロー

ルする機会を提供する感覚環境です．スヌーズレンは通常，部屋全体にまたは部屋の一部に設置される環境で，さまざまな視覚的照明効果（バブルチューブ，光ファイバー，ソーラープロジェクターなど），柔らかい音，快適なクッションが配置され，動き（ハンモックなど），振動，鏡，触覚活動も備えられることがあります．感覚体験の中には，心を落ち着かせるものもあれば，刺激を与えるものもあります．個人のニーズに合ったものだけを使用する必要があります．

　スヌーズレンは，困難な状況にある人々への効果に関する研究において，気分，行動，人間関係に良い影響を与えるという知見が得られています．このような変化は，子どもや大人がスヌーズレンの部屋で定期的に過ごし，部屋では何か特定のことをしたり，反応したりすることを求められることなく，自由に，自らコントロールして感覚体験を楽しむことができた時に見られます．

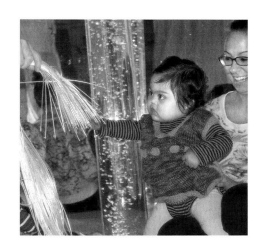

　白い床や壁マットが敷かれた白い部屋は，心を落ち着かせ，心身の情報の整理整頓を促し，その日の辛かった側面を和らげる効果があります．

　スヌーズレンルームは，一部のクリニック，病院，学校，発達障害や身体障害をもつ人々にサービスを提供する施設に設置されています．使用する備品はフラッグハウス（Flaghouse）で購入できます．

ダウン症と自閉スペクトラム症

　自閉スペクトラム症（ASD）の割合は，過去10～15年の間に一般集団で増加傾向にあります．同時に，ダウン症のある人がASDを発症する可能性があるという認識も高まっています．ダウン症のある人でASDを併発している割合は，研究者によって異なりますが，3～18％と報告されています．また，認知機能障害の程度が高いダウン症のある子どもにおいて，ASDが多いこともわかっています(19)．

　ASDの診断は，次の3つの領域に分類される症状群に基づいて行われます．
- 社会的な障害がある．
- コミュニケーション障害がある．
- 反復的な固定観念のある行動や興味の制限(10)

　ASDの診断は，社会性やコミュニケーションスキルの遅れに一部依存しているため，ダウン症のあるお子さんがASDと診断されるには，これらの発達領域が子どもの認知レベルに対して著しく障害されていることが基準となります．ダウン症のある

子どもの多くは，コミュニケーションスキルに遅れがありますが，一般的に"コミュニケーション意思"はもっています．すなわち，話すことが苦手でも他者とコミュニケーションを取りたいという意思があります．ダウン症のある子どもが ASD を併発した場合，この「コミュニケーション意思」が欠如していることが多いです．

　ダウン症と ASD を併せもつ子どもにときどき見られるそのほかの徴候として，以下のようなものがあります．

■視線がほとんど合わないか，まったく合わない．

■回転，揺れ，頭を叩くなどの反復的な自己刺激行動

■明かりや扇風機をじっと見つめる，指を振る，おもちゃを目の前にぶら下げるなど，視覚的な入力を求める．

■おもちゃで目的を持って遊ばない，限定的で，反復的な遊びをする．

■頻繁に物を口に入れる．

■ルーティン作業に対する強いこだわりが見られる．

■コミュニケーション意思の欠如

■偏食

　これらは決して診断リストではなく，私や他の専門家が，両方の診断をもつ子どもたちに見てきたことを挙げたにすぎません．こうした行動は，幼い頃から見られることもあれば，少し年齢が上がってから，それまでに獲得していたスキルやコミュニケーション能力が失われていくように見え始めるとともに，現れることもあります．

　ASD の子どもの多くは，感覚処理障害を抱えています (44，86)．したがって，ASD と診断されたダウン症のある子どもたちも，感覚処理障害をもつ可能性が高くなります．ASD に伴う感覚処理の困難は，しばしば感覚入力に対する過剰または過少な反応と関連しています．このような問題に対処するために，p.218 の表にまとめたアプローチを試すことができます．

■ 行動学的アプローチ

　本章では，ダウン症のある子どもたちの感覚処理の問題に焦点を当て，その助けとなる感覚戦略をいくつか紹介してきました．子どもたちが長い時間をかけて学習した行動パターンは，たとえ感覚環境をその子のニーズに合うように調整しても，なかなか変えることができないことがあります．子どもがその行動をとるのは，注意を引くため（肯定的にも否定的にも）であったり，特定の活動や物を得るため，あるいは避けるため，またはコミュニケーションをとるためなど，他の理由があることもあります．このような場合には，望ましい行動を積極的に強化し，成功するように構造化された活動に基づく介入が必要です．このようなニーズをもつダウン症がある子どもを支援するために使用できる行動介入の種類を詳しく説明することは本書の範囲を超えています．心理学者，行動療法士，保育士，教師は，行動原則に基づいたプログラム

を作成し，実行する専門家です．

■ 第11章のまとめ

　私たちが環境に適応的に対処できるかどうかは，利用できる感覚情報，その感覚情報の処理と統合，そして，私たち自身のそれぞれのユニークな性格と遺伝的背景に依存しています．ダウン症のある子どもたちの不可解な行動に直面した時，私たちはまず，病状，空腹，渇き，疲労，病気，コミュニケーション障害，視覚や聴覚の問題などの内因的な要因を除外しなければなりません．これらの要因が除外，あるいはコントロールされた場合は，感覚環境が子どもの問題行動にどのように影響しているのか，また，より適切な行動をとるために感覚環境の中で何を変えることができるのかを考えることができます．

　お子さんが，特定の種類の感覚入力(軽いタッチや特定の音が最も一般的です)に過剰に反応する場合は，これらの種類の入力を減らすように環境を変えたり，一日を通して深い圧や固有感覚の入力を与えるようにするとよいでしょう．

　もしお子さんが，特定の種類の感覚入力に対し反応が鈍い場合は，より覚醒して，注意力が高まるのに役立つと思われる感覚入力(視覚，触覚，運動入力が最も一般的です)を，たくさん環境に取り入れてみてください．

　もし，お子さんがその発達年齢で想定される以上の感覚入力を求めるのであれば，さまざまな感覚チャンネルを通じて定期的に感覚を与えること(センソリーダイエット)で，お子さんを過度に刺激することなく，神経系が求める感覚を得られるようにするとよいでしょう．もし，お子さんが過剰反応や過小反応をしていないように見えても，動きを整理したり，新しい動きのスキルを習得したりするのが難しい場合は，触覚の探索や体を意識する活動を豊富に取り入れた環境を整えてあげるとよいでしょう．また，言葉や視覚的なフィードバックで手助けすることもできます．

　親として，子どもが最も対話しやすく，穏やかで，注意深く，幸せになれる環境はどのようなものかに気づくことが大事です．また，不安や混乱，破壊的な反応を引き起こすような環境にも注目しましょう．あなたは，子どもが感覚情報を必要としているか，嫌がっているか，そしてその際の感情情報を処理するパターンがわかるようになるでしょう．子どもが自分を整理して，問題の解決策を見つけることができる場合もあります．感覚統合や感覚処理のトレーニングを受けた作業療法士や理学療法士の助けが必要な場合もあります．感覚的な観点に合致するようなパターンが見られない場合，お子さんは，注意を引きたい，コミュニケーションをとりたいなど，他のニーズにより反応しているのかもしれません．お子さんの困難な行動について助けが必要な場合は，言語聴覚士，心理学者，行動療法士，教師，その他の医療・教育専門家に相談することができます．

発達を促すおもちゃリスト

- ☐ バランスボール(ホップボール)
- ☐ 空気で膨らませるパンチングバック
- ☐ パラシュート
- ☐ テザーボール
- ☐ 背もたれ付きビーズクッション
- ☐ ハンモック
- ☐ ロッキングホース
- ☐ 揺れるボード,バランスボード,ウォーベルボード
- ☐ エアマットレス
- ☐ ボールプール
- ☐ 布製の四つ這い移動用トンネル
- ☐ 振動するぬいぐるみ
- ☐ シットアンドスピン(Sit 'n Spin)
- ☐ フィジェット・トイ(手のひらサイズのおもちゃで,操作できるものや,表面に凹凸があるなど,心地よい感覚特性を持つもの.例として Twiddle Fidget crunch shape があります)
- ☐ 発泡スチロール製のフロアマット
- ☐ バランスバイク(ペダルなし)
- ☐ プラズマカー
- ☐ Boardmaker ソフトウェア(Mayer-Johnson 社)
- ☐ 視覚スケジュールアプリ(First-Then アプリなど)
- ☐ 時間を知らせるアイテム(Time Timer など)
- ☐ バランスクッション(Move'n Sit クッションなど)

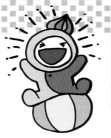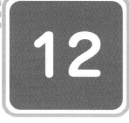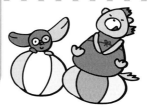

12

両手を上げよう！

あなたは，誰も見ていないかのように踊りなさい
けっして傷つくことのないように愛しなさい
誰も聴いていないかのように歌いなさい
そして，地上の楽園にいるかのように生きなさい

ウイリアム・W・パーキー

　私たちはみな，ダウン症のある人たちがどのように生きるか記した本から，学びを得ることができます．あなたが，まだデニス・マクガイア（Dennis McGuire）が書いた『もしダウン症を持つ人たちが世界を支配したら（If People with Down syndrome Ruled the World）』を読んでいないのなら，オンラインで調べて読んでみてください（訳者注：オンラインで無料で読めます．2024年10月現在）．この本は，ダウン症のある人とともに生きることについて，率直に書かれ，新鮮な視点を提供してくれます．

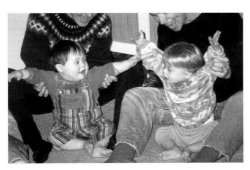

手のひらを上向きにして手を上げることは，高這いや四つ這い位の際の，両腕で体を支える能力を培う．

　微細運動スキルや感覚処理，自立生活スキルなどは，子どもたちの将来の姿（Big pictures）を形成します．私たち大人には，子どもの発達を促すためにできることがたくさんあります．私たちには，ダウン症のある子どもたちが大人になった時に，社会と文化の面で守られるべき権利を提唱し養護する役割があります．スキルを習得し能力を獲得することは，子どもたちが将来，社会と

237

関連をもって生活するうえで必要なことです.

　私たちは皆,人生を有意義なものにするために,自らが置かれている状況を判断し,周囲との関係性を保つことが必要です.ダウン症のある子どもたちは,私たちや親と特別の関係を築いており,それは成人になっても,同居しているかどうかにかかわらず,共依存的な生活の関係として続いていることがよくあります.

　子どもたちにとって,家族や地域社会での関係性はとても大切なものであり,成熟させていかなければならないものです.

　私たちの社会は,個人の意欲や願望,成功,社会的安定といったもので動かされています.ダウン症のある子どもたちはこのような枠組みにはまりません.彼らは,私たちや彼らに関わるすべての人に,人生に対する新しい期待を抱くことに挑戦させます.親としての私たちの課題は,子どもたちが型にはまるように手助けすることではなく,この型を変え,広げ,子どもたちが我慢強さだけでなく,受容と包容力を身につけられるよう支援することなのかもしれません.

　この本が親御さんの助けになることを願っています.私は,時に理解してくれる他の親と話すだけで,慰められることが多いことを知っています.

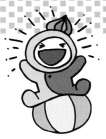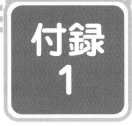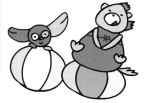

視覚運動ワークシート

　書字準備としてのなぞり書きや摸写のための活動が掲載されているワークブックやプログラムは，おもちゃ屋さんや教育関係のお店で購入できます．私は，サラの興味とサラが文字や数字を書くために習得する必要がある鉛筆の動きの種類に基づいて，オリジナルのワークブックをデザインしました．その中で，視覚運動の練習を4つの段階に分けました．

● **段階1**

　段階1のワークシートは，紙の上に簡単な線を描く練習をするダウン症のある子どもたち用にデザインされています．多くのダウン症のある子どもにとって，このワークシートはおそらく3歳～5歳くらいの時期に適していると思われます．このワークシートは，さまざまなメディアで使用できますが，ワークシートのパターンを描く方法は一貫している必要があります．マーカーや絵筆，鉛筆は必ずおさるの顔の位置から描き始めて，パターンに沿って進めます．すべての直線的なパターンでは，角で止まり，方向を変える方法を子どもに示してください．この年齢のほとんどの子どもにとって，これは新しい概念です．この段階では，パターンの線の内側にきれいに収めて描くことは重要ではありません．この活動で学ばせたいことは，次のような点です．

- 明確な開始地点があること
- 方向転換するために描く動きを止める必要があること
- 明確な停止位置があること

　方向とパターンは，お子さんが学ぶ大文字の運筆パターンのいくつかの要素を取り入れています．ワークシートは拡大してイーゼルに貼り，そのパターンを絵筆でなぞって描くこともできます．
　また，太めのクレヨンやマーカーを使い，パターンに沿って描き，色を塗ることも

できます．粘土を蛇のように伸ばしてパターンの上に塗りつけたり，同じことを Wikki Stix を使って行うことができます．逆 V 字のパターンは，ほとんどの子どもにとって最も難しいでしょう．おサルさんが，「左側を頂点から始めて下に向かって描き，マーカーを持ち上げて頂点に戻り，右側も同じようにして描く」と指示しています．この練習には，いくつかの大文字の書字で共通する，出発点にいちど戻ったのちに次のストロークを開始する，という運筆の要素が含まれてます．

● 段階 2

　段階 2 のワークシートは，すでに円や垂直・水平の線を描くことができ，それらを組み合わせて簡単な形を作り始めている子どもたち用です．ほとんどのお子さんが 4〜5 歳頃に自分の名前を書くことを学び始めます．これらのワークシートは，小文字を書く準備として，お子さんが鉛筆の操作を向上させるのに役立ちます．また，「決まった場所で描く動作を開始・停止する」「決められたスペース内で小さな動きで行う」「線を描く方向をより正確にコントロールする」といったスキルも身につけることができます．これらのワークシートは，お子さんのレベルに応じて，4 歳以上から使用できます．各ワークシートの使い方は以下のとおりです．

　　ピエロ：ピエロの衣装に横線を描く

　　鉄道の線路：線路に横線を描く，横断標識に斜め線を描く

　　ヤマアラシ：さまざまな方向に短い線を描く

　　家の窓：各窓に十字を描く

　　魚のウロコ：半円を上から描き，反時計回り（上の魚），時計回り（下の魚）の方向に進める．

　　魚の泡：非常に小さな円を描く

　　顔：各顔に目と鼻と口を描き足す

● 段階 3

　段階 3 で，小文字の書き方を教えるための，文字のグループ化の一例を紹介します．この情報は，保護者の方，教師，教師アシスタントに文字の書き方を覚えやすくする一貫した筆記パターンを提供することで，どのようにしたら子どもは最も効果的に書字を学ぶことができるということを，考える手助けとなるよう提供するものです．他のセラピストや教育者が，ここで紹介するものとは少し違った文字のグループ分けを提案することもあります．私は一つの方法だけを推奨しているわけではありませんが，子どもたちは，一貫した方法で，文字がどのように形成されるかに注意を払いながら教えられるほうが，書字を成功させる可能性は高くなると感じています．

　第 9 章で述べたように，文字形成の学習に感覚的なアプローチを取り入れることが有効となる子どもたちもいます．

文字のグループ：

　1. a，d，g，q：これらの文字はすべて，曲線（反時計回り）で始まり，その後，縦

線に進みます．gとqの縦線は，さらに下へと続きます．

2. c, o, e, s：グループ1と同様に，これらの文字も反時計回りに描く曲線のストロークを持っています．eとsは少し違いますが，曲線のストロークが同じ方向で始まるため，このグループに含めています．

3. l, t, f, k：これらの文字はすべて，まっすぐな縦線を下に向かって描くことから始まります（fの場合は，小さなフックから始まって，それから，下に向かう縦線を描きます）．その後，鉛筆を持ち上げて，tとfの場合は十字のストロークが追加され，kの場合は斜め線が追加されます．

4. i, j：グループ3の文字と同様，これらも縦線で始まります．jの文字は，最後に，線の終わりに小さなフックが描かれます．

5. h, b, p：これらの文字も，まず垂直に線を引き，その縦線をある部分までなぞって戻ったあと，曲線（時計回り）に進みます．pの文字は，縦線の一番上までなぞって戻ります．

6. n, m, r：これらの文字は，短い縦線から始まり，その縦線は上へ引き直され，曲線的な線が始まります．mでは真ん中の線も再びなぞられます．

7. u, v, w, x, y, z：これらの文字（zを除く）は，下向きのストロークで始まります：uは曲線，v, w, yは斜め線です．zは斜め線を含みますが，開始は横線で始まります．

● 段階4

最後のワークシートは，筆記体を学ぶ準備をしている子どもたち用の描線パターンです．ほとんどの文字に見られる，鉛筆の動きの基本的なパターンをカバーしています．繰り返しますが，同様の書き取り練習は，他のワークブックやプログラムでも可能です．これらのワークシートは，保護者や教師がコピーして，子どもと繰り返し使えるように提供しています．また，プラスチック製のカバーに入れ，消せるマーカーで練習することもできます．

段階 1 － 斜め線（おさるの顔から描き始めましょう）

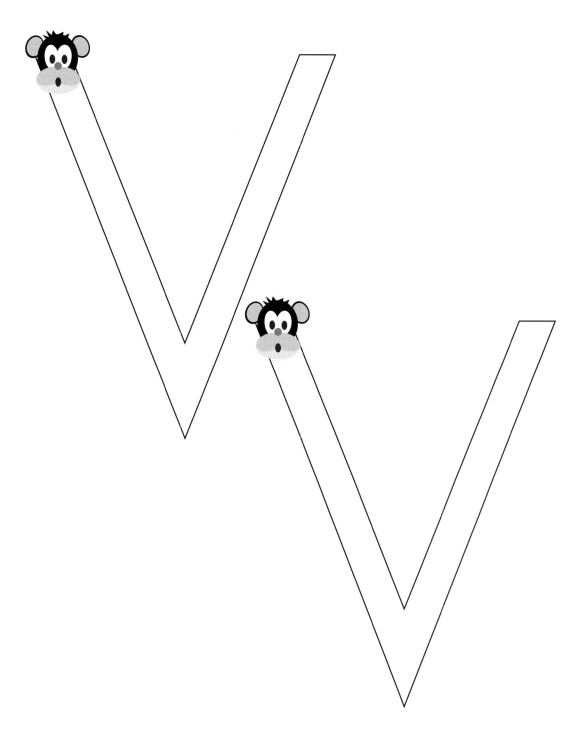

© 2006, 2016 Maryanne Bruni

付録1　視覚運動ワークシート

段階 1 － 円（おさるの顔から描き始めましょう）

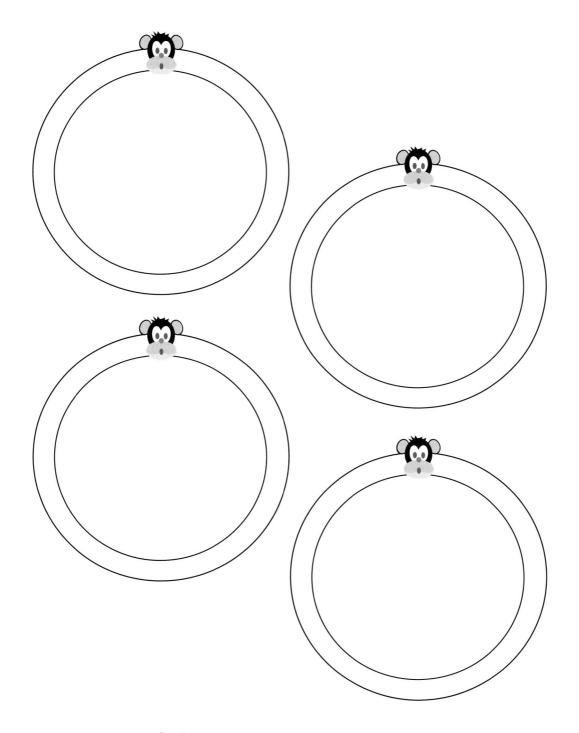

© 2006, 2016 Maryanne Bruni

段階 1 － 斜め線（おさるの顔から描き始めましょう）

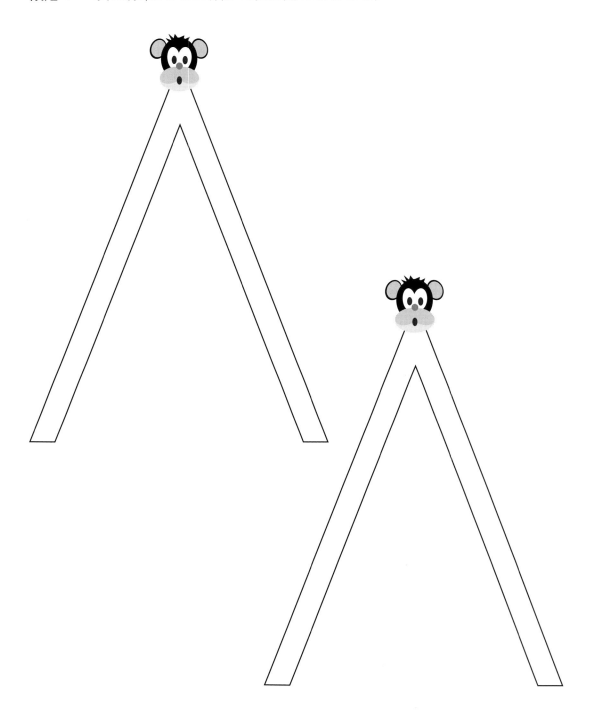

© 2006, 2016 Maryanne Bruni

段階 1 － 直線（おさるの顔から描き始めましょう）

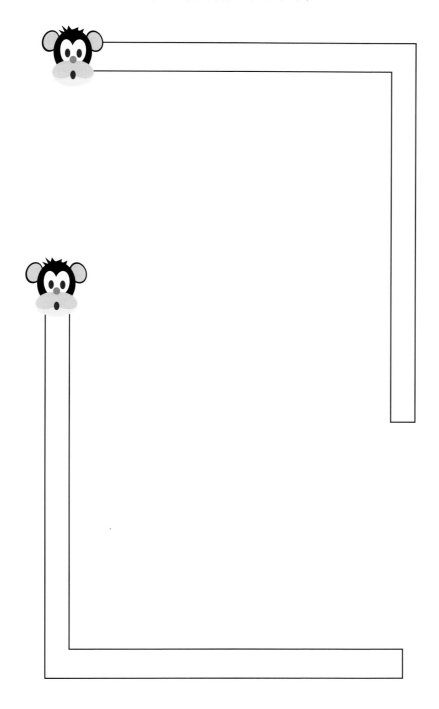

© 2006, 2016 Maryanne Bruni

段階1 －曲線(きょくせん)(おさるの顔(かお)から描(か)き始(はじ)めましょう)

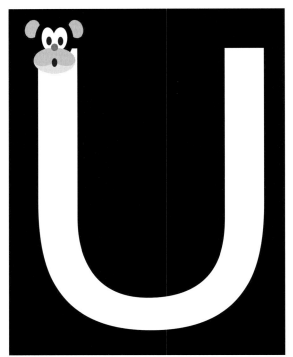

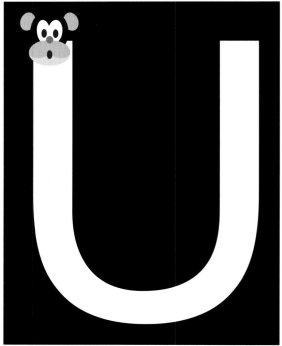

© 2006, 2016 Maryanne Bruni

段階 1 －曲線（おさるの顔から描き始めましょう）

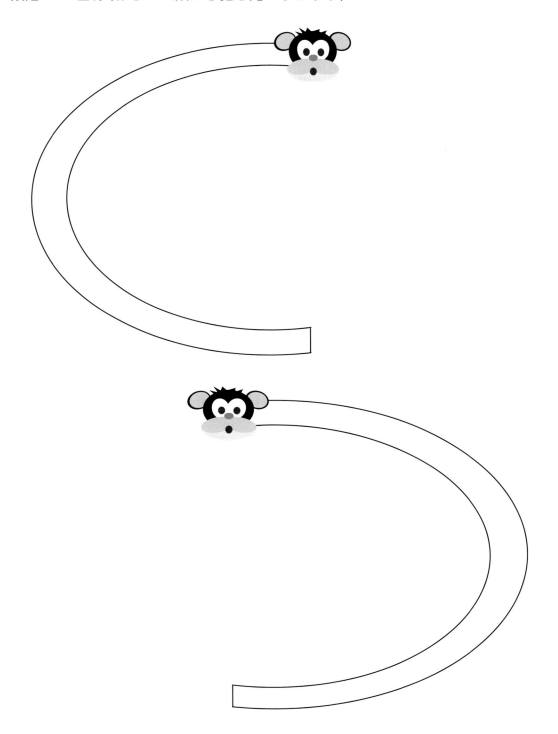

© 2006, 2016 Maryanne Bruni

段階 1 － 斜め線（おさるの顔から描き始めましょう）

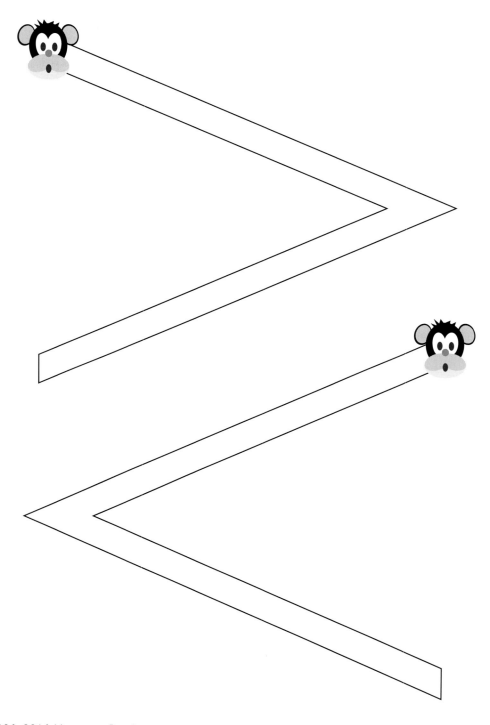

© 2006, 2016 Maryanne Bruni

付録1　視覚運動ワークシート

段階2 − ピエロ（ピエロの衣装に横線を描きましょう）

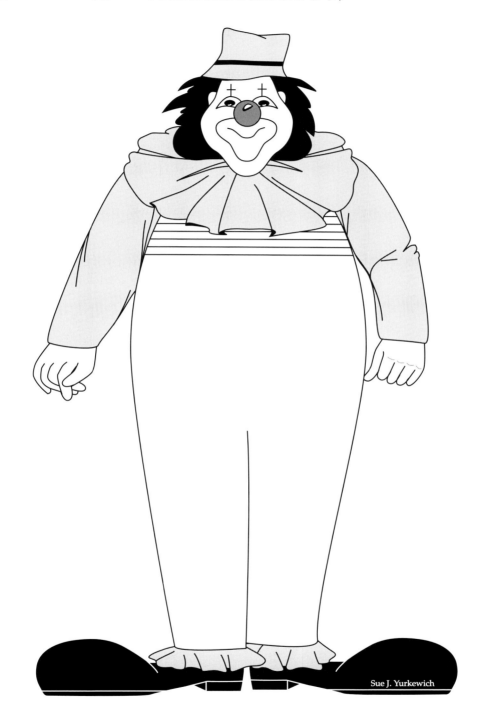

© 2006, 2016 Maryanne Bruni

段階2 － 鉄道の線路(横線を描きましょう)　横断標識(斜め線を描きましょう)

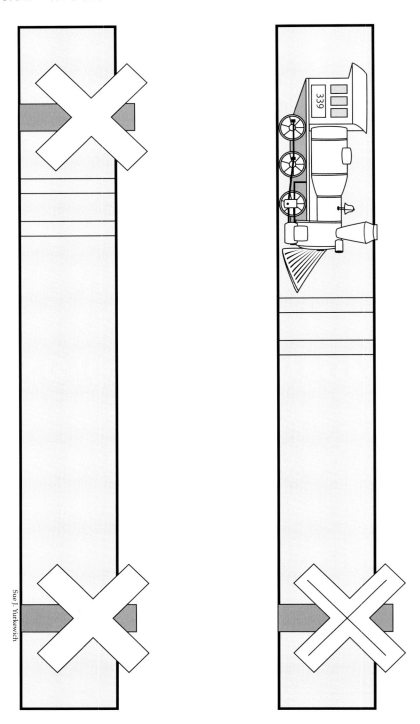

付録1　視覚運動ワークシート

段階 2 − ヤマアラシ（さまざまな方向に線を描きましょう）

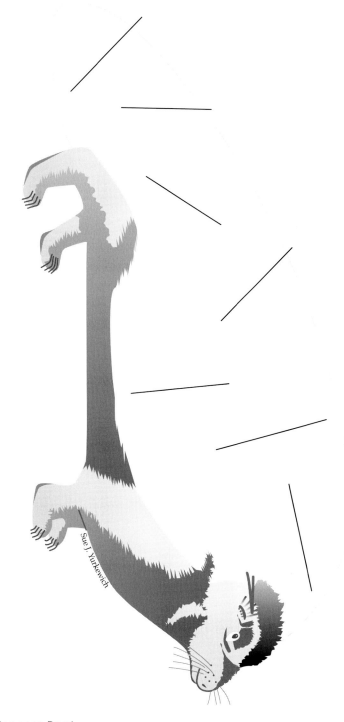

© 2006, 2016 Maryanne Bruni

段階2 － 家の窓（窓に十字を描きましょう）

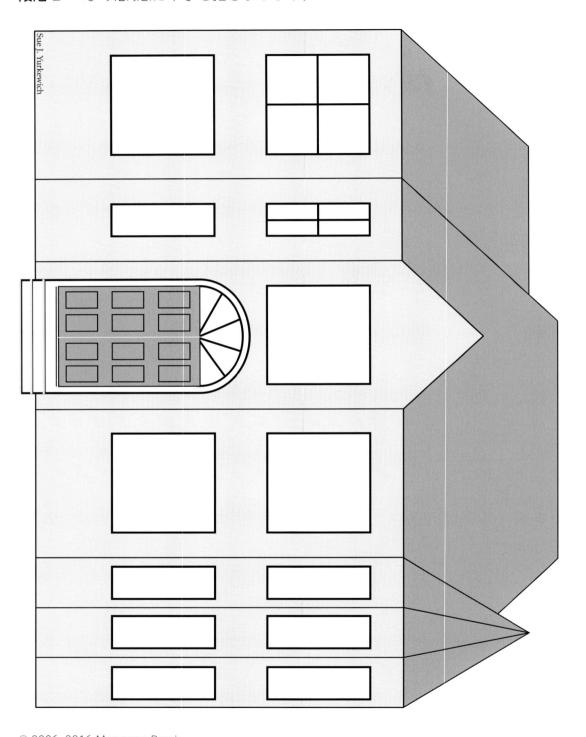

© 2006, 2016 Maryanne Bruni

段階 2 － 魚のウロコ（半円を反時計回りと時計回りに描きましょう）
魚の泡（小さな円を描きましょう）

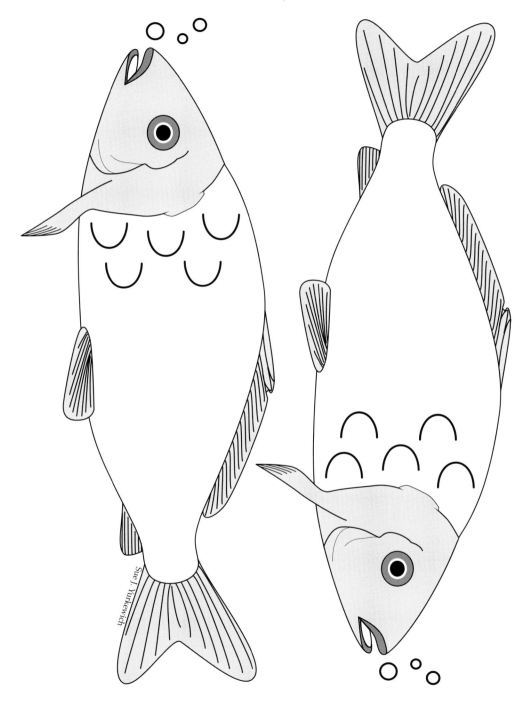

© 2006, 2016 Maryanne Bruni

段階2 － 顔(目，鼻，口を描きましょう)

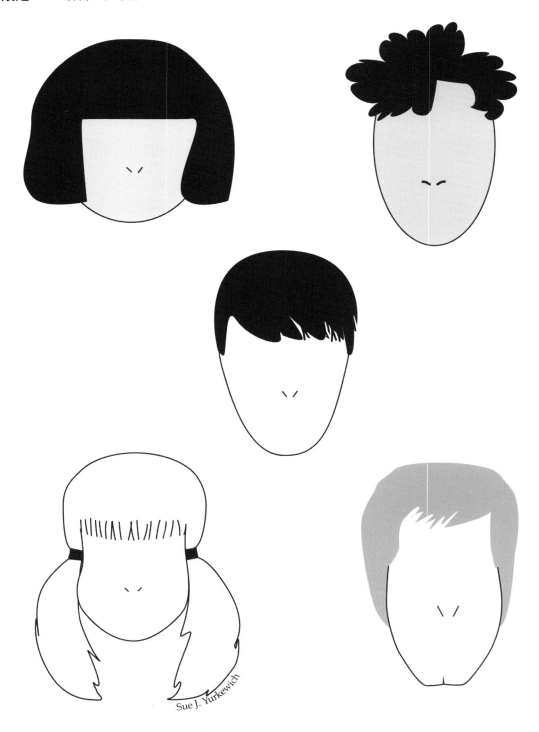

© 2006, 2016 Maryanne Bruni

付録1　視覚運動ワークシート

段階 4 － ロールコースター(ジェットコースターを乗り終えましょう)

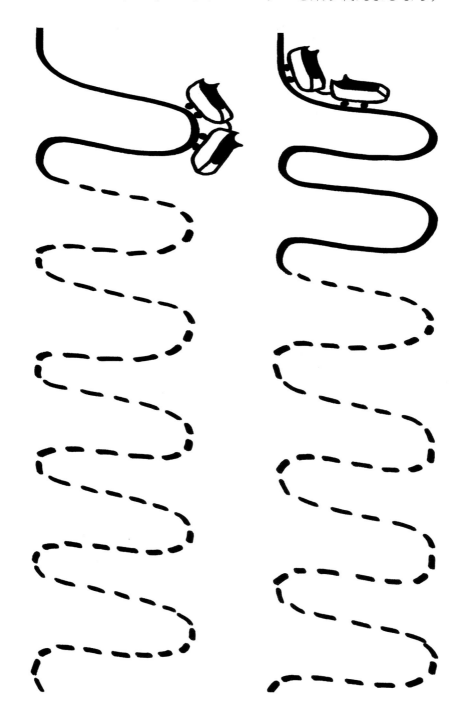

© 2006, 2016 Maryanne Bruni

段階4 － ラクダ(ラクダのこぶを最後まで描きましょう)

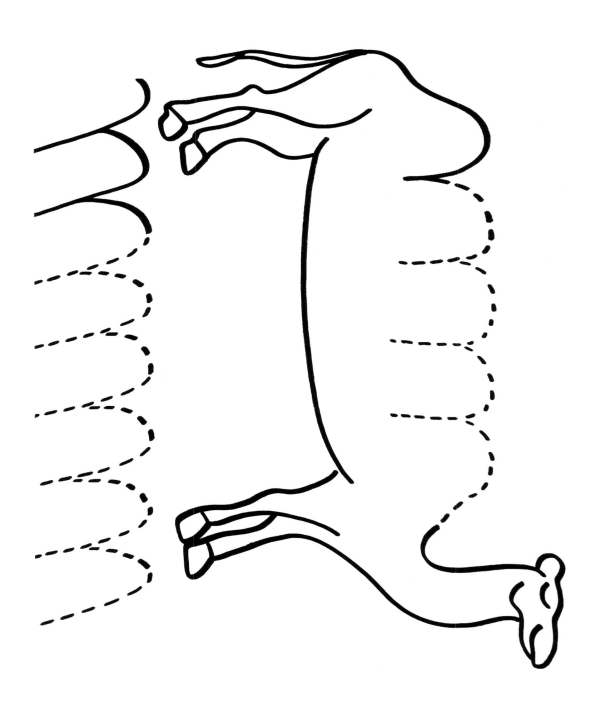

© 2006, 2016 Maryanne Bruni

付録1　視覚運動ワークシート

段階4 － クモ（背の高い草の上をクモが歩くのを完成させましょう）

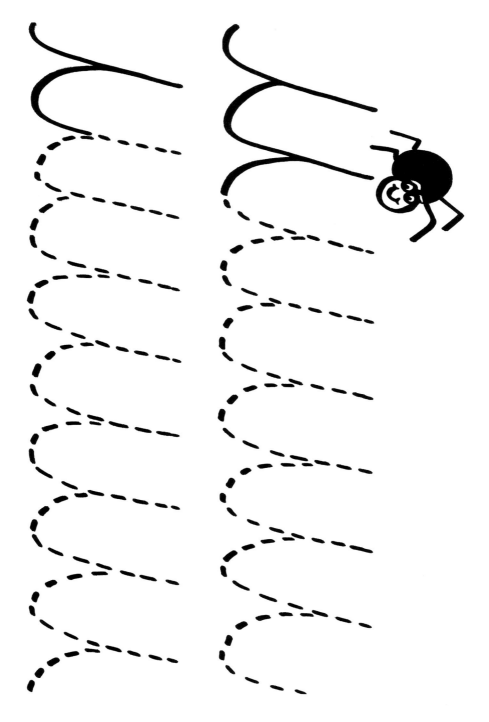

© 2006, 2016 Maryanne Bruni

段階 4 − ブーメラン(ブーメランの通り道を完成させましょう)

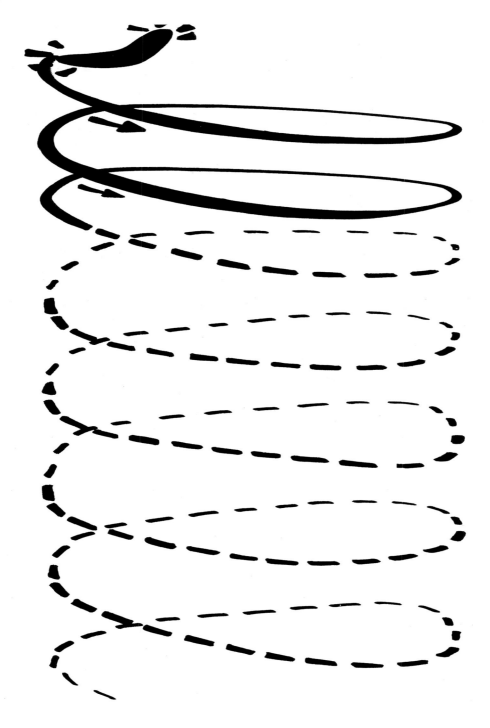

© 2006, 2016 Maryanne Bruni

段階 4 － 鳥(鳥の飛行を完成させましょう)

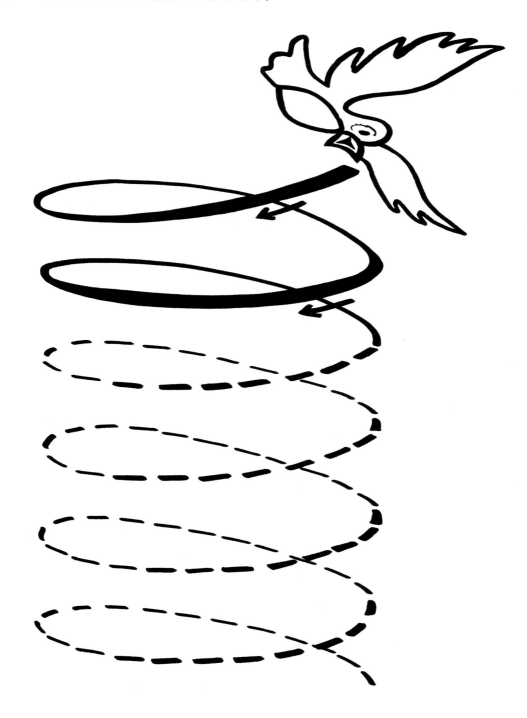

© 2006, 2016 Maryanne Bruni

段階4 －波(波を完成させましょう)

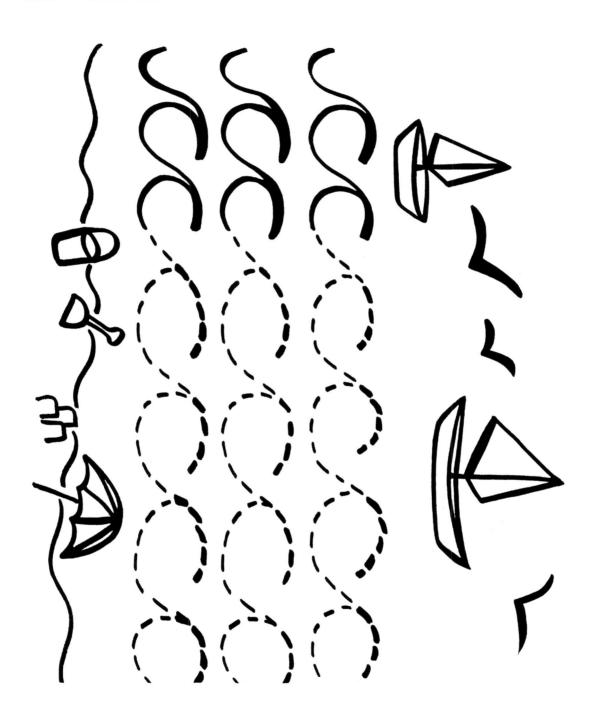

© 2006, 2016 Maryanne Bruni

付録 2

捨てないでください！日用品の活用例

　本書で紹介している活動には，家の中にある日用品を利用したものもあります．ここでは，家庭で使われることが多い物品とその活用法を箇条書きでまとめます．

- 空のペットボトル：カラフルなビーズやビー玉などを中に入れて，お子さんが動かしたり持ち上げたりするといい音がするものを作ります．ペットボトルは両手で持ち上げなければならないので，両手の使い方を学ぶのに適しています．
- ヨーグルトやアイスクリームなどのプラスチック製の空き容器：上部に穴や溝を開けて，物を落とせるようにします．また，フタの中央を切り取り，縁だけを残して，これをペグ（または空のペーパータオルの芯）にはめるリングとして使うこともできます．フタから簡単な形を切り抜いてステンシルとして使うこともできます．

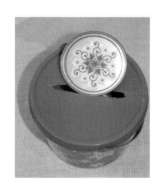

- 空の漂白剤容器：容器の底を切り取って「スコップキャッチャー」を作ります．それを手に持って，お手玉などの投げ物をキャッチします．
- 紙のロール：ペーパータオルやトイレットペーパーの紙のロールを厚紙に貼り付けてペグとして使うことができます．切り取ったマーガリン容器のフタやブレスレットをそれにかけます（ペグはめゲーム）．また，紙のロールはさまざまな工作にも利用できます．
- 食器用洗剤のボトルなど，空のスクイーズボトル：よく洗って，浴槽で水遊びをする時に使います．
- 計量カップ：重ねて収納できる計量カップのセットは，分解・組み立ての概念やサイズの識別を学ぶのに役立ちます．
- バングルブレスレット：手にブレスレットを通す練習をすることで，幼児や小さな

お子さんの手の認識スキルを発達させます．
- オレンジジュースの空き缶（鋭いフチがないもの）：絵の具や水を入れて注いだり，積み重ねる活動に使えます．
- テニスボール入れ：フタに穴や溝を開けて，ピンポン玉やダボなどを入れる遊びができます．
- 鍋やフライパン：幼児に人気がある活動です．フタの開け閉めの練習や，木ベラでかき混ぜるなどの活動に利用できます．

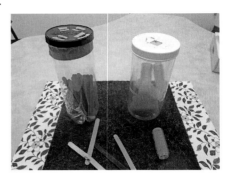

- 乾いたマーカー：キャップの開け閉めの練習として，利用できます．発泡スチロールのブロックに穴を開けてマーカーを立てておき，即席のペグボードを作ることもできます．
- プラスチック製のプチプチの包装紙：変わった感覚を味わったり，プチプチをつぶそうとつまむことでつまむ力を養うことができます．プラスチックなので，しっかり監視してください！
- ダンボール箱：大きめの丈夫な箱は，腰掛けや足置きにしたり，床で遊ぶ子どもたちの「テーブル」（子どもの足を入れられるように半円形に切り抜きます）として使用できます．これは，お座りが自立し始めたお子さんのためにおもちゃの高さを高くするのに活用できます．
- 靴箱：大きな積み木として使うことができます．
- ティッシュペーパー：小さく裂いたり切ったり，ボール状に丸めたり，紙に糊付けしたりするのに最適です．
- 片っぽだけの靴下やミトン：ボタンや毛糸を縫いつけて変顔のハンドパペットを作ったり，お手玉を作るのに利用します．
- ボタン：小さなものをつまんだり離したりする練習や工作に使えます．口に物を入れる時期を過ぎたお子さんに限ります！
- スカーフ：古いスカーフは，いないいないばあをしたり，音楽に合わせて空中で振ったり，小さなものを包んだりと，いろいろな使い方ができます．また，ダンボール箱の側面にごく小さな穴を開け，その穴にスカーフを通し，端に大きなビーズを結び，子どもにスカーフを引っぱらせます．穴を小さくすることで，子どもがビーズをつかんで引っぱるのに，手の力を使わなければいけないようにします．
- フタ付きのコーヒー缶：タムタム（太鼓）として使えます．
- 雑誌，カレンダー：写真を切り取る練習に使います．

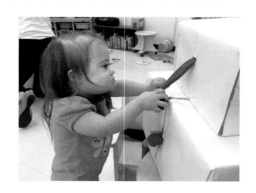

用語集

アーチ（arches）：手のひらの輪郭で，手を機能させる際の位置決めをする．

アプリ（app）："アプリケーション"の略．携帯電話や iPad などの端末にダウンロードできるソフトウェアプログラムのこと．

安定性（stability）：安定した状態を保つ能力．筋肉の安定性は，動きが行われるための基盤と基礎を形成する．

因果関係（cause-effect）：（おもちゃに関して）子どもがおもちゃを作動させると何かが起こるという概念（例：ジャック・イン・ザ・ボックスは因果関係が学べるおもちゃである）．

運動覚/運動感覚（kinesthesia/kinesthetic）：自分の体が空間内でどの位置にあるかを知る感覚．体の各部位が互いにどのように位置しているかを把握する能力．

遠位（distal）：体の中心から最も遠い部分を指す（例：手と足は体の遠位である）．近位（proximal）の反対語．

回外（supination）：（微細運動スキルに関連して）手首を回転させて前腕と手のひらを上向きにすること．回内（pronation）の反対．

回内（pronation）：（微細運動スキルに関連して）前腕と手の正常な安静肢位（手のひらを下向きにする）．回外（supination）の反対．

過伸展（hyperextension）：関節が正常な範囲を超えて伸ばされること（「二重関節」ともよばれる）．

感覚（sensory/sensation）：視覚，聴覚，嗅覚，味覚，触覚，運動覚，固有覚，前庭覚などの感覚を通して利用できる情報．感覚活動では，触ったり動いたりすることで感覚情報を得ることができる．

感覚処理（sensory processing）：適応的な反応をするために，身体や環境からの感覚情報を登録し，方向づけ，調節し，解釈し，統合する神経学的なプロセス．

感覚統合（sensory integration）：身体や環境からの感覚を整理・統合し，適応的な反応を可能にする神経学的プロセス．

環軸椎不安定（atlanto-axial instability）：骨または靭帯の異常により，脊椎の環椎（第1椎骨）と軸椎（第2椎骨）という2つの骨の間の接合部で過剰な動きが生じる状態．

関節（joint）：2つ以上の骨が合わさる点で，通常，動きが生じる場所．

環椎後頭関節不安定（atlanto-occipital instability）：環椎（背骨の一番上の骨）と後頭骨（頭蓋骨の後ろの部分）の接合部で過剰な動きが生じる状態．

利き手（dominance）：大部分の活動で使用される手をさす：右利き，左利き．

近位(proximal)：体の中心に最も近い部分．遠位(distal)の反対語．（例：肩は近位，手は遠位）

筋緊張(muscle tone)：筋肉の収縮や固さの度合い．

筋緊張が低い(low muscle tone)：ヒポトニアを参照．

屈曲(flexion)：関節の動きで，通常は2本の長骨が近づくように曲げること．伸展(extension)の反対．

屈指症(camptodactyly)：指の一部，通常は小指の小関節が常に曲がった(屈曲した)状態．ダウン症に多く見られる．

固有感覚(proprioception)：筋肉や腱，関節にあるセンサーから受け取る位置や動きの感覚．

左右性(laterality)：身体や脳の片側をさす．

左右非対称(asymmetrical)：体の左右の位置や動きが違う状態．

3指握り(tripod grasp)：物や鉛筆や取っ手を握る際に，親指と人さし指，中指で，物を手のひらから外にはみだして保持する握り方．静的3指握り(static tripod)とは，鉛筆の軸が親指と人さし指のつけ根と中指で支えられ，動きが手首，肘，肩から起こる握り方．動的3指握り(dynamic tripod)とは，鉛筆の軸が丸められた親指の先端と人さし指，中指の先端の間に置かれ，動きが指と親指の小さな関節から起きる握り方．

支援技術(assistive technology)：障害のある人々の機能的能力の向上，維持，または改善のために使用される機器やシステム．

視覚運動(visual motor)：目の動きで手の動きを誘導する活動のこと(例：書字，描画)．

4指握り(quadruped grasp)：鉛筆や道具を持つときに使う把持で，軸や柄を親指と3本の指の間に挟むもの．3指握り(tripod grasp)のバリエーション．

斜指症(clinodactyly)：指が常に内側に曲がった状態．ダウン症では通常，小指で見られる．

手指回内握り(palmar digital grasp)：橈側握り(digital-pronate grasp)を参照．

手指の器用さ(巧緻性)(dexterity)：正確で効率的な手の動きをする能力．

手掌握り(palmar grasp)：道具や鉛筆を，すべての指と親指使ってしっかりと手のひらに保持する握り方．握りの発達の第1段階．

神経発達療法((neurodevelopment therapy, NDT)：子どもの正常な姿勢反応と運動パターンを促進するためのハンドリングとポジショニングを含む治療法．

靭帯の緩み(ligamentous laxity)：関節の周りの靭帯が緩く，関節が通常範囲より大きく動くようになること．

伸展(extension)：関節を動かすことで，通常はまっすぐにすること(例えば，肘がまっすぐになると肘関節の伸展が起こる)．屈曲(flexion)の反対．

随意運動(voluntary movement)：意図して行う動き．反射(reflex)の反対．

用語集

生産的スキル(productive skills)：特定の目的のために行われる活動．例えば，大人の場合は仕事や家事，子どもは学校など．

正中(midline)：垂直面における体の中央または中心（例：祈りの姿勢で手を合わせる時，手は正中線上にある）．

前庭系(vestibular system)：内耳にある感覚系で，動きや頭の位置について意識下に知らせ，直立姿勢を保つ役割を担う．

前腕(forearm)：肘から手首の間の腕の部分．

操作(manipulation)：手を使って何らかの機能を実行すること．

対称(symmetrical)：体の両側が等しく，同じように配置されたり，動いたりすること．

対立(opposition)：親指と他指の先端が合わさること．

つまみ握り(pincer grasp)：親指と人さし指を合わせて小さなものをつまむこと．指腹つまみ(inferior pincer)は親指の指腹と人さし指の側面や指腹を対立させてつまむ握りで，指尖つまみ(superior pincer)は親指の先端と人さし指の先端を対立させてつまむ握り．

橈側握り(digital-pronate grasp)：鉛筆や工具の軸や柄を手のひらで固定し，親指と人さし指，中指を先端に伸ばして持つ把持法．握りの発達の第 2 段階．

把握(prehension)：何かをつかむ，または保持する動き．

反射(reflex)：不随意な運動や行動（例えば，喉に何かが詰まった時に出る咳は反射である）．赤ちゃんの初期動作の多くは反射である．（例えば，幼児の手のひらに物をのせると，把持反射が起こる）．

ピア(peer)：ある子どもと同じ年齢の子ども．

ヒポトニア(低緊張症)(hypotonia)：筋肉の緊張，皮膚の緊張，つまり収縮が正常でないため，柔らかくぐにゃりとして見える状態．：筋緊張の低下(low muscle tone)ともいう．

保管(storing)：小物を手のひらに収めておくこと．

持ち替え(transfer)：物を片手からもう一方の手に移すこと．

両側性(bilateral)：両手，または体の両側に関係すること．

参考文献一覧

この参考文献一覧には，本書を書くにあたって私が参照したすべての書籍や論文を記載しています．本文中に引用したものについては，本文内に括弧付きの番号で示しています．それ以外にも，自助スキル，発達，筆記体プログラムに関連するものなど，保護者の方の関心が高いと思われる資料も記載しています．

1. Anson, J. Greg . "Neuromotor Control and Down Syndrome." *Approaches to the Study of Motor Control and Learning*, edited by J. J. Summers, 387–411. Amsterdam：North-Holland, 1992.

2. Baker, Bruce L., and Alan J. Brightman. *Steps to Independence：Teaching Everyday Skills to Children with Special Needs*. 4th edition. Baltimore, MD：Paul H. Brookes, 2003.

3. Benbow, Mary. *Neurokinesthetic Approach to Hand Function and Handwriting*. Corning, NY：Advanced Rehabilitation Institutes, 1994.

4. Black, Bob. "Educational Software for Children with Down Syndrome：An Update." *Down Syndrome News and Update* 6, no. 2（2006）：66–68.

5. Blanche, Erna I., Tina M. Botticelli, and Mary K. Hallway. "The Use of Neurodevelopmental Treatment and Sensory Integration in the Assessment and Treatment of Children with Developmental Disorders：Down Syndrome." In *Combining Neuro-Developmental Treatment and Sensory Integration Principles*. San Antonio, TX：Therapy Skill Builders, 1995.

6. Block, Martin E. "Motor Development in Children with Down Syndrome：A Review of the Literature." *Adapted Physical Activity Quarterly* 8（1991）：179–209.

7. Boehme, Regi. *Improving Upper Body Control*. San Diego：Singular Publishing Co., 1988.

8. Boehme, Regi. *The Hypotonic Child：Treatment for Postural Control, Endurance, Strength, and Sensory Organization*. Tucson：Therapy Skill Builders, 1990.

9. Bruni, M., D. Cameron, S. Dua, and S. Noy. "Reported Sensory Processing of Children with Down Syndrome." *Physical and Occupational Therapy in Pediatrics* 30, vol. 4（2010）.

10. Buckley, S. J. "Autism and Down Syndrome." *Down Syndrome News and Update* 4, no. 4（2005）：114–120.

11. Burns, Yvonne, and Gun, Pat, eds. *Down Syndrome：Moving through Life*. New York：Chapman & Hall, 1993.

12. Carr, Janet. *Down's Syndrome：Children Growing Up*. Cambridge：Cambridge University Press, 1995.

13. Cadoret, Genevieve, and Anne Beuter. "Early Development of Reaching in Down Syndrome Infants." *Early Human Development* 36（1994）：157–73.

14. Capone, George. "Dual Diagnosis：Down Syndrome and Neurobehavioral Disorders in Children." Philadelphia：National Down Syndrome Congress Annual Convention（audiotape of presentation），2003

15. Cohen, Willian, Lynn Nadel, and Myra Madnick, eds. *Visions for the 21st Century：Down Syndrome*. New York：John Wiley & Sons, 2002.

16. Cole, Kelly J., James H. Abbs, and Greg S. Turner.（1988）. "Deficits in the Production of Grip Forces in Down Syndrome." *Developmental Medicine and Child Neurology* 30（1988）：752–58.

17. Connolly, B., S. Morgan, and F. F. Russell. "Evaluation of Children with Down Syndrome Who Participated in an Early Intervention Program：Second Follow–up Study." *Physical Therapy* 64（1984）：1515–9.

18. Cuskelly, M., A. Jobling, S. Buckley, eds. *Down Syndrome Across the Life Span*. London：Whurr Publishers, 2002.

19. Diguiseppi , C. "Screening for Autism Spectrum Disorders in Children with Down Syndrome." *Journal of Developmental and Behavioral Pediatrics* 31（2010）：181–91.

20. Dunn Klein, Marsha. *Predressing Skills*. San Antonio, TX：Therapy Skill Builders, 1983.

21. Dunn Klein, Marsha. *Pre–Writing Skills*. San Antonio, TX：Therapy Skill Builders, 1982.

22. Dunn, W.（1999）*Sensory Profile：User's Manual*. San Antonio, TX：Psychological Association, 1999.

23. Dyer, S., P. Gunn, H. Rauh, and P. Berry. "Motor Development in Down Syndrome Children：An Analysis of the Motor Scale of the Bayley Scales of Infant Development." *Motor Development, Adapted Physical Activity and Mental Retardation* 30（1990）：7–20.

24. Edwards, Sandra J., and Mary K. Lafreniere. "Hand Function in the Down Syndrome Population." In *Hand Function in the Child：Foundations for Remediation*, edited by Martha Sasser. St. Louis：Mosby Year Book Inc., 1995.

25. Erhardt, Rhoda P. *Developmental Prehension Assessment*. Laurel, MD：RAMSCO Publishing Co., 1982.

26. Feng, J., J. Lazar, L. Kumin, and A. Ozok. "Computer Usage by Children with Down Syndrome：Challenges and Future Research." *ACM Transactions on Accessible Computing* 3, no. 3（March 2010）：Article 13.

27. Freeman, Andrew R., Joyce R. MacKinnon, Linda T. Miler.（2004）. "Assistive Technology and Handwriting Problems：What Do Occupational Therapists Recommend?" *Canadian Journal of Occupational Therapy* 3, vol. 71（2004）：150–60.

28. Haley, Stephen M.（1986）. "Postural Reactions in Infants with Down Syndrome：Relationship to Motor Milestone Development and Age." *Physical Therapy* 66, no. 1（1986）：17–22.

29. Haley, Stephen M.（1987）. "Sequence of Development of Postural Reactions by Infants with Down Syndrome." *Developmental Medicine and Child Neurology* 29, no. 5（1987）：674–79.

30. Hannaford, Carla. *Smart Moves: Why Learning Is Not All in Your Head.* Arlington, VA: Great Ocean Publishers, 1995.

31. Hanson, Marci J. *Teaching the Infant with Down Syndrome: A Guide for Parents and Professionals.* Austin, TX: Pro-Ed, 1987.

32. Harris, Susan R. "Physical Therapy and Infants with Down's Syndrome: The Effects of Early Intervention." *Rehabilitation Literature* 42, no. 11-12 (1981).

33. Henderson, Sheila E. "Motor Skill Development." In *Current Approaches to Down's Syndrome,* edited by David Lane and Brian Stratford. New York: Praeger Special Studies, 1985.

34. Hohlstein, Rita R. "The Development of Prehension in Normal Infants." *American Journal of Occupational Therapy* 36, no. 3 (March 1982).

35. Hogg, J., and S. C. Moss. "Prehensile Development in Down's Syndrome and Non-handicapped Preschool Children." *British Journal of Developmental Psychology* 1 (1983): 189-204.

36. Janzen, Paul, Susie Blackstein-Adler, and Kim Antonius. *Cheap N Free Access Solutions for the Mac: Communication and Writing Aids.* Toronto: Bloorview McMillan Centre, 1997.

37. Jenkins J.R., R. Fewell, and S.R. Harris. (1983). "Comparison of Sensory Integrative Therapy and Motor Programming. *American Journal of Mental Deficiency* 88, no. 2: 221-4.

38. Jobling, Anne. "Attainment of Motor Proficiency in School-Aged Children with Down Syndrome." *Adapted Physical Activity Quarterly* 16 (1999): 344-61.

39. Jobling, Anne, and NazninVirji-Babul. *Down Syndrome: Play, Move and Grow.* Vancouver, BC. Down Syndrome Research Roundation, 2004.

40. Johnson Levine, Kristin. *Development of Pre-Academic Fine Motor Skills: A Visual Analysis.* San Antonio, TX: Therapy Skill Builders, 1994.

41. Kumin, L., J. Lazar, and J. Feng. "Expanding Job Options: Potential Computer-Related Employment for Adults with Down Syndrome." *ACMSIGACCESS Accessibility and Computing* 103 (2012): 14-23.

42. Kumin, L. *Classroom Language Skills for Children with Down Syndrome.* Bethesda, MD: Woodbine House, 2001.

43. Lane, S.J., L. J. Miller, and B. E. Hanft. "Toward a Consensus in Terminology in Sensory Integration Theory and Practice: Part 2: Sensory Integration Patterns of Function." *Sensory Integration Special Interest Section Quarterly* 23 (2000).

44. Lashno, Mary. "Observations of Children with Down Syndrome and Autistic Spectrum Disorder." *Disability Solutions* 3, no. 5-6 (1999).

45. Lashno, Mary. "Sensory Processing Disorder." Philadelphia: National Down Syndrome Congress Annual Convention (audiotape of presentation), 2003.

46. Lauteslager, P.E.M., A. Vermeer, and P. J. M. Helders. "Disturbances in the Motor Behavior of Children with Down Syndrome: The Need for a Theoretical Framework." *Physiotherapy* 84,

no. 1（1998）：5–13.

47. Law, M., S. Baptiste, A. Carwell, M. A. McColl, H. Polotajko, and N. Pollack. *Canadian Occupational Performance Measures*. 2nd ed. Toronto：CAOT Publications ACE, 1994.

48. Lydic, J. S., and C. Steele. (1979). "Assessment of the Quality of Sitting and Gait Patterns in Children with Down Syndrome." *Physical Therapy* 59, no. 12（1979）：1489–94.

49. Lydic, J. S., M. M. Windsor, M. A. Short, and T. A. Ellis. "Effects of Controlled Rotary Vestibular Stimulation on the Motor Performance of Infants with Down Syndrome." *Physical and Occupational Therapy in Pediatrics* 5,（1985）：93–118.

50. McGuire, Dennis, and Brian Chicoine. *Mental Wellness in Adults with Down Syndrome*. Bethesda, MD：Woodbine House, 2006.

51. Medlen, Joan, ed. "Assistive Technology." *Disability Solutions* 3, no. 2.

52. Meyers, Laura F. "Using Computers to Teach Children with Down Syndrome." In *The Psychobiology of Down Syndrome*, edited by Lynn Nadel. Cambridge, MA：MIT Press, 1988.

53. Miller, L. J., and S. J. Lane. "Toward a Concensus in Terminology in Sensory Integration Theory and Practice：Part 1：Taxonomy of Neurophysiological Processes. *Sensory Integration Special Interest Section Quarterly* 23, no. 1（2000）：1–4.

54. Murray-Slutsky, Carolyn, and Betty Paris. *Is Sensory or Is It Behavior?* Hollywood, FL：STAR Services, 2004.

55. Naganuma, Gay M. "Early Intervention for Infants with Down Syndrome：Efficacy Research." *Physical and Occupational Therapy in Pediatrics* 71（1987）：81–92.

56. Niles-Campbell, N., C. Tam, J. Mays, and G. Skidmore. "Understanding the Development of Keyboarding Skills in Children with Fine Motor Difficulties." *OT Now* 10, no. 4（2008）.

57. Nommensen A., and M. Frikkie. "Sensory Integration and Down's Syndrome." *British Journal of Occupational Therapy* 56, no. 12（1993）：451–54.

58. Oelwein, Patricia Logan. *Teaching Reading to Children with Down Syndrome：A Guide for Parents and Teachers*. Bethesda, MD：Woodbine House, 1995.

59. Olsen, Janice Z. *Handwriting without Tears*. Potomac, MD：Handwriting without Tears, 1997.

60. Perr, A., E. Petra, and C. Burwell. (2000). "An Investigation of the Use and Potential Use of Accessibility Options Built into Computer Operating Systems." New York：New York University, Department of Occupational Therapy, 2000. https://steinhardt.nyu.edu/scmsAdmin/uploads/000/818/PC_Accessibility.pdf

61. PREP Program. *Effective Teaching Strategies for Successful Inclusion：A Focus on Down Syndrome*. Calgary, Alberta：Author, 1999.

62. Rast, M., and S. Harris (1985). "Motor Control in Infants with Down Syndrome." *Developmental Medicine and Child Neurology* 27（1985）：675–85.

63. Reat, Cristen. "Living Life with Apps." *Down Syndrome News* 35, no. 2（2012）.

269

64. Reisman, J. E., and B. Hanschu. *Sensory Integration Inventory—Revised for Individuals with Developmental Disabilities : User's Guide*. Hugo, Minnesota : PDP Press, 1992.

65. Russell, D., R. Palisano, S. Walter, P. Rosenbaum, M. Gemus, C. Gowland, B. Galuppi, M. Lane (1998). "Evaluating Motor Function in Children with Down Syndrome : Validity of the GMFM." *Developmental Medicine and Child Neurology* 41 (1998) : 693-701.

66. Sahagian, Sandra D. *A Fine Motor Program for Down Syndrome Preschoolers : A Pilot Study*. Unpublished thesis in partial fulfillment of Masters of Health Science. Hamilton, ON : McMaster University, 1985.

67. Selikowitz, Mark. *Down Syndrome : The Facts*. New York : Oxford Press, 1997.

68. *Sharon, Lois, and Bram's Mother Goose*. Illustrated by Maryann Kovalski. Vancouver, British Columbia : Douglas & McIntyre, 1989.

69. Siegert, J. J., W. P. Cooney, and J. H. Dobyns. "Management of Simple Camptodactyly." *Journal of Hand Surgery* (British Volume) 15B (1990) : 181-89.

70. Smith, L., S. Von Tetzchner, B. Michalsen. "The Emergence of Language Skills in Young Children with Down Syndrome." In *The Psychobiology of Down Syndrome*, edited by Lynn Nadel. Cambridge, MA : MIT Press, 1988.

71. Shumway-Cook, A., and M. Woollacott. "Dynamics of Postural Control in the Child with Down Syndrome." *Physical Therapy 33 (9)* (1985) : 1315-22.

72. Solomon, Andrew. *Far from the Tree*. Scribner, NY : 2012.

73. Stock Kranowitz, Carol. *The Out-of Sync Child*. New York : Skylight Press, 1998.

74. Thombs, Barry, and David Sugden. "Manual Skills in Down Syndrome Children Ages 6 to 16 Years." *Adapted Physical Activity Quarterly* 8 (1991) : 242-54.

75. Uyanik M., G. Bumin, and H. Kayihan. "Comparisons of Different Therapy Approaches in Children with Down Syndrome." *Pediatrics International* 45 (2003) : 68-73.

76. Novak Hoffman, M., L. Lusardi Peterson, and D. C. Van Dyke. "Motor and Hand Function." In *Clinical Perspectives in the Management of Down Syndrome*, edited by D. C. Van Dyke, D. J. Lang, F. Heide, S. van Duyne, and M. M. Soucek. New York : Springer-Verlag, 1990.

77. Van Dyke, D. C., P. Mattheis, S. Schoon Eberly, and J. Williams, eds. *Medical and Surgical Care for Children with Down Syndrome*. Bethesda, MD : Woodbine House, 1995.

78. Vermeer, A., and W. E. Davis, eds. "Motor Development in Young Children with Down Syndrome." *Physical and Motor Development in Mental Retardation*. Basel : Karger, 1995.

79. Virji-Babul N., J. E. V. Lloyd, and G. Van. "Performing Movement Sequences with Knowledge of Results under Different Visual Conditions in Adults with Down Syndrome." *Down Syndrome Research and Practice* 8, no. 3 (2003) : 110-14.

80. Vulpe, Shirley German. *Vulpe Assessment Battery*. Toronto : National Institute on Mental Retardation, 1969.

81. Weeks, Daniel J., Romeo Chua, and Digby Elliot, eds. *Perceptual-Motor Behavior in Down Syndrome*. Windsor, Ontario : Human Kinetics, 2000.

82. Williams, Mary Sue, and Sherry Shellenberger. *"How Does Your Engine Run?" A Leader's Guide to the Alert Program for Self-Regulation*. Albuquerque, NM : Therapy Works, 1996

83. Winders, Patricia C. *Gross Motor Skills for Children with Down Syndrome: A Guide for Parents and Professionals*. 2nd ed. Bethesda, MD : Woodbine House, 2014.

84. Wishart, Jennifer. "Motivation and Learning Styles in Young Children with Down Syndrome." *Down Syndrome Research and Practice* 7, no. 2 (2001) : 47–51.

85. Wuang, Y. P., and C. Y Su. "Correlations of Sensory Processing and Visual Organization Ability with Participation in School-Aged Children with Down Syndrome." *Research in Developmental Disabilities* 32, no. 6 (2011).

86. Yack, Ellen, Paula Aquilla, and Shirley Sutton. *Building Bridges through Sensory Integration: Therapy for Children with Autism and Other Pervasive Developmental Disorders*. Las Vegas, NV : Sensory Resources, 2002.

87. Zausmer, Elizabeth, and Alice M. Shea. "Motor Development." In *The Young Child with Down Syndrome*, edited by Siegfried Pueschel. New York : Human Sciences Press, 1984.

88. Zausmer, Elizabeth. "Fine Motor Skills and Play." In *A Parent's Guide to Down Syndrome : Toward a Brighter Future*, edited by Siegfried Pueschel. Baltimore : Paul H. Brookes, 1990.

索引

数字・欧文

3指握り　100, 107, 108, 133, 134, 136
4指握り　134
iPad　162
TheraTogs　53

和文

あ

アート(芸術)　79
仰向け寝　40
アクセシビリティ・オプション　165
アクティビティウォーカー　59
アクティビティキルト　43
足をつかむ　41
アプリ　162, 232
アンダーライティング　154
安定性
　── の持続が困難　57
　── の種類　58
　── の定義　3
　── の例　57, 58, 68
　──,肩の　65
　──,身体の　59
　──,手の　58, 109

い

医学的問題　27
椅子の高さ　151
衣類への敏感さ　216, 219
色塗り　148

う

腕
　── で体を支える　43-46
　── に荷重する練習　67
　── の持ち上げ　40
　── を伸ばす　42-43
運動プランニングの困難さ　223

え

鉛筆　155
　── の新しい握り方への拒否　136
　── の握り方の発達　134
　── の握り方を教える　134
　── の筆圧　157
　── を握る　133
　── を持つことに抵抗がある子どもたち　137
鉛筆グリップ　157

お

お絵かき(絵を描く)　78, 118, 137, 148
押す・引く練習　89
落とす練習　101
お腹の筋肉　40
おもちゃ　47, 119
　──,安定性を高めるための　59
　──,打ち合わせることのできる　75
　──,口で遊ぶ(噛む)　83, 222
　──,口に入れるのに適した　85
　──,初期の腕の動きを発達させるための　39
　──,手押し　59
　──,手首の運きを促進する　119
　──,握るための　98
　──,ハンマー付きの　66
　──,ベビーチェアで遊ぶ　47, 52
　──,指さしや指で突くための　110
　──,両手の協調性を養うための　75
　──,リリースの練習のための　103
親の教育戦略　16
親は子どもの専門家　22
親指と人さし指の対立運動の難しさ　96
オルゴール　52
お椀の形の手　116

か

カードゲーム　114
カエル脚での座位　49
書く
　──,お手本なしで　154
　──,斜めの線を　151
　──,名前を　150

書く準備に必要なスキル　133-149
覚醒　225
覚醒度と自己制御能力　229
覚醒レベル（覚醒度）　229-232
書くための概念　141
　── の発達　141-149
書くための準備の発達チャート　139
書くための準備を促すスキル　137
家具につかまって移動する　53
家事　197-200
家事活動　119, 197
過剰な力　83
過剰反応　210
　── と感覚処理障害　234, 235
過小反応と感覚処理障害　234, 235
肩の安定性　65
肩の強化　61
型はめおもちゃ　103
楽器演奏　76, 119, 203
学校　126
　── で行う課題　126
　── での自助スキル　197
　── での社会的相互作用　231
　── での書字に関する調整や変更　160
　── での微細運動の目標　172-177
過敏　216
紙の代わりとなるもの　155
紙を切り裂く　129
ガラガラ　45, 50
感覚　81
　── の定義　4
　──, 手の　81
感覚遊び　84, 86, 111, 117
感覚 - 運動のフィードバック　82
感覚過敏　84
感覚環境　235
感覚障害　211
　── によって引き起こされる行動　211
感覚情報に対するしきい値　208
感覚処理　206
　── の定義　207
　── の問題を示すと考えられる行動　215
　── の例　209
　── を支援するための環境調整　225
　──, 覚醒度と　228
　──, しきい値と　207, 215, 216
　──, ダウン症のある子どもの　214

感覚処理障害　211, 215, 234
感覚探究　217, 222
感覚調整　216
感覚統合理論　206
感覚防衛　216, 225
環境調整　18, 225, 235
環境に対する感覚処理の反応　18
頑固な行動　15
環軸椎の不安定性　25
関節　24
関節圧迫　225

き
キーボード　165-168
着替え　180
着替えのスキル　180
　── の難易度　182
利き手　70, 71-73, 78-79
利き手の確立　72
　── の遅れ　73
キネシオテープ　54
気持ちの切り変え　226
矯正服　54

く
口の感覚　83
口の中の感覚受容器　85
屈指症　26
クッション　152
靴ひもを結ぶ　185
靴を履く　180, 187
首の過伸展　44
熊手握り　96
クライミング　67
グルーヴ　226
クレヨン　134

こ
口腔運動コントロール　192
　── における困難　192
口腔運動の活動　222
行動の自己制御　231
コップで飲む　190-191
コップを噛む　191
言語的サポート　12
個別教育計画（IEP）　173
　── における微細運動の目標　173-177

コニュニケーションアプリ　162
固有(感)覚(系)　4, 89, 90, 165, 211, 222, 230
コンピュータ　89, 161
　──の使用　161-172
コンピュータマウス　168

さ

座位(お座り)　46
　──, カエル脚での　49
　──, 支えられての　48
座位バランス　74
座位保持椅子　46
作業療法　20
作業療法士　20
サムラップ握り　135

し

シール(遊び)　88, 142, 203
視覚運動ワークシート　239
視覚スケジュール　227, 232
視覚的注意　141
視覚的手がかり　182, 192, 196, 227
視覚的な問題　73, 211
視覚－運動の統合　126
しきい値　207, 215, 216
　──, 感覚情報に対する　208
　──, 神経系の　207, 216
自己制御　229
自助スキル　77, 179, 196
　──の練習　118
　──との発達上の関係, 手の器用さと　180
　──, 学校における　197
　──, 指の協調と　109
姿勢安定サポート　53
自閉スペクトラム症　233
　──, ダウン症と　233
社会との関連(周囲との関係性)　237
ジャケットを着る　183
斜指症　26
シャベル動作　61
シャワー動作　195
修正　160, 173
手指の器用さ　92
　──のためのハンディバスケット　122-125
　──の定義　5, 93
　──の発達　5, 120
　──, 手首の動きと　116

──, 指の協調と　109-116
手掌回外握り　133
手掌回内握り　133
手掌握り　94-96, 133-134
手話　29
ジョイスティック　169
初期の腕の動きを発達させる活動　39-54
食具　190
書字(文字を書く)　149-158
書字時のポジショニング　151
書字に関する調整　160
書字の習得プロセス　153
書字ワークブック　155
書字を学ぶ(ための)準備　137, 149
触覚防衛(触覚過敏反応)　84
触感覚　85, 206, 218-220
自立生活スキル　179
　──の定義　7
　──の例　204
神経ネットワークの発達　83
身体的サポート　12
身体のポジショニング(体の位置)　19
人物画　148

す

髄鞘形成　209
睡眠時無呼吸症候群　210
睡眠障害　221
スキル習得のステップ　11-16
スキルの汎化　13, 18
ストレス　214
　──と行動　215
ストロー付きコップ　190
スヌーズレン　232
スプーンを使う　189
スポーツ　76, 201
スマートテクノロジー　162
ずり這い　50

せ

正中(線)　46, 73
静的3指握り　133
センソリーダイエット　224
前庭系(覚)　4, 209, 212, 230
線に沿って書く　156

そ

ソーシャルストーリー　228
注ぐ練習　62-63
粗大運動スキル　1, 39
ソフトウェア　171

た

太鼓・ドラム　66
ダウン症(児)(ダウン症のある子ども・人)
　―― に新しいスキルを教える　9
　―― における一貫性のなさ　15
　―― における神経発達　209
　―― における発達の遅れ　212
　―― に見られる典型的な行動　215
　―― の医学的問題(考察)　27, 210
　―― の学習スタイル　11, 16
　―― の感覚処理　214
　―― の行動に影響する要因　210
　―― の靭帯の弛み　24
　―― の手足の長さ　25, 46, 48, 51
　―― の低緊張　24, 46, 51, 96
　―― の手の特徴　25
　―― の認知レベル　27
　―― の皮膚　83
多感覚的アプローチ　10
タッチスクリーン　163
タブレット端末　162
　―― のアクセシビリティ・オプション　165
食べる　189
　―― スキル　189
単一手掌屈曲線　25
ダンス　203

ち

注意　10
聴覚　211
調整　160, 173

つ

つかまり立ち　52
机の高さ　151
つまみ握り　95-96, 105-109

て

手遊び歌　111-113
低緊張　24, 46, 96, 102, 117, 152
低反応　217

て

手押しおもちゃ　59
テクノロジー　161
手首の動き　116
　―― と手指の器用さ　116
　――, 食事中の　117
手首の骨　26
手づかみ食べ　106, 189
手取り足取り教える　12, 181
手のアーチ　50, 116
手の内の操作(インハンド・マニピュレーション)
　　　　　　　　　　　　　　　　109, 116
手の感覚　81
手の感覚認識　85
手の器用さと自助スキルとの発達上の関係　180
手をたたく　75
手を伸ばす　41-43, 45
電話番号(に関するエピソード)　9

と

ドアを押し開く　60
トイレトレーニング　194
動的3指握り　134
頭部のコントロール　44
突出した舌　192
トラックパッド　169
トラックボール　169
トレース(なぞり書き)　153

な

ナイフで切る・広げる　191-192
縄跳び　62

に

握り
　―― の発達　93
　―― の練習　98-101
　――, ダウン症のある子どもの　95
日常生活スキルの定義　6
日常生活スキルの例　89

ね

寝返り　46
粘土　86, 118

は

ハイチェア　47, 52
歯ぎしり　210

掃く練習　61
運ぶ活動　68
ハサミで切るスキル　127
　—— 習得における困難　127
　—— の下位レベルのスキル　127
　—— の学習のステップ　131
　—— の発達, ダウン症のある子における　127
　—— の発達を促す活動　128
ハサミで切るための紙　131
ハサミの選択　129
ハサミの握り方　128
パズル　105
発達に合わせて鉛筆の握り方を教える　134
発達の遅れ　212-213
発達の未熟さ　72-73
発達を促すおもちゃリスト
　　　　　　　　56, 69, 80, 91, 120, 178, 205, 236
バブルワンズ　62
パペット遊び　129
歯磨き193
反復への欲求　226
反復練習の必要性　10, 209

ひ

微細運動スキル
　—— と言語理解力　29
　—— と粗大運動スキルとの関係　39
　—— の定義　1
　—— の詳細な評価　15
　—— の土台　2, 3, 28
微細運動スキルの発達　23
　—— の順序　28-34
　—— のまとめ　35
微細運動と認知機能との関係　27
微細運動における感覚の役割　81
微細運動能力の「家」モデル　2, 7
筆圧　157
筆記者　160
　—— への口述　160
筆記体　158
ビデオゲーム　62, 88
皮膚の構造の違い　83
ピボット　43
ヒポトニア(「低緊張」の項を参照)
ひも通し　78

ふ

ファスナー　180-185
　—— を上げる　184
風船　64
フォークを使う　189
深い圧　222, 225
服を前後逆に着る　188
服を脱ぐ　187
ブランコを押す　60
ブロック　103-105

へ

ヘアケア　196
ベビー用プレイジム　42
偏食(食事における好き嫌い)　215

ほ

ボール　63-65
ボールスキル63-65
ポジショニング
　——, 座位の　74
　——, 食事のための　190
　——, 書字時の　151
ボタンを留める　184
哺乳瓶を持つ　74
ほふく前進　46
本を持つ　76

ま

マッサージ　85
マッチング　144

み

短い腕　25, 46, 48
身だしなみ　193, 196, 219, 224

む

矛盾を受けとめる　15

め

目と手の協調　27, 40, 126

も

文字
　—— の想起を促す　154
　——, 混同しやすい　154
模写　153

持ち上げる　65
持ち替え　71, 74
モチベーション（動機づけ）　16
物を積み重ねる練習　104
模倣　153

ゆ

遊具　67
床座り　48
床に座った状態で動く　49
指さし　110, 141
指で突く　110
指の協調　109-116
　―― と手指の器用さ　109-116
指を使う活動例　116

よ

容器から取り出す　99
余暇活動　200
横向き寝　40
四つ這い　50-51

ら

落書き　142

り

立位　52
両側の協調　70
リリース　93
　―― における困難　97
リリース（手放し）の発達　94
リリース（物を離す動作）のための練習　101-105
両手利き　73
両手の協調性　70
　―― が困難である原因　72-73
　―― の定義　3, 70
　―― の発達　71-72
　―― の例　79
　―― を高める活動　74-79

わ

湾曲した第5指　26

※ 追加情報がある場合は弊社ウェブサイト内「正誤表／補足情報」のページに掲載いたします。
https://www.miwapubl.com/user_data/supplement.php

マリアンヌ先生のダウン症のある子どもたちの手の器用さを育てるガイド
―日常生活で楽しく取り入れる活動 BOOK　原著第 3 版

発　行　2024 年 11 月 25 日　第 1 版第 1 刷 ©
原著者　Maryanne Bruni
監訳者　真野英寿
訳　者　太田麻衣・東恩納拓也
発行者　青山　智
発行所　株式会社 三輪書店
　　　　〒113-0033　東京都文京区本郷 6-17-9　本郷綱ビル
　　　　☎ 03-3816-7796　FAX 03-3816-7756
　　　　https://www.miwapubl.com/
装　丁　tamako☆
本文デザイン・組版　株式会社 ビーコム
印刷所　シナノ印刷 株式会社

本書の無断複写・複製・転載は，著作権・出版権の侵害となることがありますのでご注意ください．

ISBN978-4-89590-831-3　C 3047

JCOPY ＜出版者著作権管理機構 委託出版物＞
本書の無断複製は著作権法上での例外を除き禁じられています．複製される場合は，そのつど事前に，出版者著作権管理機構（電話 03-5244-5088，FAX 03-5244-5089，e-mail：info@jcopy.or.jp）の許諾を得てください．

■ 世界最高峰の療育をパパママに届けます!!

ウィンダーズ先生の
ダウン症のある子どものための身体づくりガイド

おうちでできる練習BOOK 原著第2版

監訳 真野英寿／秋田可奈子
訳 佐藤あずさ

生涯にわたって好きなことを思いっきり楽しめる身体を育てよう！

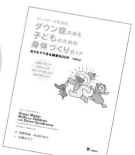
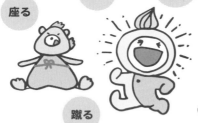

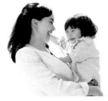

インクルーシブな社会を目指す東京都議会議員　元テレビ朝日アナウンサー
龍円愛梨さん推薦!!

ダウン症専門PTのレジェンド ウィンダーズ先生が、寝返りをする、座る、立つ、歩く、蹴る、自転車に乗るなどを、ダウン症児の特徴と発達をふまえて、楽しく教えてくれます。
新米ママの私には「遊びの参考書」みたいな本！

Topics in Down Syndrome
Gross Motor Skills for Children with Down Syndrome
A Guide for Parents and Professionals
Second Edition
Patricia C. Winders, PT

アメリカのダウン症専門クリニックにおいて、40年のキャリアがある全米を代表する理学療法士が、出産直後からダウン症児に対して、どのような身体的な運動技能の練習をすべきなのかを詳細に解説し、家庭で実践できる練習方法を紹介しています。
ダウン症児の理学療法は、早期に歩けるようになるために行うものではなく、生涯をかけて動くことが出来る身体作りをするためのものであるとしています。
ダウン症児の身体的な特徴の解説とともに、その特徴に沿って、獲得すべき粗大運動技術習得のノウハウが、ステージごとに順序立てて解説されているため、読者は子どもがいまどの段階にいるのか、どのように練習のサポートをすればよいのか、未来はどのような成長をしていくのかを理解することができ、家で外で学校で、積極的に療育に関わっていくことができます。
装具やインソールなどのフットマネジメントについても診断の基準が明示され、装具を能動的に活用することができるでしょう。
日本でダウン症児を育てるご両親のために、ダウン症児とその家族を支える医療や療育関係者のために誕生した一冊です。

■ 主な内容 ■

Part 1　歩行獲得まで
① Stage 1：頭、両手、両足を正中に持っていく姿勢をとりましょう
② Stage 2：頭のコントロール、物に手を伸ばす＆手で体を押し上げる、補助してのお座り、寝返り
③ Stage 3：ピボット（その場で回旋する）、お座り、補助ありで立ち始める
④ Stage 4：ずり這い、上る、四つ這い、お座りから姿勢を変える、つかまり立ち、立つ
⑤ Stage 5：立つ、伝い歩き、上る、歩く

Part 2　歩行獲得後
⑥ 歩くようになった後のスキル ―洗練された歩き方を身につけましょう
⑦ 起伏のある床面を歩く
⑧ 「早歩き」と「走る」
⑨ 坂を歩いて上り下りする
⑩ ボールを蹴る
⑪ 縁石を上り下りする
⑫ 階段を上り下りする
⑬ 跳ねる、ジャンプする
⑭ 三輪車と自転車に乗る
⑮ 平均台スキル
⑯ 次にすることは？ アクティビティを増やす
付録―診断シート

● 定価5,500円（本体5,000円＋税10%）　B5　516頁　2020年　ISBN978-4-89590-687-6

お求めの三輪書店の出版物が小売書店にない場合は、その書店にご注文ください。お急ぎの場合は直接小社に。

三輪書店　〒113-0033 東京都文京区本郷6-17-9 本郷綱ビル
編集 03-3816-7796　FAX 03-3816-7756　販売 03-6801-8357　FAX 03-6801-8352
ホームページ：https://www.miwapubl.com